岭南中医药文库·医家系列

岭南中医药名家
梁乃津

黄穗平　编撰

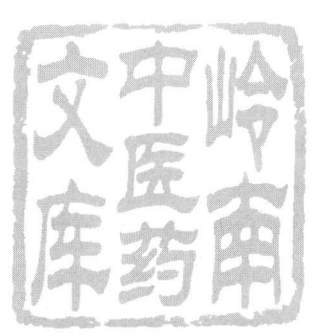

广东省出版集团
广东科技出版社
·广　州·

图书在版编目（CIP）数据

岭南中医药名家梁乃津 / 黄穗平编撰. — 广州：广东科技出版社，2010. 6
（岭南中医药文库. 医家系列）
ISBN 978-7-5359-5273-8

Ⅰ. ①岭… Ⅱ. ①黄… Ⅲ. ①中医学临床—经验—中国— 现代 Ⅳ. R249.7

中国版本图书馆 CIP 数据核字（2010）第 072863 号

责任编辑：吕　健
封面设计：丁青云　李　宏
责任校对：方　圆
责任印制：罗华之
出版发行：广东科技出版社
　　　　　（广州市环市东路水荫路 11 号　邮编：510075）
E - mail：gdkjzbb@21cn.com
http：//www.gdstp.com.cn
经　　销：广东新华发行集团股份有限公司
印　　刷：广州市岭美彩印有限公司
　　　　　（广州市花地大道南海南工商贸易区 A 幢　邮编：510385)
规　　格：889 mm×1 194 mm　1/32　印张 10.75　字数 260 千
版　　次：2010 年 6 月第 1 版
　　　　　2010 年 6 月第 1 次印刷
定　　价：37.00 元

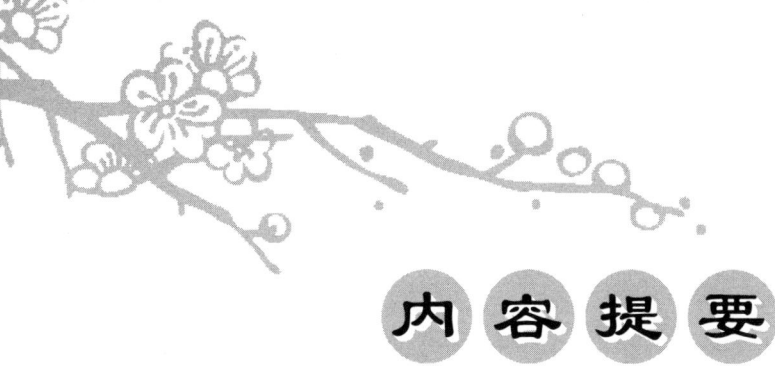

内容提要

　　本书为《岭南中医药文库·医家系列》中的一种，是岭南中医药名家梁乃津50多年的医疗经验的荟萃与总结。全书共分为医家小传、术业精粹、临证一得、医案采菁、验方撷英、诊余医话、薪火相传、年谱大事八大部分，既立体地展现了梁乃津多彩的从业经历，又翔实地记录了其业医多年积累的宝贵经验，精要易览，实用性强。本书在提高中医同道的诊疗技术，启迪其进步学思，提升其医德修养诸方面，皆有极强的参照意义和指导作用。

《岭南中医药文库》出版工作委员会

《岭南中医药文库·医家系列》编委会

主　编　邝日建　李梓廉

副主编　李坤寅　黄水清　刘小斌　邱仕君　肖国红

序

　　岭南，在传统上是指越城、大庾、骑田、都庞、萌渚五岭以南的地区。这个地区的地理和人文环境富有特色，是我国地域文化中的重要分支。广东是岭南地区的核心地域，近代以来社会经济和科技文化发展均走在地区的前列。在这里，传统中医药以独特的作用深得人们信赖，一直呈现生机勃勃的局面。

　　2006 年以来，广东省委、省政府先后出台了多个促进广东中医药发展的重要文件，提出要将广东从"中医药大省"建设成为"中医药强省"，这无疑为广东中医药的腾飞增添了巨大的推动力。其中，《岭南中医药文库》（以下简称《文库》）的出版就是一项具体的措施。遵《文库》编委会之嘱作序，略述感言如下。

一

　　从中国文化发源来看，中国文化的主流发源于中原一带。中医药学是从中原传入岭南的。晋代有葛洪、支法存、仰道人等活跃于广东，唐代开始有李暄《岭南脚气论》等以岭南为名的方书，可见医学与岭南挂钩，岭南医学成为中医药学科的一个分支，为时至少已有千多年了。

　　晋唐时期，岭南的中医学就已经体现出自身的特色，例如在研究当时流行的脚弱病（脚气病、维生素 B_1 缺乏症）方面成果突出。唐代《千金要方》卷七论风毒状第一："论曰，考诸经方往往有脚弱之论，而古人少有此疾，自永嘉南渡，衣缨仕人多有遭者，岭表江东有支法存、仰道人等，并留意经方，偏善斯术，晋朝仕望多获全济，莫不由此二公。"可见岭南医学善于创新。另外，从《千金要方》、《外台秘要》、《肘后备急方》等书中还可见葛洪、支法存等对蛊毒、沙虱热（恙虫病）、疟疾、丝虫、姜片虫等传染病有不少治疗方药，对岭南热带地区传染病的研究成就亦较为突出。这些成就不是由中原带来，而是吸取多地民间医药精华，加以总结得之。

宋代开始，岭南医学界人才辈出。先有陈昭遇，开宝初年至京师为医官。陈昭遇与王怀隐等三人历时 11 年编成《太平圣惠方》；又与刘翰、马志等九人编成《开宝新详定本草》20 卷。绍兴年间（1137 年），潮阳人刘昉著的《幼幼新书》为岭南儿科学的发展奠定了良好的基础。可见宋代岭南已有国家级的医家出现。元代释继洪撰《岭南卫生方》，其中就收录了不少宋代医家的经验方，标志着具有岭南特色的方药学已初步形成。

明清时期是岭南中医学大发展的年代。明代，有邱濬、盛端明等有名望的医家出现；还有浙江人王纶所著的《明医杂著》，是其在广东布政司任内完成的；一代名医张景岳的《景岳全书》，亦是在粤地一再印行方传世。上述著作对岭南医学的影响很大。清代，在全国有较大影响的医家何梦瑶，被誉为"南海明珠"；儋州罗汝兰著《鼠疫汇编》，丰富了对急性传染病的诊治经验；清末，西洋医学传入我国，岭南首当其冲，出现了朱沛文等主张中西汇通之医家。岭南医学的中医小儿科继续取得突出成就，在清代中期刊行了罗浮山人陈复正的《幼幼集成》后，清末又有程康甫著《儿科秘要》，由博返约，把儿科证候概括为八门（风热、急惊风、慢惊风、慢脾风、脾虚、疳积、燥火、咳嗽）；治法约以六字（平肝、补脾、泻心），举一反三，给人以极大的启发。民国时期儿科名医杨鹤龄继承程氏学说，著《儿科经验述要》。杨氏在育婴堂从17岁起独立主诊病婴，每天巡视、处理危重病婴数次，故育婴堂可称儿童医院之雏形。他积累了丰富的治疗危重病儿的经验，后来自己开业，日诊两三百人。西医张公让曾不断观察其诊证，亦深为佩服其医术之精也！

而广东草药在清代至民国时期也得到很好的整理，名作有何克谏的《生草药性备要》、《增补食物本草备考》和萧步丹的《岭南采药录》等，为中药材增加了不少岭南草药品种。

上述可见，岭南医学至清代挟其岭南之特色已达相当高的水平，光绪三十二年（1906年）广州就有医学求益社之成立，相当于今天的医学会，以文会友，每月一次。被评得第一名者，发表论文于报端。上月头名即为下一届论文的主审员，无形中开展学术之竞争。后继者有广州医学卫生社。但岭南医学之发展达到高峰则是在民国时期后，主要是在医学教育培养人才方面成绩突出。民国时期，学校教育开始举办，著名的有广东中医药专门学校与广东光汉中医专门学校，均为岭南中医学界培养了许多人才。虽然民国时期受国民党政府消灭中医的压迫，但岭南医学学术仍然日益繁荣，影响至香港和东南亚一带。中医药为岭南人民健康事业立下了不朽的功勋。

回顾岭南医学发展的脉络，晋代中原移民带来的先进医术与岭南地区医药相结合；宋代以后，长江流域的医药学术带入岭南，又促进岭南医药学的发展，加上自身的成就，岭南医药学成为有浓郁的岭南特色的医药学派。历史同时也表明，医药事业与地区社会经济发展状况紧密相关。当代广东改革开放已先行多年，经济文化各方面都打下了厚实的基础，在有力的政策推动下，聚集人才。可以寄望今后，岭南中医药学必将产生飞跃式的发展，实现中医药强省的目标。

二

研究地方医药学，其实也是为中医药学事业整体作贡献。自 1977 年美国恩格尔教授提出医学模式理论以来，西方医学正在由"生物医学模式"向"生物—心理—社会"医学模式转变。其实我国传统医学一开始就重视心理、环境因素，中医药学研究还不能脱离地理环境、社会环境、个人体质、时间因素，故应该因时、因地、因人制宜地去研究疾病预防和治疗。

对于环境与人类社会的关系，古今中外都有过各种讨论。我国伟大的历史学家司马迁，在《史记》中分别论述了四个主要经济区域与人的性格和社会风俗的关系。西方的亚里士多德也将地理环境与政治制度相联系，认为地理位置、气候、土壤等影响个别民族特征与社会性质。德国哲学家黑格尔的《历史哲学》也将地理环境看作是精神的舞台，认为是历史的"主要的而且必要的基础"，不同的环境会有不同的历史进程。至于自然科学，虽然研究的是事物普遍的客观规律，但科学也具有社会性的一面，客观规律在实际应用中总是有着对特定时间、地点与人群的针对性，不同地区的客观条件也对科学实践与发展有不同程度的影响。

医学既属于自然科学，又具有很强的社会性。医学技术的基本规律是一致的，但其实际应用必须考虑到个体的特点。中医自古以来就深刻地认识到这一点，注意地理环境、气候与人的体质对疾病和医药的影响，提出了"因时制宜、因地制宜、因人制宜"的原则。唐代《千金要方》指出：

"凡用药，皆随土地所宜，江南岭表，其地暑湿，其人肌肤薄脆，腠理开疏，用药轻省，关中河北，土地刚燥，其人皮肤坚硬，腠理闭塞，用药重复。"就是具体的例子。

我国幅员辽阔，由于地理环境的差异和历史上开发的先后，各个地区医学发展水平不一。而每一个地区医学水平的提高，往往也充实了中医药学理论的实际内涵。元代朱丹溪对南方人体质和疾病的认识，就很好地补充了此前以北方经验为主的医疗知识。明清时期江南瘟疫流行，又促使了温病学派的形成。岭南地区的气候、地理环境和疾病谱也有特殊性，药材资源又相当丰富，若加以认真研究，完全有可能产生创新性理论。每一个地区中医药特点的形成，必然是对传统医学理论的继承性与实际运用的创造性相结合的结果。小的突破，至少丰富了中医临床的风格，增加了地方性的应用经验；大的突破，有可能形成新学说，带来整体性的变革。所以，研究地方医药学，其意义同样是相当深远的。

三

现代中医药研究，必须坚持以临床为出发点。近代岭南有许多临床水平出众的名医，饮誉国内外。现代岭南中医药发展应继承这一良好传统，抓好临床学术的传承。建设中医药强省的文件中很重视对名医学术的整理和对基层中医的培训，是十分有远见的。本套《文库》也注重对当代名中医学术经验的整理，这种整理就是学术传承的一种方式，并可为更多临床中医提供参考。

另外，岭南中医药的发展也应加强理论的研究。岭南医学发展历程如果横向比较，有全国影响或有重大突破的中医学理论著作还是不多的。这也许与以前岭南远离北方的传统政治文化中心有关。但在学术交流频繁、信息渠道通畅的今

5

天，要想中医药理论有大的发展，关键还是要加强研究，提高水平，要对临床经验进行凝炼和升华，对中医药理论进行务实的思考。近年，我们提出的"五脏相关学说"就在全国引起较大的反响，并被纳入国家"973"计划中医药理论基础研究专项。在处于思想解放前沿的广东，完全应该迈出更大的步伐，促进中医药理论的现代化。

现代中医药的研究，又完全可以应用最新科学技术。葛洪《肘后备急方》记载的青蒿治疗疟疾，经过多年的不断研究实践，目前已发展成为世界最先进的抗疟新药。中医药治疗艾滋病、SARS，在临床有效的基础上，对其机制的深入研究有助于阐明其科学原理。但这种研究必须坚持中医药学主体性和中医药理论的主导性。

同样，现代中医药的发展也离不开产业的支持。广东中药产业有着非常好的基础，中药的种植和中成药的生产销售成为许多地方的支柱产业之一。正像民国时期创立广东中医药专门学校的前辈所说："中国天然之药产，岁值万万（现在已远不止此数了），民生国课，多给于斯。"产业的发展既带动了地方经济，又为中医药的研究提供了良好的条件。研究中医药产业的发展策略，也是重要的课题。

《文库》囊括了前述各方面。这些学术、临床、科研及产业等的成果和经验得以系统整理出版，是岭南中医药界的盛事。岭南先贤梁启超先生诗云："世纪开新幕，风潮集远洋。"相信《文库》能以海纳百川的气魄，汇集新知，刊布精义，成为21世纪岭南中医药腾飞的基石！是为序。

邓铁涛

2008 年 4 月

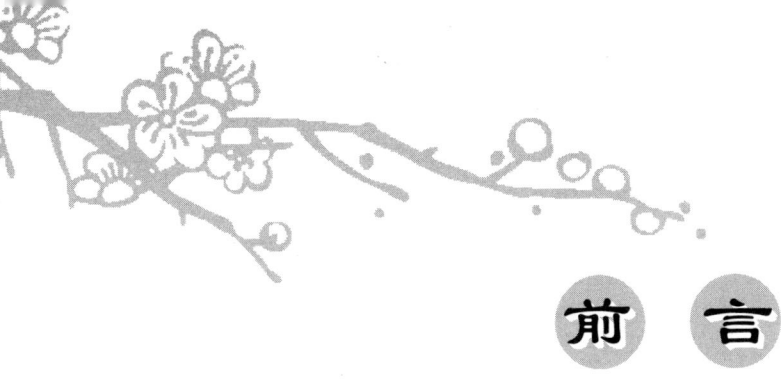

前　言

　　中华文明源远流长，中国传统医药学历史悠久。作为千百年来养护着中华民族生命健康的祖国医学，是中国文化宝库中的瑰宝。在人类历史的长河中，虽然经历了无数风浪和险阻，但是，中医药以自己无可辩驳的科学实践，几千年来为人类的繁衍和昌盛作出了非凡的贡献。中医药学同时又具有鲜明的特色，以其独立而完整的理论体系和丰富的实践经验，自立于世界之林。

　　岭南中医药自有记载以来，悠悠一千多年，它源于中原中医药文化，又广泛撷取了各地的精华，尤其是这一地区的核心地域——广东，更是纳四海新风，运用南方道地药材，结合地方湿热毒等气候因素，遣方用药，自成体系。随着时代的推进，文化积淀日渐丰厚，地理位置优势明显，广东中医药也在特色明显的岭南文化承载中不断发展。

　　随着中医药的发展，岭南自古到今，可谓医家迭起，名家辈出，医籍文献，熠熠生辉。近代名医更如雨后春笋，姿彩纷呈。尤其是新中国成立初期至改革开放30年，广东的中医药队伍不断扩大，学术水平空前提高，群众爱戴、地方声誉高、诊疗技术出众的新一代名医更不乏其人。广东省人民政府就曾数次命名广东省名老中医、广东省名中医；国家中医药管理局也数次颁布全国著名老中医药专家师承导师；各市（地）政府也先后多批次颁布地区的名老中医、名中医。仅就这些被授予名医称号的中医就有近数百之众！

古代、近代、现代的岭南名医名家，不仅学识丰富、造诣高深、医术精湛，而且医德高尚、医风高洁、学风严谨，各自均有独到的临床经验和学术风格。通过挖掘整理他们的生平事迹、学术思想、学术经验及学术成就对进一步弘扬祖国医学，发扬岭南中医药文化特色，促进广东中医药强省建设，造福子孙万代应是一大贡献。"医家系列"限于篇幅，无法收载所有众多医家，我们也只能选择其中有代表性且资料较全的部分名医名家整理成册，但从中也可窥见岭南医家概貌，彰显岭南医家风范。

《岭南中医药文库》（以下简称《文库》）的编辑、出版，是一项庞大的系统工程，对中医药行业来说是前所未有，史无前例的。由是，我有幸肩负组织、编写"医疗"和"医家"两大系列的重任，深感责任重大和职责所在，虽已逾耳顺之年亦不敢苟且偷闲。在广东省中医药局和广东科技出版社的重视关怀下，参与两大系列书稿资料搜集、整理、撰写者更有数百人所付的心血；医院领导统筹兼顾，合理安排人力，审核资料，更是本套《文库》出版的保证。广东科技出版社编审人员为本《文库》立项、策划、编辑、出版费尽心思，工作孜孜不倦、刻苦认真，终让《文库》能与读者见面！

有缘具体组织编写《文库》两大系列工作，幸甚！幸甚！是为此文。

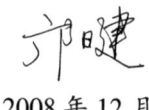

2008 年 12 月

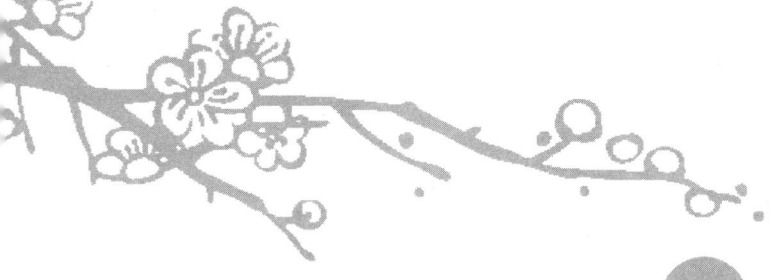

 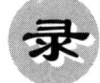

3

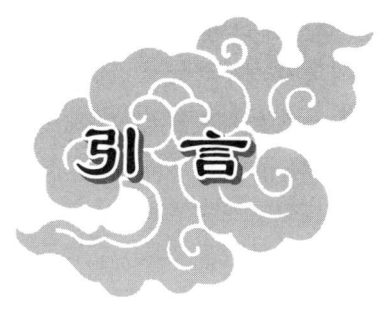

引言

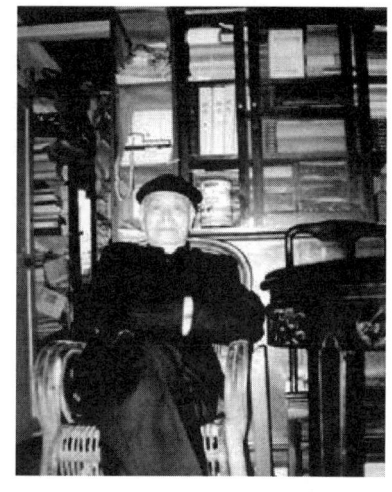

　　梁乃津（1915~
1998），男，广东南
海里水人，全国著
名中医临床学家，教授内科学博士生导师。从小立志
行医救人。1933年考入上海中国医学院四年制班，寒
窗苦读，1937年毕业后开业行医于沪。抗日战争开始
后，他离开上海，辗转韶关、广州等地，仁术济世，
名噪一时。1947年应聘于广东省中医药专科学校兼
教，讲授内科学、医学概论、药物学等课程。抗战期
间，与吴粤昌等人在粤北韶关创办《广东医药旬报》，
1947年在广州编辑出版《新中医》，倡导"中医科学
化"运动。

　　新中国成立后，先后任惠行善院内科医席、广州
医协副主席、中医学会理事长。1953年任广东省中医
院院长。1956年广州中医学院成立，任副教务长兼医
经教研组主任。1963年任广东省中医药研究所业务所
长、广东省中医学会理事长。1972年任广东省人民医

院副院长。1978年卸任，被评为主任中医师，并被授予"广东省名老中医"称号。1981年再任广东省中医院院长。1984年卸任，被聘为名誉院长、顾问，并享有政府特殊津贴专家的待遇。1986年起为中医内科学硕士研究生导师和内经学科博士研究生导师。1991年被国家中医药管理局定为全国老中医经验继承工作导师。曾代表广东省中医药界出任第六、七届全国政协委员。

梁乃津从事医教研工作50余年，治学严谨，精究医理，重视临床。在学术上尊古而不泥古，主张经典医籍和后世各家学说并重；诊疗工作中，匠心独运，以病人为本、疗效为先，诊断、判症、用药精细准确，尤其在治疗脾胃病方面有独特经验和卓著疗效。《中医杂志》和《新中医》等均报道过他的经验，时人称之为"岐王再世"。

授业之余，他笔耕不辍。先后发表《肺结核》、《医经派的经典著作》、《批判余云岫"消灭中医"的谬论和他的阴阳五行说》、《对祖国医学理论体系核心问题的看法》、《论中西医特质及中西医结合问题》、《霍乱的中西医综合疗法》、《以革命精神改革中医药》、《脏腑经络学说的发生与形成》和《中医经典著作是中医学术上的突破》等多篇论文，受到业界高度评价。

由他献方，广州中一药业（原广州中药一厂）生产的金牌胃药胃乃安胶囊和治疗胃脘痛的良药金佛止痛丸，于1986年获广东省科技进步奖，其中胃乃安胶囊于1989年获全国中成药优质奖，1991年获全国胃药唯一的国家质量金奖。

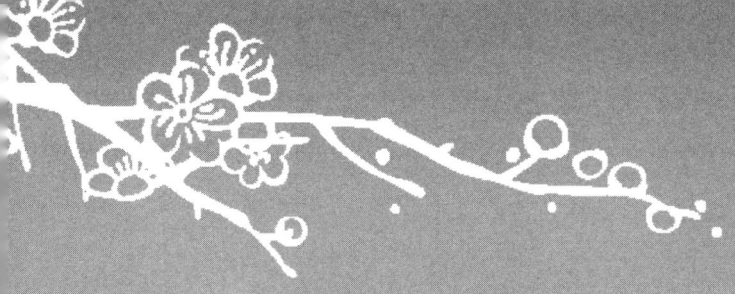

医家小传

一、岐黄妙手，胸怀大志

（一）少小学医，博采众长

提起"胃乃安"，很多老广州都会"哦"一声，谁人不知"胃乃安"呢？近20年来，广州乃至全国大街小巷的药店里，几乎都能找到这种胃药，而留下这传世名药的，就是人称"岐王[1]再世"的广东省名老中医梁乃津。

（一）少小学医，博采众长

1915年1月7日，袁世凯政府正式照会日、英两国，声明取消战区，要求撤退日、英军队，日本拒不撤兵。1月18日，日本向袁世凯递交"二十一条"。就是这个丧权辱国、充满耻辱的"二十一条"居然被袁世凯政府欣然接受，一时间，全国各地罢工运动风起云涌，革命的怒潮席卷了中华大地。正是这个动荡的年头，广东南海县一户普通梁姓人家一个婴儿呱呱坠地，而从诞生的这一天起，这个婴儿就背负了不平凡的使命。说也奇怪，婴儿满月时，父亲在他面前摆满了医、史、经、集等各类书籍，婴儿的小手就是紧紧握住医书

---

[1] 岐王是传说中医术最高者，中医亦称岐黄之术。

不放。命运在此时似乎出现了某种奇特的预示，而他后来也果然踏上了医途。这个婴儿，就是名噪四方的一代名医——梁乃津。

梁乃津出生于书香世家，6岁时即在故里入私塾，勤修儒学，很快就展示了过人的天赋，对于《四书》、《五经》、《唐诗》、《宋词》等等，常常是过目不忘。10岁，他便开始研习《古文观止》及格致之学，从而培养了良好的文学修养，为今后学医打下了扎实的古文基础。14岁的时候，梁乃津前往上海系统学习数学、物理、化学、英语等现代学科，继入上海广肇中学就读，这为其学习医学专业提供了必需的现代科学知识。

当时，梁乃津的曾祖父在浙江杭州开了一间中药铺，疗疾治病，活人无数。少年时的梁乃津耳濡目染，逐渐开始对中医产生兴趣。曾祖父看到他天资聪颖，又有心为医，便开始悉心教他学习医术。学习之余，还常教导他："良田千亩，不如薄技在身"、"不为良相，当为良医"。谆谆教诲，既有为稻粱谋的现实，也有为百姓利的理想，从此高度交织于梁乃津的一生。

其时，梁乃津父亲因体弱多病，尝尽千般苦楚，却仍未逃过英年早逝的噩运，这更坚定了他学医济世的信念与决心，从此学习益发刻苦。在20岁左右的时候，他就已经通晓中医理论，具备了独立行医的能力。

然而，梁乃津并不满足于家学的继承，于是在1933年以优异成绩考上了由国医公会开办、秦伯未任院长的上海中国医学院四年制班 [1]，白天在药铺跟师诊疗，夜间集体上课，

---

[1] 中国医学院于1927年12月在上海创办，由秦伯未、王一仁、许半龙、严苍山等人发起，章太炎先生鼎力赞助。1946年8月受上海教育当局取缔中医专门学校事件的影响，被迫关闭。

真正开始了系统性的学医生涯。在校期间，他立志成为名医，潜心研读岐黄，并在名医祝味菊[1]门下刻苦求学，深得导师喜爱并授以真传。

为求博采众方，集各家之长，随后，梁乃津还先后跟随章次公、徐小圃、朱南山、朱子云[2]等沪上各科名家习医，既丰富了自己的阅历，更为日后行医打下了深厚的基础。

尽管学路艰难，但在名医诸家悉心指点和自己的勤奋苦读下，梁乃津如鱼得水，收益良多，进步甚快。

（二）身手小试，雏凤新声

1937年秋，梁乃津学成毕业，凭借着在学期间就已经考取的行医执照，他开始在上海滩开诊行医，从此正式踏上了自己富有传奇的从医道路。

对于年轻的医生来说，在当时名医云集、竞争激烈的大上海寻找一块立锥之地都非易事，更遑论闯出自己的一片天地。但由于梁乃津基本功扎实，且病多治验，慢慢地找他治病的人也开始多了起来。

然而，真正让他名声大噪的却来自一个机缘，而且这一次的妙手回春，甚至为整个中医的发展起到了无声的正名作

---

[1] 祝味菊（1884～1951），别号傲霜轩主，浙江山阴（今绍兴）祝家桥人，民国时期著名中医学家。临床喜用附子、麻黄、桂枝等温热药，尤善用附子，屡起沉疴，名盛一时，时人誉为"祝附子"。1927年始，执教于中国医学院。

[2] 章次公（1903～1959），江苏镇江人，精擅伤寒；徐小圃（1887～1959），江苏宝山人，精擅儿科；朱南山（1871～1938），江苏南通人，精擅妇科；朱子云（1891～1945年），上海江湾西唐家桥人，精擅喉科。四人皆为民国时期沪上名医。

用。

20世纪20年代，南京国民政府扬言要取消中医，余云岫首先发难，提出"废止旧医以扫除医事卫生之障碍"的议案，南京国民政府拟正式决议。消息传出，举国大哗。全国中医团体代表集聚上海，于1926年3月17日召开团体代表大会，并由15省132个团体组织赴南京请愿团，要求国民政府取消这个决议。与此同时，社会各界也纷纷致电支持这一斗争，使这一提案最终未能核准执行。尽管决议未行，但在当时大环境的恶劣扭曲下，自此种种歧视、限制中医的措施却使祖国医学的发展受到了严重的摧残，中医生存，岌岌可危。

当时担任国民政府行政部部长的某要员更是坚决地崇信西医，对中医常嗤之以鼻。刚好该要员有一个亲戚患了重型痢疾，遍请西医，疗效都不好，且有越来越严重的势头。也是机缘巧合，有人建议请梁乃津来会诊，该要员抱着"死马权当活马医"的心态，勉强同意试试，其实心里面对中医是千万个不愿意。更料不到，年轻的梁乃津在一番诊察后，开写处方时，居然说："安心服药，一诊可愈，不必复诊。"病危至此，一诊可愈？众人皆疑。

然据此处方仅服数剂，果如梁乃津所言，患者症状大减，又过几日，完好如初。该要员这才相信中医是真正灵验，亲自题字送匾，上书四个大字：

岐王再世

自此再不提取消中医之辞了，梁乃津由此声名远播。

抗日战争开始后，梁乃津离开上海，辗转韶关、广州等地，仁术济世，声誉日隆。

（三）仁术济世，著书办刊

韶关地处粤北中心，当浈武二江之会，控扼湘、赣、粤三省交通，向称粤北重镇。1938年10月广州沦陷后，广东国民政府也未能逃脱"手提乡公所，身背区公所，小车推着县政府"的命运，将驻地辗转迁移至韶关作为临时省会，成为广东抗战的大后方。

梁乃津初初悬壶于韶关的连县，因是山区，比较安全，不但为其继续行医创造了难得的环境，也为他丰富自己的诊病阅历提供了良好的条件。由于山区多湿多瘴，且地处水寨，因此疟疾及胃痛病人较多，由此他开始对这两种病进行专门的研究总结。如他认为当地胃痛者多属于脾胃虚寒，故常用黄芪建中汤治疗可以奏效；对于疟疾病人，他则根据众多取得效验的病例详加分析，为其日后编写《疟疾学》积累了宝贵的资料。就这样边治疗，边总结，到后来其经手之病多效若桴鼓，且收费低廉，很受当地群众的欢迎。

随着战火的持续蔓延，广州原有的许多大专院校、文化团体纷纷离穗来韶，省城医界亦有罗元恺、吴粤昌、赵思兢、潘诗宪、黄硕如、江济时、甄梦初等人陆续会聚于此。由是，梁乃津结识了一批志同道合的益友。

20多岁的青年一代充满着理想和抱负，1940年11月，梁乃津与吴粤昌等人一道创办了《广东医药旬刊》杂志（见图1），设有《十日论坛》、《专著》、《医话与医案》、《药物》《报导》等栏目，明确提出将中医导向"民族形式、科学内容、大众方向"的办刊思路，积极倡导中医科学化，一时间在国内外中医学界引起颇大反响，得到很多医学名流、学者的支持。如谭次仲、叶橘泉、张公让、王药雨、章次公、万友生、沈仲圭、姜春华、任应秋、肖熙、朱良春、刘渡舟、宋向元、叶劲秋、邓铁涛等名家纷纷惠稿、来电，各陈医学心得及理论探讨，使刊物畅销海内外。

由于该刊所选文章观点独到，立论精辟，常给人耳目一新的感觉，因此在当时的中医界拥有不少的拥趸，甚至还有人千里迢迢来到韶关寻访交流。令他大为惊奇的是，创办者竟是一群毛头小伙子，不由得连声称叹："后生可畏，后生可畏呀！"

遗憾的是，因为时局动荡兼人事频更，该刊出至1944年5月第2卷第12期被迫终止，但这已经是岭南近代中医期刊史上坚持时间较长的一种，对团结全国中医药界，发掘医学宝库，推动中医药事业发展，起到了积极的作用，在我国现代中医学史上亦留下鲜明的足迹。

1947年，梁乃津返回广州，一边在时称广州"九大善

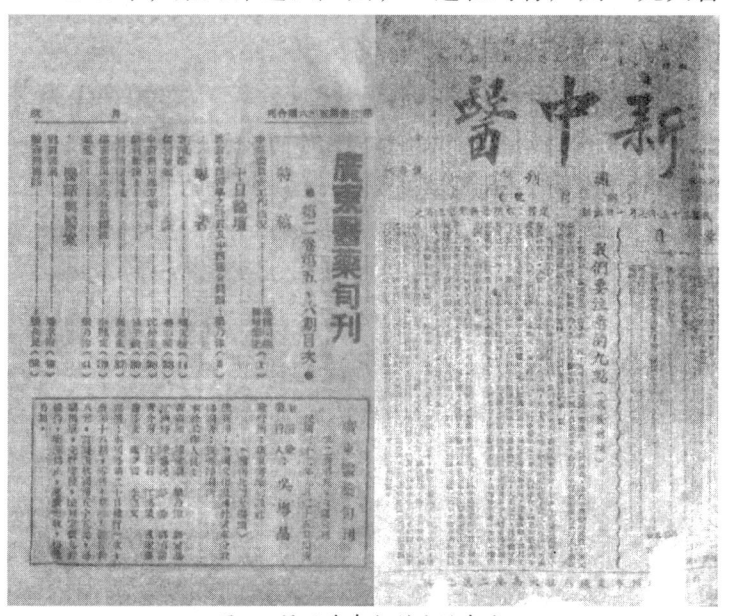

图1　梁乃津参与创办的杂志

堂"[1]之一的惠行医院任内科医席,一边应聘于广东省中医药专科学校,讲授内科学、医学概论、药物学等课程。授业之余,他还担任了《新中医》杂志(见图1)的总编辑,时刻不忘为中医的发展鼓与呼。

二、医教相携,德术双馨

(一)高校任教,术有专攻

新中国成立后,梁乃津由于医术精湛、学识丰富,深得同道佩服,于1950年被公推为广州中医研究所所长,并先后任广州医师协会副主席、广州中医学会理事长等职。1953年开始担任广东省中医院院长。现在想来,在当时名医荟萃的羊城,36岁的梁乃津即出任全省最大中医院院长一职,其术业声望,可见一斑。

1956年6月,国家筹建广州中医学院[2],梁乃津作为筹建骨干,受聘为筹备委员[3]并任副教务长兼医经教研组主

---

[1] 清末民初,由于连年兵燹,时疫流行,民生凋敝。当时广州一些热心公益人士,乃发起组织善堂,施医赠药,收容病人,举办救济急赈及义学等事务,其中润身善堂、爱育善堂、广仁善堂、广济医院、方便医院、崇正善堂、述善善堂、明善善堂、惠行医院为著称一时的广州"九大善堂"。

[2] 广州中医学院为新中国最早兴建的四所中医高等院校之一(其他三所分别在北京、上海、成都),即现在的广州中医药大学。

[3] 1956年6月29日由广东省人民委员会任命古大存为广州中医学院筹备委员会主任委员,委员有郭梅峰、何竹林、冯德瑜、柯麟、罗元恺、梁乃津、查树兰、萧熙等22人。

任，同时负责编写学校《内经讲义》、《伤寒论概要》、《疟疾学》等教材的工作。任教期间，他悉心传授，严谨不苟，学生们视之为良师益友。

课堂上，他经常教育学生，学中医必须在经典方面下工夫，因为这些都是经得起时间考验的由一代代先辈通过学习、实践和观察创造出来的伟大成就。只有从经典著作起步，联上联下，一个问题一个问题深入下去，边学边实践，才能对中医许多基本理论和技术有更清晰的了解，才能更加体味中医的精深与博大，进而在临床上游刃有余。对此，他还专写了一篇文章《中医经典性著作是中医学术上的突破》以阐释他的观点。但是，面对西学东渐的思潮，梁乃津并不排斥现代医学，他甚至认为作为一名现代中医，除了要坚决以中医为立业之本外，一定要掌握西医知识，只懂门诊看病，那么在管理病房工作时遇到危急病人可能会束手无策。诊断要中西两重诊断，抢救时要使用西药，这些不懂不行。只有精研中医，同时又能通达西医，他人治不好的病，自己能治好，这才是出路。

"文化大革命"运动中，梁乃津未能逃过以"反动学术权威"的名义下放到韶关英德干校的劫波。尽管身蒙突来之厄，但他并未就此沉沦。也许是因为其"家庭出身尚好"，在那里他并没有被派遣下地劳动，而是继续从事其钟爱的诊务之类的事情，为干校同志、当地群众诊病治病，也算不幸之中的大幸了。

1972年，他调任广东省人民医院任副院长，主管中医科室。1978年，因其术业精湛，被授予"广东省名老中医"称号。1981年再次调回广东省中医院担任院长。1984年退休后继续担任广东省中医院名誉院长、顾问，享受政府特殊津贴待遇。

回首梁乃津从医的50余年，是兢兢业业的50余年，是勤勤恳恳的50余年。他从不故步自封，而是时时勤求古训、博采众方，时刻不忘理论结合实践，是一位名副其实的中医临床学家。他诊病细心，辨证精当，尤其善于治疗脾胃病，《中医杂志》和《新中医》等知名杂志均专文报道过他的经验。梁乃津认为，慢性胃炎的主要病机是脾胃虚弱，气滞血瘀，热瘀湿困。辨证论治主张从肝脾胃入手，遣方用药往往同施多法，通补并用，标本兼顾。他认为调肝理气是遣方的通用之法，活血化瘀是遣方的要着之法，清热祛湿是遣方的变通之法，健脾和胃是遣方的固本之法，其他治法是遣方的辅助之法。运用该理论指导治疗疑难脾胃病患者，屡获奇效，下略举一例。

1989年，患者周某因胃脘痛屡治不效，体重持续减轻，胃镜诊断为"萎缩性胃炎伴肠上皮化生"，辗转求治到梁乃津门下，一诊处方如下：黄芪、党参、白花蛇舌草、白芍、谷芽、麦芽各30克，郁金、佛手、延胡索、厚朴、乌梅各15克，半枝莲20克，三七末（冲）3克。连服4周，胃脘胀痛明显减轻，胃纳增进，舌苔薄白，脉细弱。改用健脾养胃，疏肝理气，活血化瘀为法。处方黄芪、党参、白芍各30克，沙参、麦冬、郁金、佛手、延胡索各15克，三七末（冲）3克，并随症加减，配服胃乃安胶囊，连服4年半，病人症状消失，体重增加，复查胃镜及病理活检为"慢性浅表性胃炎"。继续服用胃乃安胶囊以巩固疗效。此病例为本虚标实，以脾胃气虚为本虚，气滞血运、湿郁化热为标实，故治疗着重清热祛湿，兼以健脾益气，待湿热已去则滋补通三法并举，守法守方。本病虽为多年顽疾，屡治不效，然而在梁老的精心辨

岭南中医药名家梁乃津

治之后终获良效。

（二）德行高尚，举贤爱才

在广州中医学界，梁乃津是德高望重之人，不仅因他年少英雄、"岐王"名声，更是因为他的设病为己、一颗公心。

看病时，他总是替病人着想，一心希望病人能用最少的钱把病治好。比如有的医生给病人开药，偶尔会多开一些，其实这些药完全没有必要，但也没有副作用，只是出于经济效益的考虑使然。梁乃津从来不会这样，他给病人开一个星期的药通常都不超过100元。

此外，关于梁乃津的医德，坊间还有许多佳话，例如亲身试药的故事等等，更见其为医之精诚。

梁乃津喜欢事必躬亲，常教导身边侍诊的学生："纸上得来终觉浅，绝知此事要躬行"。对于自己开出的药方，用了哪些药，他全部都亲自试吃过。一位学生不解地问"老师，您为什么要每副药自己亲自试吃呢？难道药味也有特别效果吗？"梁老微微一笑，讲述了一个亲身经历的故事。他说年轻的时候，开药只是考虑对症下药就好，从来不去理会药的味道。有一次，一位40多岁的中年男性怒气冲冲地闯到他的诊台前，"啪"的一声把3大袋中药摔到了梁乃津的眼前。"这些药我不吃了，留给你自己吃吧！"中年男性叫嚷着转身就走了。梁乃津仔细一看，才知道是自己昨天开出的药方。这个病人当时是上焦实热，内有积滞，于是开了"大黄黄连泻心汤"。随后自己一试吃，才发现药味苦不堪言，难以下咽。后来，他养成了药方自己先试吃的习惯。但凡经他开出的药，他都清楚药的气味秉性。所以在开一些比较难咽的方药时，他总是会耐心地嘱咐病人"这个药比较苦，要加一点蜜汁"、"这个药比较涩，服用前含一粒乌梅"……

还有一个故事，现在听来仍让人不由动容。

据梁乃津的学生回忆，梁老一生非常热爱临床，爱到什么程度？80多岁了，还一上午看40多个病人，病人在他眼里比自己还重要。因为其中很多病人都是慕名从很远的地方赶过来的，又排很长时间的队，为了不让他们失望，梁乃津有时候连续五六个小时出诊，连上厕所都没时间，有一次竟尿裤子了。这是真事。也正因为这一"真"，才更让人对他的职业操守肃然起敬（见图2）。

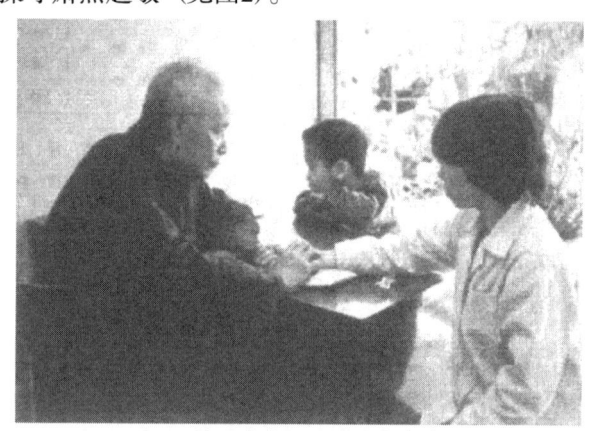

图 2　梁乃津在细心地为患者诊病

梁乃津还非常爱才惜才。如果让全国针灸界具有"飞针"美誉的陈全新老中医回忆，这可能是他对梁乃津最大的感受之一。

陈全新早年在广东中医药专科学校医疗系学习时，曾经跟随留学德国的麦导师在西医院儿科实习。1955年春季，小儿麻痹在广东流行，陈全新分管的儿科病床都住满了。由于此病热退后常后遗肢体不同程度软瘫，而药物或其他治疗手段不多，西医常常束手无策。一次麦导师查房后询问中医有何治疗方法，陈全新回答："中医学有'治痿独取阳明'的治疗方法。"随即在病区选后遗症患儿以针灸足三里穴为主要治疗方法，结果证明针灸治疗一周后患儿症状明显好转，麦导师很高兴地参与并在儿科推广。

很快，这件事情就被时任广东省中医院院长的梁乃津知道了，认为这样的人才殊为难得，于是与校方多次协商，要求留下陈全新到院内针灸科工作。当时，广东省中医院针灸科是全省唯一专科，拥有司徒铃、庞中彦等久负盛名的医生，病人往往需预约两三周才能看上病。在梁乃津的积极争取下，陈全新毕业后终于留职医院。后来，梁乃津还常常鼓励他说："你学了中医，也学了现代医学，但是要坚持以中为主，继续发扬中医学。"陈全新大受启发，从此确立了自己的医术方向。在老师的指导下，他干劲十足，学教结合，不断进步，到1957年广东省卫生会议召开时，年纪轻轻的陈全新即当选为广东省卫生系统先进工作者，更为他日后成为一代名医铺设了良好的开端。

然而，梁乃津在辨材识材上又是很挑剔的。在他看来，要想成为自己的学生，不光要有学医的天分，而且其内在各个方面修养素质都要达到一定标准。只有他看得上的，才会尽心传授。正是因为门槛较高，就连梁乃津自己的儿女都因为无法达到其授徒要求而没能继承其术业衣钵。所以在他50多年的从医生涯中，真正招收的徒弟只有黄穗平、罗振华两人，而这两人也不孚师望，如今都已成为广东省中医界的骨干。在这些徒弟眼中，自己无疑是非常幸运的。

(三) 奉献验方，美名流传

提起梁乃津，除了名医的称号之外，还有一重身份也值得一提，就是全国第六、第七届政协委员。不少人认为，像他这样的学术水平，工作繁忙，可能无暇顾及其他行政事务，委员只是挂个名号罢了。

事实上，尽管梁乃津学不会也很反感官场上吃吃喝喝、请客送礼那一套，但他认为，看病与从政并不矛盾，只要时间和精力分配得当，都能更好地服务人民群众。在担任两届全国政协委员期间，他非常重视倾听普通群众的心声，向省委及中央提交了不少议案，呼吁改善农村和基层地区的医疗条件，并呼吁要重视中医药教育，培养青年中医骨干，其中许多议案得到了众多委员的响应。

他是这样说的，更是这样做的，于是就有了我们现在所熟知的胃乃安胶囊。

20世纪七八十年代，国家刚刚开始将工作重心转移到经济建设中来，所以人民还并不富裕，生活条件较差，医疗水平也比较落后，胃病患者众多，梁乃津看在眼里，急在心里，光靠自己的一双手能看多少病人呢？正在此时，由保滋堂、马伯良等多家老字号中药铺合并而成的广州中药一厂也在为无米下锅犯愁。经过调查，中药一厂了解到，尽管市场上胃药不少，但作用真正优良的不多。于是，他们慕名找到了时任广东省中医院院长的梁乃津，想要寻求一条治疗胃病的经验方。这个方案，双方可谓一拍即合。当场，梁乃津就毅然献出了临床应用多年的一个验方，由人参、黄芪、三七末、珍珠层粉、人工牛黄、郁金、佛手、延胡索、白芍、姜黄等组成。因药味太多，后几经商议，改成两个处方研制，初命名为"安胃通脉胶囊"和"止痛灵丸"。由于两个处方疗效确切，很快于1984年通过了成果鉴定，生产上市了。

看到这儿，读者可能开始疑惑了，不是叫"胃乃安胶囊"、"金佛止痛丸"吗？其实关于这些名字的由来，还有一个有趣的解说。

有一次，一位患者给梁乃津送来一幅上联为"回春妙手仁心仁术梁乃津"的牌匾以示感谢，但却缺少下联。正好广州中药一厂的一位科研人员在场，当时刚协助梁老成功研制了"胃安通脉胶囊"，见到此上联，一时诗兴大发，随口吟道："金牌胃药名厂名方胃乃安。"大家一听，都觉得"胃乃安"对应"梁乃津"十分工整，而且朗朗上口，容易记忆，不禁纷纷叫好，这位科研人员受了启发，回厂后就正式将"胃安通脉胶囊"改名为"胃乃安胶囊"。随后，为了与市场上的其他药物区分，"止痛灵丸"也易名为"金佛止痛丸"。

两种药物一经面市，很快就获得了广大医生和患者的青睐，成为市场的宠儿，并且由于疗效确切，质量可靠，1986年获广东省科技进步奖。其中胃乃安胶囊于1989年获全国中成药优质奖，1991年获全国胃药唯一国家质量金奖。

两种药物的问世，为更多的患者解除了胃病痛苦，总算没有辜负梁乃津的夙愿，且因为取得较好的经济效益，更挽救了面临倒闭的广州中药一厂，这个双赢的结果也确乎梁乃津无意间的功德一件。

现在想来，如果说梁乃津的验方使得胃乃安胶囊得以惠泽广大群众，那么胃乃安胶囊的广受欢迎也在一定程度上更成全了梁乃津"现代药王"的名声。从此，外省甚至港澳地区和东南亚的患者也纷纷慕名而来，这不能不说成就了一段佳话。

三、治学严谨，博览群书

"培养专业兴趣，激发学习热情，坚定成才信念，坚持不懈努力"，这是梁老治学方法的前提。梁老常说，只有通过"诚、实、勤、恒、谦、博、新"的治学方法，才能取得打开中医宝库的金钥匙，从而登上博大精深的殿堂，找到取而不尽的宝藏。

（一）学贵有恒，教学相长

梁老既是科班出身，有名师指点，又具有丰富临床经验和巨大的学术成就，在同行中颇有名气和威望。不少人认为，像他这样的学术水平，且年事已高，身体有病，临证繁忙，不需要看书学习了。但梁老认为，人生有限，而学海无涯。祖国医学同其他学科一样，同样是学无止境。社会发展日新月异，新生事物层出不穷。中医学也在不断发展，科学技术不断进步，这就要求人们不断学习以适应发展进步的需要。故梁老非常重视看书学习，他的爱书名声在广州中医界也是出了名的。

在其生前，他有个雷打不动的习惯，就是坚持每年订阅专业杂志数份，并每月亲自到科技书店去一趟，每次购书一两百元。诊务之暇，精心翻阅，孜孜以求，从不间断。

此外，梁乃津读书很博，医书典籍自不待言，而像哲学、历史、文学等各门类的书，他也多有涉猎。至今其后人家中的书柜里，仍保存着梁乃津的一些藏书，诸如《本草纲

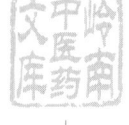

目》、《史记》、《汉书》、《辞源》、《三国演义》、《官场现形记》、《金陵春梦》、《斯巴达克思》……古今中外，林林总总。梁乃津经常读书批阅到很晚，因此在其后人的记忆里，其睡床的两边堆满书的情形就成为记忆中最深刻的一幕。梁乃津还经常教导弟子，要多读一些书，不仅是医学类的，这样有助于提高自己的

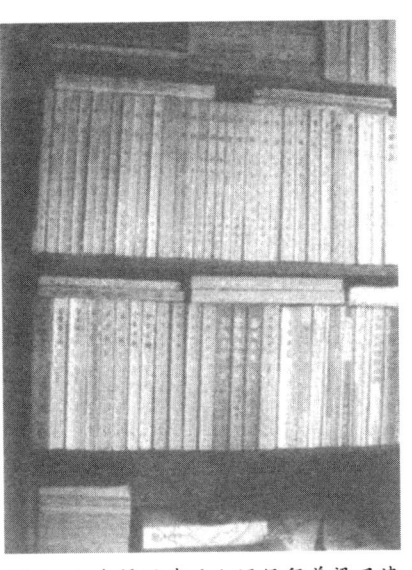

图3　如今梁乃津后人还保留着梁乃津的书架和部分书籍

学识素养，反过来能促进对医学更好的领悟。梁乃津去世后，其儿子根据其遗志，将大部分书籍捐献给了广州中医药大学图书馆，据说当时光医学书籍就装了好几车（见图3）。

　　一人之见有限，天下义理无穷。梁老虽为名医，但从不自以为是，不懂装懂。遇到某些有关现代医学的新问题，就虚心向有经验的同行请教。即使是年轻徒弟，他也会放下师傅的架子。例如，当新兴的治疗胃病的胃酸抑制剂奥米拉唑(洛赛克)和抑杀幽门螺旋杆菌药铋剂(德诺)出现时，他都不耻下问地请学生提供有关的药理学资料和住院病人使用的疗效情况，从而对胃病顽症进行中西医结合的有效治疗。他说，学生有很多优点和长处值得学习，特别是年轻人，精力充沛，信息广泛，紧跟时代，从他们之中可了解到许多新的东西。正是这种教学相长的治学精神，促使梁老不断猎取新知识，

新内容，丰富和完善自身的知识结构，从而取得今天的成就。

（二）学以致用，勤于临证

"实践出新知"。梁老在学习中非常重视理论知识与实践活动的转化。他认为，把所学的理论知识在临床中通过实践检验，由博返约，一方面可牢固掌握、透彻领会理论；另一方面又可从实践反馈中提高和完善理论知识。中医学是门实践性很强的学科，更要强调实践性。学以致用，学用结合，往往可以收到事半功倍的效果，若光学不用，则容易遗忘，体会肤浅。故有"熟读王叔和，不如临证多"之说。梁老在早年初学"善补阴者，阴中求阳"，"善补阳者，阳中求阴"时，就在临证治疗胃阴虚证或脾气虚证中同时用滋阴药沙参、麦冬和补气药黄芪、党参、太子参等，以使阴得阳升，泉源不竭；阳得阴助，生化无穷。用这种唯物辩证法观点指导临床，每每收到良好效果。通过学而致用的方法，就能对前人学说有更深刻的理解。

梁老行医数十年来，就是在这样边学边用，边用边学中度过的。虽然他长期担任院长职务，公务繁忙，又要肩负教学任务，但还坚持临床第一线。即使在"文化大革命"10年间，下放干校，身处逆境，也从未离开过临床医疗，继续为乡村农民，当地群众诊病治病。在他已年届八旬，仍天天出诊看病，诊务繁忙。他常说，经典著作，良师益友，固然重要，但更重要的还是靠自己在临床中不断实践、摸索和总结。中医学的生命力在于临床疗效，勤于临证才能精益求精。

（三）业贵乎专，求实创新

梁老的另一治学经验就是：为医之道，广涉博猎，通于诸科诸病固然好，但也不能陷入只博不精的窠臼。要精就要专，而专就是在博的基础上有所侧重和深化，集中更多的精力和时间于专科上，并为之进行系统、细致、深入的研究和总结，这样才能达到精的境界。正是"学贵乎博，业贵乎专"。比于其身，梁老就是在这种思想指导下，根据脾胃病是常见病的特点和中医药在这方面具有丰富临床经验和独特疗效的优势，选择中医脾胃病这一临床专题研究的。

在研究中，梁老翻阅大量医籍文献，凡有关脾胃病的论、证、法、方、药，无不涉及，咸录成册。通过数十年的临床验证，归纳凝练取其精华，参己所识，制订了一系列治疗脾胃病的方药且取得显著疗效。因此，慕名前来求诊者络绎不绝，诊室门庭若市，梁老成为治疗脾胃病的著名专家。在此基础上，他又以科学的精神和求实的态度，与医院的中西医结合专家、中药科研专家一起合作，对一些临床卓有成效的经验方进行临床疗效、药理药效乃至剂型研究。如对前述胃乃安胶囊、金佛止痛丸的实验研究，既具有科学性、实用性，又兼备可行性、先进性，临床有效率均达到98%以上，研究成果获得1985年广东省科学技术进步奖。

此外，梁乃津对其处方的剂型也颇为讲究。除了汤剂之外，经常结合使用丸、散、片、胶囊、浸酒等中成药剂型，因病而宜。由于他所擅长治疗的脾胃病多为慢性病变，反复发作，需要较长时间的调治，而使用中成药不但简便易服，适合家庭备用，而且量少效高、节约药源，因此，他积极针对各种疾病的主要病机和自己丰富的诊疗经验研制出各种剂型的新药，如胃乃安胶囊、金佛止痛丸、胃爱片、梁氏抗风湿冲剂与酒剂等。如今思之，胃乃安胶囊等成药的畅销，除疗效保证之外，服用方便的优点也实在功不可没。尺有所短，为了克服固定的药方不能随症加减、有局限性的缺点，梁乃津还积极倡导汤剂与成药合用，长短互补，形成了自己特有的用药风格。现在看来，其所进行的一系列工作对剂型改革意义深远。

"书山有路勤为径，学海无涯苦作舟。"严谨治学，锐意进取，是梁老长期业医的真实写照。他一生抱着传承中医，仁术济世的信念，在从医生涯中勤于临证，术精专攻，终成德识兼优、学验俱丰的一代名医，不愧为我们后学者永远景仰的楷模。

术

业

精

粹

一、衷中参西，提倡"三结合"疗法

（一）学贯古今，博采众长，主张经典医籍和后世各家学说并重

梁乃津在广州中医学院成立时就任医经教研组主任，他一生潜心研究中医基础理论，认为中医经典性著作是学习和研究中医必不可少的，是中医学发展史上的几座光彩夺目的丰碑，也是奠定中医理法方药的代表性著作。他自入医门始，便潜心研读《黄帝内经》、《难经》、《神农本草经》和《伤寒杂病论》四大经典，并在学习中颇有心得，融会贯通，熟谙阴阳五行学说，重视中医学的整体观、辨证观，并一直用于指导临床。他根据五脏相关从肝论治脾胃病，根据邪正关系采用标本兼顾治疗胃病等，往往得心应手，屡用屡效。同时，他尊古并不泥古，认为医经既有精华，也有糟粕，更有不尽之处，需要后世修正、补充、完善和丰富。宋代以来，百家争鸣，名家辈出。新学论肇端了北宋庞安时之寒毒学说，金元四大家如刘完素的火热论、张元素的脏腑病机论、李杲的脾胃气之源论、朱震亨的阴常不足论，还有清代

温病四大家叶桂、薛雪、吴瑭和王孟英等新学说如雨后春笋般地不断涌现，使整个中医学术诊疗体系得到突破和飞跃。梁乃津还十分推崇民国时期和新中国成立以来如张锡纯、孔伯华、施今墨等吸取新知的中西医结合杰出者，并对以上历代医家的学说潜心研究，集各家之长，最终形成了自己独特的学术体系。梁乃津常常告诫后辈：勤求古训，通过医经打基础是非常必要的，但是绝对不可以墨守成规，要博采众方，善识所长，勤于实践，勇于探索，只有这样才能成为新一代名医，造福于人类。

（二）衷中参西，病证结合，提倡中医药为主、中西医结合

梁老中医基本功扎实，熟谙四大经典和后世各家学说，同时注意学习和运用现代科学尤其是现代医学的先进理论和手段，一贯主张中医为主、中西医结合。他非常推崇近代名医张锡纯所著的《医学衷中参西录》。早在20世纪40年代就发表过数篇有关中西医结合的论文，倡导中西医理论应互相验证，互为弥补，取长补短，并尽快利用现代科学手段以发展中医，提高中医，完善中医。梁老在临床中除了以中医传统理论为指导，采用中医的四诊手段对疾病进行辨证施治以外，还往往结合西医诊断，并根据疾病的基本病理和中药传统与现代药性、药理学而遣方用药。例如，他治疗慢性胃炎之胃脘痛，除了辨证施治外，还根据胃镜及病理检查看是否伴胃黏膜的溃疡、出血点、息肉、异型增生和肠腺化生等，选用具有改善胃黏膜血液循环、消除炎症细胞浸润、防止组织异常增生的活血祛瘀药，如三七、血竭、莪术等；根据是否有幽门螺旋杆菌（HP）感染，选用具有清除HP作用的清热解毒

药，如蒲公英、黄芩、人工牛黄等。梁老认为这种辨病与辨证相结合的临床新思维，并不违背中医辨证论治和整体观念精神，而且克服了传统中医对疾病微观认识不足和辨证思维方法上的某些局限性，也弥补了西医对疾病过程中机体整体反应及动态变化重视不够的弊端。他主张中西医双方应该围绕着同一目的，认识疾病，提高疗效，从实践中检验各自的理论与方法的长短，为创造新理论、新疗法而奠基。中西医结合要充分发挥中西医两者之长，中西医结合要做到实事求是，取长补短，取得既高于西医又高于中医的疗效。反对任何疾病都盲目地滥用中、西两种治疗措施，要有针对、有机地运用中西医结合疗法，客观地评价各自的疗效。梁老融汇中西医之长于一炉，从而大大提高了临床诊疗水平。

新中国成立后，梁乃津不但在临床上积极研究中西医结合模式，而且对中西医结合的教育工作也十分关注。他曾多次撰文探讨中西医结合的思路和方法，认为自开办中医学院以来，中医入学均统一考试，中西医的培养条件比较接近，新一代的中医在中医的医疗和教学中发挥着越来越大的作用，在这种形势下，不但要组织西医学习中医，也应该根据条件，组织中医学习西医，培养中西医结合的骨干力量，不要顾虑中医学了西医就会丢掉中医。中医学习西医应着重在基础理论及其实验手段方面，尽量学得透彻一些；西医学习中医和中医学习西医，是造就中西医结合骨干队伍的两条并行不悖的进军之路。这两种中西医结合工作者由于成长过程的不同，他们观察问题的角度，以及逻辑思维的方法就会有具体的差异，在科学工作中，有种种不同倾向是大好事。总之在中西医结合的过程中要重视中医理论，两种医学的结合不是以一方强加于另一方，或者以一方否定另一方，主张求同存异，尤其要重视存异，中医学失去自己的理论特色连生存都成问题，更谈不上中西医结合了。这些观点的提出对于现时正在进行的中医药现代化工作具有中肯的指导意义。

（三）病人为本，疗效为先，主张"三结合"治疗

梁老一贯以"病人至上，疗效第一"为行医宗旨。他认为业医目的，根本在于高效地为患者解除疾苦。因此，治疗上宜多方法，多途径。因此，临证时，梁老极力主张治病方法要"三结合"。

1. 中医药与西药疗法结合

即在以中医药治疗为主体的基础上，对危、重、急之症，有必要结合使用西医药，以取西医药之长补中医药之短。如对胃脘痛并呕血、黑便者，结合使用西药止血和抑酸；对胸痹之真心痛者，结合使用西医扩张冠状动脉和镇静止痛。

2. 整体与局部相结合

对某些病症除通过内服或注射法给药外，应结合局部用药法，如外敷法、灌肠法等。如对痹证之关节红肿热痛甚者，外敷清热祛湿凉血中药；对痢疾脓血便甚者，用清热祛湿中药保留灌肠；对妇科外阴病可实行药物坐浴；口腔咽喉病可喷雾化给药等。

3. 药物与非药物疗法结合

即在使用各种药物的基础上，根据不同病种需要，结合使用如针灸、按摩、理疗、饮食疗法、心理咨询以及现代科学的介入疗法等。

梁老的"三结合"临床思维的本质是以病人为根本，以疗效为中心，形成了对疾病较为合理的诊疗体系，是具有中国特色的临床医学发展的必然趋势，对当代中医院的临床工

作仍然具有借鉴意义。

二、术精专攻，善于治疗
脾胃病、疑难病

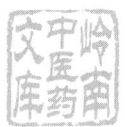

（一）脾胃病

梁乃津善于治疗脾胃病，并形成了自己的理论。例如梁老认为慢性胃炎的主要病机是脾胃虚弱，气滞血瘀，热瘀湿困。辨证论治主张从肝脾胃入手，遣方用药往往通补并用，标本兼顾。他认为"调肝理气是遣方的通用之法，活血化瘀是遣方的要着之法，清热祛湿是遣方的变通之法，健脾和胃是遣方的固本之法，其他治法是遣方的辅助之法。"运用该理论指导治疗疑难脾胃病患者，屡获奇效。镇痛丸、金佛元芍汤均为梁老治疗慢性胃炎之验方，被后辈用于临床，每每奏效。

慢性胃炎中，以萎缩性胃炎最为难治，且因其胃腺难新生，逆转机会少，有可能被异常组织细胞代替，出现异型增生或肠腺化生，故有癌变可能，预后欠佳。西医药无特效疗法，除了对症治疗以减轻胃部症状及增加食欲外，并无其他有效疗法。中医药的治疗就很丰富，如行气降气药可减轻胃痛、胃胀症状，消食导滞药可增加食欲，酸性开胃药可提高胃中酸度，这些是针对气滞、气逆、食滞之病机。然而本病的病程长，病情缠绵，既有邪实，更有正虚，往往虚实夹杂，寒热错杂。虚有气虚、阳虚、阴虚，甚则血虚，实有气滞、食滞、湿阻、热郁、血瘀等。所以梁老临证强调本病

"疼痛多为虚实夹杂，治当通补兼施；痞满多属寒热错杂，治宜温清并用。"并进一步针对胃脘痛提出"辨证为主，证病结合；其痛在胃，其系肝脾；调治肝脏，以安胃腑；胃脘痛证，虚多于实，实在寒、热、气滞，虚在脾胃虚弱、胃阴不足。"故治疗宜通补兼用，寒热并用，气阴兼顾。

对气虚有塞者，方用补中益气汤、黄芪建中汤加行气清热药，如"小四味"（郁金、延胡索、白芍、佛手）、三七末、血竭、人工牛黄粉，必要时加搜风刮络之品，如全蝎、地龙等，破瘀之品，如三棱、莪术等。阴虚有热者，方用沙参麦冬汤并石斛、天花粉，加行气活血清热药，如"小四味"、赤芍、牡丹皮、三七、血竭、人工牛黄、生地黄。同样可并用全虫、地龙、三棱、莪术等。若气阴两虚者，以益气养阴同行，用"大四味"（黄芪、党参、沙参、麦冬），加上述各类药治疗。此外，选药注意随症加味，如恶心，加法半夏、橘红、竹茹等；酸少加乌梅、山楂肉等；嗳气加苏梗、香附等。

1989年，患者因胃脘痛屡治不效，体重持续减轻，胃镜诊断为"萎缩性胃炎伴肠上皮化生"，辗转求治到梁乃津门下，一诊处方如下：黄芪、党参、白花蛇舌草、白芍、谷芽、麦芽各30克，郁金、佛手、延胡索、厚朴、乌梅各15克，半枝莲20克，三七末（冲）3克。连服4周，胃脘胀痛明显减轻，胃纳增进，舌苔薄白，脉细弱。改用健脾养胃，疏肝理气，活血化瘀之法。处方黄芪、党参、白芍各30克，沙参、麦冬、郁金、佛手、延胡索各15克，三七末（冲）3克，并随症加减，配服胃乃安胶囊，连服4年半，病人症状消失，体重增加，复查胃镜及病理活检为"慢性浅表性胃炎"。继续服用胃乃安胶囊以巩固疗效。

本病例为本虚标实，以脾胃气虚为本虚，气滞血瘀、湿郁化热为标实，故治疗着重清热祛湿，兼以健脾益气，待湿热已去则滋补通三法并举，守法守方。

此外，梁乃津教授治疗消化性溃疡经验丰富，善用清热制酸护膜止血法，以大黄、海螵蛸、白及、珍珠层粉等为基础方，结合辨证配伍，强调"配泻火降泄药，治热伤胃络出血；伍活血祛瘀药，治胃络血瘀出血；佐补气养血药，治气随血脱出血。"而对于老年胃溃疡的治疗，梁老强调其"本为脾胃虚弱．标系气滞血瘀，治以健脾养胃，行气活血清毒。"

1990年，司机曹某因饮食不当患十二指肠球部溃疡并幽门梗阻，反复胃脘疼痛并出现恶心呕吐症状，各大医院中西医治疗均不效，请梁乃津会诊，一诊处方：黄连、橘红各10克，竹茹、法半夏、枳壳、郁金、佛手、延胡索各15克，蒲公英、白芍、海螵蛸各30克，嘱其稀粥饮食，服药3剂后胃胀痛欲呕吐之症缓解。再服原方7剂，病人胃部症状消失，但口淡无味、舌淡红、苔少津。辨证为气阴不足，气滞血瘀，改用太子参、党参、白芍、海螵蛸各30克，沙参、麦冬、郁金、佛手、延胡索各15克，三七末（冲）3克，珍珠层粉（冲）1支为基础方，并随症加减，再服药1个月，复查胃镜显示为十二指肠球部溃疡愈合期。

本病例标实为急，本虚为缓，故先行清、通、降三法治标，待标实有减则标本兼顾，通补并用，通而勿伤，补而勿滞。

对于单纯性便秘的治疗，梁老根据大肠性喜润泽，以通降为顺的特点，认为中医药治疗本病应以油润滑肠，行气降气为主。常选用火麻仁、郁李仁、柏子仁及枳壳(或枳实)、厚朴、木香(或沉香)等，结合明辨气血阴阳虚实加减治疗本病取得较好的疗效。

(二) 其他消化系统疾病

梁老善用清热通腑法治疗胆石症并发症，认为：胆为奇恒之府，内藏清精之液，以通降下行为顺。肝与胆相表里，肝主疏泄，参与胆汁分泌与排泄。倘若情志所伤，外邪所犯，则肝胆失于疏泄，或饮食不节，脾伤湿生，妨碍肝胆疏泄；肝胆气机失畅，泌泄胆汁阻滞，气血胆汁结聚不散，积于肝胆发为胆石。

梁老认为，肝硬化多为感受湿热蛊疫之毒，或长期嗜酒肥腻，以致脾失健运，肝失疏泄，湿生气滞，血运不畅，肝脾脉络血瘀而发病。辨证着重于调肝健脾，行气活血，清热祛湿。其辨治本病失代偿期所出现的腹水、上消化道出血及肝性脑病昏迷等颇具特色：以消腹水，利水除胀为主，兼行气活血补虚。治出血，收涩止血为先，或泻火养阴益气；醒肝昏，芳香宣窍宜早，并清热化痰辟泄。

(三) 杂病

梁老运用中医药治疗杂病亦每每奏效，认为杂病的治疗要辨证准确，初病在经可行气活血，久病入络脉必化痰祛瘀通络，在治疗上配虫类药通窜搜络祛瘀，攻补兼施，其弟子总结了梁老临床使用虫类药的经验，如治疗顽痛证（血管性头痛、类风湿性关节炎、腰椎骨质增生、慢性咽炎急性发作等），梁老就告诫后辈，若滥用误用虫类药，则有可能出现各种毒、副反应或过敏反应，所以，不宜用量过大过久；对体弱老幼、过敏体质者慎用；若发生不良反应立即停用，并要积极处理。

此外，梁老对其他杂病也甚有心得。梁老认为前列腺肥大乃肺脾肾虚，湿热瘀阻所至，治疗强调益气化瘀、虚实并治，内外结合、食疗同治；慢性阻塞性肺病本属肺、脾、肾虚，标乃风痰瘀阻，治标以风痰为先，固本以补肾为要；老年病病机特点是脏腑虚损、阴阳失调、气血亏虚、痰瘀阻滞，具有本虚为主，兼夹标实，正虚易致邪犯，邪犯加重正虚的内在联系，主张治疗应补虚为主导，祛实慎攻伐，缓急辨分明，标本同施治。

三、辨证有法，不离总纲

（一）辨证之首，辨之阴阳

阴阳是宇宙中相互关联的事物或现象对立双方属性的概括。《说文》曰："阳，高，明也。阴，暗也，水之南山之北也。"它既可以表示相互对立的事物或现象，又可以表示同一事物内部对立着的两个方面，所以阴阳的属性是对立统一的。阴阳学说是中医基本理论的奠基石，也是指导临床的出发点、大方向。在临床辨证中，只有掌握好阴阳的大方向，才能做到掌握辨证论治的基本面。

八纲辨证，阴阳统括，故称总纲。病证虽多，皆又分二，或寒或热，或虚或实，或表或里，此为阴阳两端。盖虽言气血，气又属阳，血又属阴，气血也要统属于阴阳。所以，阴阳是中医诊断学中八纲辨证的基础。

辨证之初，首辨阴阳。在临床上，凡具有兴奋、躁动、亢进、明亮等表现的表证、热证、实证，都可归属于阳证；

凡具有抑制、沉静、衰退、晦暗等表现的里证、寒证、虚证，均可归属于阴证。例如，胃脘痛，患者出现面色不华，神疲倦怠，四肢不温，食少便溏，或泛吐清水，胃脘隐痛，遇寒或饥饿时痛剧，得温熨或进食则缓，喜暖喜按，舌质淡胖，边有齿印，苔薄白，脉弱无力。这是典型的脾胃虚弱型胃脘痛，但临床上并不一定会出现类似教科书般的典型病例，并且临证时间较短，不一定能全部收集到所有的症状体征，这就要求医者在大量临床实践基础上抓主要矛盾，即抓准病机，扣紧病机进行辨证施治。类似这样的病例，临床上可能透露几个信息：胃脘隐痛，遇寒或饥饿则痛，进热食则减，口泛酸水，大便偏烂，舌质淡，苔薄白，脉弱无力，符合脾气虚证的辨证要点，所以，即可辨证为虚证。那么大方向是虚证，治法也随之而得，宜甘温类药物，治法宜健脾益气。倘若患者胃镜显示慢性浅表性胃炎或胃溃疡，医者不能就"炎"医"炎"。根据中医辨证论治的要求，虚证非补虚不可，治法依然是健脾益气。若盲目见"炎"消"炎"，临床疗效肯定会出现不理想的结果。假若患者出现胃脘嘈杂，得凉则减，得热则重，口干喜冷饮，口臭，大便秘结，舌质红，苔黄，脉弦数有力，这是典型的阳证，肝胃郁热证。肝胃郁热型胃痛病人一般不会出现舌淡脉弱情况，所以，可以首先判断这是里实热证，不能用补法。

所以，辨证之初，首辨阴阳。阴阳之道，水火之路。阴阳大方向抓准了，临证才能不走歪道，才能在此基础上提高临床疗效。

（二）标本兼顾，重视气血

治疗内科杂病，梁老非常重视标本虚实，阴阳气血。他认为，杂病多因脏腑亏虚，阴阳气血失调，终致气滞、血瘀、热郁、寒凝、湿（痰）阻、邪犯而为病。正所谓"邪之所凑，其气必虚"，本虚标实是疾病产生及发展之根蒂。故治病可见病不见人，而应辨清标本，祛邪扶正，急则治标，不急不缓则标本兼顾。治本宜补，治标宜通。梁老根据辨证而行先通后补，或先补后通，或通补并用等法，力求做到补而勿滞，通而勿伤。

　　人之一身，不离气血。气血在人体内沿着脏腑经络血脉运行不息，循环往复。若有拂郁，则气机阻滞，血行不畅，脏腑失和，百病丛生，可谓"郁乃内科杂病之首"，久郁必病，久病必郁。然肝主疏泄，以血为体，以气为用，五脏皆有其气。梁老治拂郁之为病，善用理气药，尤以延胡索、佛手、香附、苏梗等为佳。通过调肝疏泄，以调畅气血运行，斡旋脏腑气机以愈其病。"气活则血行"，"气滞而血瘀"。若拂郁日久则病及血分，除用理气药外，还要活血祛瘀，选用丹参、三七、血竭等。若血瘀有热，则用赤芍、牡丹皮等以凉血；若血瘀入络则用全虫、地龙等以通络。可见，梁老善于从气血论治杂病。在治本方面，梁老非常重视气阴，尤其顾及脾胃气阴。人以胃气为本，胃气乃脾胃功能之概括。脾胃属于中焦，主运化，为气血生化之源，人体气机升降之枢纽。脾为阳，主升；胃为阴，主降。升降有序，阴阳调和。升降失常，脏腑受病。故治诸脏腑之病，皆可调治脾胃，待脾胃有权则脏腑之损可复。梁老常用李东垣的益气升阳法和叶天士的养阴益胃法，对气阴两虚则益气养阴两法并用，刚柔相济。正是求本以顾胃气，顾胃气以取本，合两家之长，相得益彰。

（三）围绕主症，辨其病机

梁老诊辨疾病以抓主症为要，治法处方以主症病机为关键。梁老诊病先抓主症，因主症是中医病名诊断的主要依据，有了主症就能定病变之部位。抓了主症，就结合病程、病史、兼证及舌、脉辨其阴阳气血表里虚实，主症是开基础方的依据。梁老对每一条主症，也就是中医的病名，都有比较固定的方药，这些方药主要是针对主症。有了主方仍不足够，尚不能表达阴阳属性，还要结合辨证加味，以体现补虚泻实之法，也就是辨证论治的原则。

引起主症有阴阳气血虚实之辨，用药就要兼顾，另外，临床病症除了主症外，常常还有不少兼证，如胃痛者可兼恶心呕吐、嗳气泛酸，甚或大便失常、腰背酸痛，这就要求用药兼顾到兼证。所以，有是症用是药，不必拘泥受限于主症。用药处理好主症与兼症的关系，提高辨证论治的临床疗效也就有了好的基础。

君药对付主症，其他药对付兼症，似乎是用药的一般方向，但是如何调整好顺序及轻重缓急则大有学问。一般而言，君药宜药味少，最好不超过3味，用量宜大。主症与兼症有时呈现顺势，即相同的病症和病机，或者说一派的阳证或阴证，这样的情况比较好处理，即选用性味相类似的药物即可，在方剂学中有些君药或者臣药本身还起着佐使药的作用，反佐药物不一定使用。主症与兼症有时呈现逆势，即病机病症不相符合，即一方呈现阳证，一方呈现阴证。这就要求医生必须妥善处理好关系。这样的情况临床上并不少见，比如痞满或胃痛的病人，属于脾胃虚弱型，一般选用黄芪建中汤或者香砂六君子汤，但是有些病人补气会出现上火，用益气力度较轻的药物又无法改善患者脾虚的症状，比较难调。原因有3个，主要体现在患者方面：第一，患者主要病机是脾胃虚弱，但兼有少许湿热证。脾胃虚弱是主要矛盾、主要病机，湿热是兼证，整个病机特点是脾虚湿热。追问病史往往会是平素易劳累，疲倦乏力，易感冒，但一旦饮食不慎或感受外邪，出现的感冒往往是风热感冒，非风寒感冒，特征是感冒不容易出现发热，原因是阳气不足。这类病人比较难调，寒热温凉稍有不适就会容易出现变证。这种情况要求医生对药物的性味、经络走向要非常熟悉，对方剂的要求比较高。梁老在处理这种情况时往往依然采用抓主要病机，兼处理兼证。可在香砂六君子汤或四君子汤的基础上，根据不同情况兼行气、理气、活血、清热。补气不宜过温，清热不宜过凉。补气药可选择倾向于补益心脾的党参或太子参，西洋参补气力不足而弃之不用。清热可根据兼证的方向使用。湿热之邪易居中焦，若患者为中焦湿热或者脾胃湿热，可酌情使用苦寒药，但药量宜轻不宜重，如黄芩3~5克，用药宜轻盈。若估算湿热在整个病机中的比例可占到30%以上，可酌情使用黄连2~5克。寒可清热，苦能燥湿，小剂量的苦寒药可以起到清湿热的作用，大剂量的苦寒药则伤脾劫阴。对于兼证的选择原则，用药宜少，一般1~2味即可，用量宜小，2~5克足够，湿热一去，则及时弃之不用，勿长期使用，使之不妨碍君臣药的发挥而起到断其根的作用。第二，患者体内有实邪阻滞。一般而言，补而不畅，无非两种情况，一为补的力度不够，二为实邪阻滞。正所谓通而不痛，痛而不通便是此道理。患者出现补药的副作用，如若补的力度够了而出现此种情况，必然是患者体内有实邪阻滞，或可能为湿邪、热邪、湿热、血瘀等等，这在治疗上同上述方法处理，湿热之邪处理方法如上述所说。热邪，首先得判断热邪有多少分量，在何经何脏何腑。可结合脉诊定位判断实邪的脏腑病位。例如通过四诊，判断出患者为热在肝经，且不伴湿邪，而在头部肝经，患者可能有头痛、眼皮热痛、易长痤疮等情况，那么治宜疏散肝经风热，可在补脾益气的基础上酌加桑叶、菊花等疏风中药。用量同样宜小，药味宜少，一般1~2味即可。第三，在参考上述处理方法的基础上，可酌情使用引经药作为使药。如果佐药和使药能同一是最好的方法。如上述例子，桑叶入肝经，选择桑叶可以疏散风热，精确地说是疏散肝经风热。再如川楝子苦微寒，善入肝经，可以作为佐使药治疗胁痛，引药入络，入肝胆经，兼疏肝理气。若找不到特别适合的使药，可就类似原则，选择药性一致且经络走向大致相同的药物，比如一时想不起桑叶，金银花也可，金银花疏风散热，善入肺经。

术业精粹

例如梁老曾接诊一名胆囊炎门诊患者。患者症见右上腹痛，恶心呕吐，舌质淡红，苔薄黄略干，脉弦。梁老处方：

柴胡12克	黄芩15克	蒲公英30克	姜黄15克
郁金15克	佛手15克	延胡索15克	青皮10克
法半夏15克	橘红10克	太子参30克	麦冬15克

此例患者辨证为肝胆湿热，兼伤阴。腹痛，恶心呕吐，但舌质淡红，苔薄黄，首先可以确定湿热内蕴的病机。再次，结合主症，腹痛，恶心呕吐，西医诊断为胆囊炎，结合病位，可以辨证为肝胆湿热，舌苔略干，为湿热中阻，未能化津上承，阴津略伤的表现，整体病况的主要矛盾为肝胆湿热，而伤阴为兼证，故梁老处方治法为清热利湿，行气止痛，兼养阴，方选用柴胡疏肝散，酌加法半夏、橘红化痰止呕，兼加太子参、麦冬养阴清热，略加收敛肝阴。

（四）经络辨证，如虎添翼

经络辨证，是以经络理论为指导，根据经络的循行分布、功能特性、病理变化与脏腑的相互联系，对病情资料进行辨别、分析，以识别其病机和症候的一种辨证方法。就疾病的传递途径而言，内脏病变可以通过经络反映于体表，反之体表受邪又可以借助经络内传于脏腑。因此，经络既是气血流通的道路，又是病邪传变的途径。而且，每当脏腑发生病变时，可在相应的经络上，尤其是经气聚集的腧穴上，出现各种异常的反映信号。所以，重视经络辨证，能给一些疑难杂症提供诊治的思路。临床上，我们可以通过这些症状，推断疾病发生在何经、何脏、何腑，从而进一步确定其病变性质及发展趋势。因此，经络辨证是对局部症状、体征进行辨析以确定病位的重要手段，是脏腑辨证的必要补充。经络辨证有本经、相关他经、表里经、脏腑经等相应关系的分别。疾病处在本经（或本脏或本腑）只需要处理本经的关系，疾病处在他经（包括表里经、奇经、脏腑相关经络），则需要同时处理本经与他经的关系，并且要能够判断出本经与他经的前后关系，即本经疾病波及他经，还是他经导致本经疾病。处理的原则是根据子母补泻之法。当然在找到病变的经络后，还要辨析是经脉还是络脉的问题，然后根据子母补泻法则，以及循、按等方法寻找病变的腧穴，针灸可以直接在这些腧穴上做补泻处理。在中药处方方面，我们可以采用同样的思路，结合经络辨证，可以扩展辨证的思路，增强治疗疑难杂症的效果。

（五）四诊合参，重视舌脉

在望诊中，梁老重视舌诊这一手段。辨舌的变化可知正气虚衰，病邪深浅，邪气性质，病情进退，转归预后等。而且，在舌体上又有脏腑信息的分布，如舌尖属心肺，舌后根属肾，舌两边属肝胆，舌中属脾胃。所以，舌诊的意义很重要。

舌诊的内容主要在舌质和舌苔。梁老辨舌首先看舌色，淡白舌为阳气不足，或气血不足，主虚证；红舌为实热或虚热，主热证，同时结合舌苔，黄厚苔为实热，少苔无苔为虚热，苔红绛为血分有热，阴虚火旺；紫色舌为血瘀。其次辨舌色后要看舌形，齿痕者为脾虚水湿，肥大者也是水湿痰饮；舌淡胖嫩，苔水湿为寒湿；舌淡红或红，胖大，苔腻，为湿热，淡为气血津阴不足，主气血不足或阴虚火旺。舌上瘀斑或舌下络脉青紫有泡，则为血瘀气滞；舌光滑如镜，此为胃阴枯竭，胃气大伤。辨舌质最后是辨舌态，如强硬、痿软、颤动、歪斜、吐异、短缩、麻痹等等，都是有特定意义的。

望舌苔主要用于辨邪之性质，病情轻重，病程进退等，也是主辨苔色（如白苔、黄苔、灰苔、黑苔等）、苔质（厚腻、润燥、腐腻、偏全、剥落、消长等）。

白苔主要表现为寒证，黄苔主里证、热证，灰苔主里热证或寒湿证，黑苔主里热或里寒证等。厚苔主湿浊痰饮，食积滞，邪盛入里。滑苔为寒湿痰饮，燥苔为阴液亏耗，热盛伤津，腻苔为湿浊内蕴，阳气被遏。

脉诊，全靠医者手指灵敏的触觉来体现，是要求较高的一种诊法，也是中医四诊里面最为精确诊断的诊法，它直接可以告诉医师病性与病位。梁老常建议初学者多作实践，要与其他诊法紧密配合体验。脉诊一般采用寸口诊法。肺朝百脉，肺经原穴肺渊穴聚集于寸口，并且寸口易诊，所以，寸口诊法实用好用。切诊候诊定病位为：左寸、左关、左尺为心、肝、肾；右寸、右关、右尺为肺、脾、命门。诊脉最宜清晨，但是现代医疗环境达不到这样的要求，故诊脉前要求患者心情平静，可在就诊前先休息三五分钟便可。有时病证相合的情况下，舌诊与脉诊相符合，症状与脉诊相符合。若要求脉诊精确诊断，即在切脉时精心体会六个脉的异常之处，体会出六脉中异常的那个脉，往往临床上病变的脏腑也是异常的脉象，寻找疾病的病位。

脉诊也可以判断疾病的病性、病位，使舌脉相结合，判断预后。但脉与病的关系十分复杂，有时脉与症不相应，这就要四诊合参，综合分析，必要时舍症从脉或舍脉从症。梁老脉诊，首先是辨顺脉还是逆脉。逆脉为重病，如结、代脉、微脉、疾脉、迟脉等。一般脉象则浮沉辨表里，缓数辨寒热，弱实辨虚实。还有滑脉主痰饮、食滞、实热，弦脉主痛证、痰饮、肝胆病等。这些脉象需要大量临床体会。

四、遣方有道，功在灵巧

（一）善用专方，立足辨证

毋庸置疑，辨证论治是中医特色。但单纯辨证施治往往缺乏针对性，除症难效；相反，使用所谓专方验方，离开辨证施治的原则，就难于充分发挥其应有的疗效。所以，梁老在数十年的临床中总结出一套宝贵的经验，就是要在专病专方上下工夫，且善于把专方专药与辨证论治有机结合起来，这样才能真正使医业精进。梁老对中医的每种病证都善于详察，究其脏腑经络，病变要害。例如，他认识到无论什么原因所致胃脘痛，大多都有胃中气机郁阻，气滞血瘀，不通则痛。故治以行气活血，通之为要。他所拟专方是挖掘前人经验，由行气活血止痛和解痉止痛的中药组成，金佛止痛丸就是主要代表方。梁老治每病证都有专方，如用黄连、黄柏、白术等组成的泄泻方；用紫菀、款冬花、百部等组成的咳嗽方；用瓜蒌仁、僵蚕、蝉蜕等组成的慢性喉痹方；由枳壳、薤白、丹参等组成的胸痹方；由续断、杜仲、桑寄生等组成的腰痛方；由蜈蚣、全蝎、乌梢蛇等组成的痹证方等，在专方专病诊疗中，结合辨证加减用药，往往药到病除，深受欢迎。

诚然，人体是有机的整体系统。体质不同或所处的气候环境乃至情绪心理状态不同，对药物的感应性都会有差别。因此，梁老认为，使用专方专药要在辨证求因的基础上，通过四诊合参，辨阴阳气血脏腑虚实邪正等，这样才能从根本上治愈。如气虚者胃脘痛为气虚无力所致气滞血瘀，加黄芪、党参可益气行气活血；阴虚者胃痛为阴虚血瘀气滞，加沙参、麦冬可养阴畅血运气。梁老在这方面的见地，真使后辈茅塞顿开，启发甚深。

（二）合理配伍，精妙遣方

中药的配伍是有目的地按病情需要和药性特点，有选择地将两味以上药物配合使用。中药配伍有七情：相须、相使、相畏、相杀、相恶、相反。中药方剂是在临床辨证论治的基础上选择若干药物通过配伍而组成的。药物的功用各有其长短，必须通过合理配伍，才能扬长避短，调偏制毒，增强或改变其原有的作用，消除或缓解其对人体的不利影响，而方剂则是针对病证、病机的诸多方面，利用药物之间的相互协同和相互制约的关系，使群药配合成一个有机的整体，最大限度地发挥其治疗作用，从而适应较为复杂病情的治疗需要。方剂的组成原则是在辨证论治的基础上，针对病因病机，以药物的性味、归经、功用为依据，利用药物相辅相成和相反相成等配伍原则，使药物配伍后的综合效用与所立治法高度统一。方剂组成原则可以概括为"依法选药，主从有序，辅反成制，方证相合"。一个方剂的典型结构包括"君、臣、佐、使"四个方面。君药是针对主病或病证的主要方面起主要治疗作用的药物，必须是解决疾病主要矛盾或矛盾的主要方面，即针对病证的主要病因、主导病机或主症而设，是方剂组成中的核心部分。君药通常具有药力较强，药味较少以及用量较大的特点。臣药是辅助君药加强其治疗作用的药物。一般来说，臣药药味较君药为多，其药力与药量较君药为小，与君药具有特点上的增效配伍关系。在一些复杂病证的治疗方剂中，臣药还对兼病与兼证有治疗作用。《黄帝内经》云："君一臣二，制之小也；君一臣三佐五，制之中也。"脾胃病多具有病程久的特点，脾胃位于中焦。《素问·经脉别论》曰："饮入于胃，游溢精气，上输于脾，脾气散精，上归于肺，通调水道，下输膀胱。水精四布，五经并行。合于四时五藏阴阳，揆度以为常也。"在临证中，根据中医的理论，在辨证论治基础上，抓准病机，选择合适的方剂。首先要抓主症，君药必须是治疗主症的，而君药一般要求药味少，药量大，在整个方剂里面处于领导核心的地位。

故抓好君药，等于在整个方剂中抓准了主要矛盾，抓准了主要病机。

梁老辨治脾胃病重视脾胃升降功能，所以，常用升清降浊法，有脾胃气虚，中气不足者，更要用补中益气汤，选用黄芪、柴胡、升麻、白术、陈皮以升脾，用法半夏、橘红、枳壳、厚朴以降胃泄浊。但即使是脾胃阴虚，用滋阴法，如沙参麦冬汤，梁老也常加升麻、柴胡以升清，有胃气上逆者则加以降浊，用法半夏、橘红等。所以，治疗脾胃病，梁老遣方的升与降，燥与润，这些辨证对立统一的观点是值得效仿的。

敛散同用也是梁老常用的药物配伍形式。即一方面收敛过亢之气，一方面解散郁结之气，同时并进，取相反相成之意。如金佛止痛丸就是以郁金、佛手、延胡索发散肝气，行气止痛，以白芍收敛肝气，柔肝止痛。

寒热并用主要用于寒热错杂之证。如治疗慢性结肠炎、下痢、泄泻，用黄连、黄柏、苦参、白头翁等苦寒药，用黄芪、党参、白术，甚至干姜、附子、肉桂等温热药。治牙痛用生石膏这一辛凉药，配细辛之辛温药。治泛酸泛口水，用吴茱萸配黄连。

润燥互用，即以辛香苦燥之药，配伍阴柔滋润之品。此多用于湿热伤阴者，病情常是湿蕴不化，化热伤阴。若单用辛香苦燥之药，理气化湿，则又致阴伤；若单用养阴柔润之品，又恐致湿。故往往润燥互用。

如治疗胃痞、脘胀、恶心、嗳气，舌苔厚但干少津者，用苦燥之厚朴、法半夏、橘红、砂仁、木香等，又用阴柔之沙参、麦冬、芦根、石斛、白芍等。这一治法，既能理气化湿，又不伤阴且能护阴。

刚柔相济主要是指温阳药与滋阴药互用，起到调补阴阳的作用。另一种意义就与润燥互用相同。作为大辛温热之药，固然可以温阳祛寒，但迳情直往，或者反复使用，相反正气愈伤，病情变化愈为复杂，所谓寒病未已，热病复起。故配伍适当的甘柔顾阴药，预为防范，这不但可以纠正弊病，且能相得益彰，有助于阳气的恢复和气机的流通。梁老常用此法，有温和之意。如治脾胃气虚，既用黄芪、党参，又用沙参、麦冬等。梁老曾治一女性病人，胃痛，胃胀，夜间痛多，口流清水，舌淡脉弱，方用黄芪30克、党参30克、桂枝10克、干姜10、郁金15克、佛手15克、延胡索15克、白芍30克、麦冬15克、海螵蛸30克，以刚为法，配以柔润之品，疗效甚佳，一剂即可见效。

梁老临床用药，配伍方法的内容非常丰富。除了上述具有辨证对立又统一的方法外，还有协同一致的方法，如养阴清热、滋阴泻火、补气生血、润肠通便、攻下逐水、温阳祛寒等等，这都有待进一步总结和继承。因这些配伍方法是中医的精华，要学好就要懂得四气五味、升降浮沉、虚实补泻、脏腑标本、归经引经等一整套的中医药理论。正如《黄帝内经》所云，谓药有酸、苦、辛、咸、淡。辛甘相合，可以发散；酸苦相合，能涌能泻；咸味涌泻，淡味渗泄，各随五脏之病，而制药性之品味。方剂的高要求是合理选用药物，并且所选用的药物要放在合理的位置上治疗疾病。刘完素也曾说："物各有性，制而用之，变而通之，施于各剂，其功岂有穷哉！"

（三）重视脾胃，攻补勿过

脾胃为后天之本，为气血生化之源，血的生成，不但要有水谷精微作为物质基础，还必须依赖脾的运化才能变成津血。脾不但是生化之源，同时有统摄血液的功能。脾升则健，胃降则和，脾升胃降对维持脏腑气机升降出入的正常，气机的畅达，气血的冲和有重要作用。胃纳水谷，靠脾的运化、转输、升清将精微物质化生为气血，转输于心脉，从而滋养四肢百骸、肌肉毛皮。肝为藏血之脏，其性喜疏泄条达，脾胃功能的正常要靠肝的疏泄升发，故只有肝脾调和，才能升降有常，气血冲和，水谷精微的运化和转输才能正常。

梁老遣方用药非常重视中焦脾胃，善于用平淡轻灵之品调理脾胃。观其治疗所用方药，多为平淡之品，就他所善用的调理脾胃和行气活血两法而言，前者多用黄芪、党参、太子参、沙参、麦冬、石斛、白术、陈皮、升麻、木香、砂仁、藿香、山药，后者则用郁金、佛手、延胡索、香附、苏梗、三七、乌药、红花、桃仁、当归、川芎等。用量除了参、芪量大些，其他的一般为10~15克。

攻补相合，攻补不过，恰到好处，能够使方子变灵活，正确处理好主症与兼证的关系，使补而畅通，攻而不过，这样才能够向精准辨治的大道上发展。

（四）岭南草药，灵活运用

梁老在辨治杂病中，常用一些具有地方特色的草药，这有必要总结。因为草药，俗称草头药，是当地医务工作者和人民群众在与疾病作斗争中不断总结出的，具有优良的功效和群众所熟悉喜爱的优势。所以，在辨证论治杂病中，除了辨证使用常用的中药外，还可根据辨证论治的需要加入具有广东特色的草药。

梁老常用的草药也有一定分类，如补气药五爪龙、牛大力、千斤拔；补血药岗稔根、地稔根；收涩药番石榴叶；行气药黑老虎、鸡骨香；止血药紫珠草；活血药铁包金、穿破石、透骨消；消滞药布渣叶、独脚金；利湿药田基黄、鸡骨草、溪黄草、木棉花、鸡蛋花；清热解毒药救必应、穿心莲、毛冬青、白花蛇舌草；清热泻火药三丫苦、火炭母等等，这些草药都是梁老在辨证的基础上常用的。

梁老治肺癌常用穿破石、铁包金这两味草药。这两味其实为跌打药。穿破石微苦、微寒，有活血祛瘀、舒肝退黄、理气止咳的功效。铁包金甘、淡、平，除了具有穿破石之三种功效外，还可健胃消疳，常用于治肺癌。因为此病为有形之物，属于中医的瘀血内结，故取药的活血祛瘀之功。在运用时还要结合辨证，配合使用其他中药。

田基黄、鸡骨草等是梁老用治肝炎的常用草药。田基黄甘、淡、微寒，功效为清利湿热、清热解毒、消肿止痛，可用治湿热黄疸、湿温病、疡痈肿等，既可治急性黄疸性肝炎，又可用于慢性乙肝、早期肝硬化。鸡骨草甘、淡、微寒，清利湿热外还舒肝止痛，也是既可治急性黄疸性肝炎，又可治慢性肝炎、早期肝硬化，其与布渣叶、茵陈等，合方称为鸡布茵冲剂，有清热利湿退黄消滞之功，主治肝炎。

（五）饮食善后，调理收功

梁老除以药物治疗疾病外，还非常重视药膳饮食疗法，这是因为药物多用以攻病，食物多重于调补。早在二千多年前的《黄帝内经》就提出饮食疗法的作用，云"五药为养，五果为助，五畜为益，五蔬为充"。汉代张仲景《金匮要略》就有生姜当归羊肉汤、甘麦大枣汤等药膳法。后世不少医家也发展了不少饮食疗法，这值得挖掘、整理、总结。药膳易被病人接受，所用食物多为家中必备之品，且无副作用，可长期服用。

梁老常用的药膳饮食疗法，有治疗心脑血管病的人参炖鸡汤，治气虚血瘀型胸痹、眩晕等；有猪腰炖杜仲，治腰虚腿痛；有沙参玉竹煲老鸭，治阴虚型咳嗽；有熟附煨姜焖狗肉，治阳虚之恶寒、肢冷；有红糖绿豆沙以解暑热；有冬瓜薏米汤以除暑湿、湿热之证。

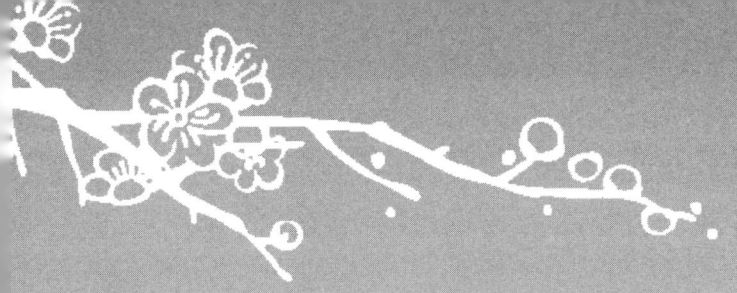

临

证

一

得

一、慢性胃病辨治总述

梁乃津教授从医50多载，在辨治慢性胃病中积累了丰富的经验。他认为，慢性胃病的主要病机是脾胃虚弱、气滞血瘀、热郁湿困。究其病因，主要有如下几种：

（1）**六淫之邪**：在风、寒、暑、湿、燥、火中，燥与湿最多亲和于脾胃。脾为湿土而病湿，胃为燥土而病燥，故有"脾喜燥而恶湿，胃喜润而恶燥"之说。由于六淫之邪有内外之分，故外六淫是指外来各种致病因素，内六淫就是机体对病因的病理生理反应的归纳。

（2）**精神因素**：即内伤七情之喜、怒、忧、思、悲、恐、惊，其中以思和忧与脾胃关系最密切。脾之志为思，古人有云"若思难释则伤脾"、"思则气结降胃"说法，忧思伤脾。

（3）**饮食不节**：此分饥、饱。饥饿可令脾胃不适而成虚证，过饱则可导致饮食停滞而成实证。此外，还有饥饱失时、饮食不洁、伤甘肥、伤生冷、伤酒、伤五味之偏嗜等等，皆可致脾胃病。

（4）**劳役不匀**：劳累耗气，又可伤脾胃，久卧久坐之逸也可伤脾胃。

（5）**虫积**：虫可因脾胃虚弱而生，也可因虫致脾胃损伤而生病，故治虫积除了驱虫外，主要是健脾养胃。

（6）**脾胃本虚**：素体脾胃薄弱，中气不足，或因饮食劳倦，饥饱失常，损伤脾胃，或病后胃气未复，均可致脾失健运，气机不利，胃失和降，发生脾胃的痞满、胃痛等脾胃病。脾胃之病除了后天性因素所致外，有的是属于先天遗传性的脾胃之气素虚，运化失职所致。

根据以上病因，梁老辨治胃病主张从肝脾胃入手，遣方用药往往同施多法，通补并用，标本兼顾，临床疗效如鼓应槌。吾辈有幸从师，通过耳濡目染，受益良多。现将其治胃病遣方之法则与经验介绍如下。

（一）调理肝气，遣方通用之法

慢性胃病包括消化性溃疡、慢性胃炎、胃神经官能症等，主要表现为胃脘疼痛或胀满不适，中医称之为"胃痛""胃痞"等，多与中医之肝主疏泄失司有关。

"疏泄"一词，始于《黄帝内经》，而将其作为肝的功能特性提出者，当属金代朱丹溪为始。他在《格致余论》中论到"守闭藏者肾也，司疏泄者肝也"。明代薛立斋有见于此，直论"肝主疏泄"，为后世认识肝的特性奠定了基础。现在对肝主疏泄的功能认识主要是说肝对人体脏腑功能有调节作用，包括了情志的条达、气血的流畅、脏腑之气的协调等。在脾胃方面，主要是助脾胃的运化受纳。胃气主降，受纳腐熟水谷以转运于脾，脾气主升，运化水谷精微灌溉四方。脾胃的受纳运化，升降气机，不但需要脾胃本身之气的充足，还要肝气的疏通和调节。因此，肝气疏泄功能正常，则脾升胃降，纳化正常，否则，可影响中焦的纳降与升清，致胃中气机郁滞，不通则痛，不降则痞。

梁老认为，肝疏泄失常，影响脾胃功能主要有两种情况：一为疏泄不及，即木不疏土，土壅失运，其多因肝气不足，或肝气郁结，不能助脾胃之运化。二是疏泄太过，横逆脾胃，肝脾（胃）不和，此既可因为肝经实证或阴虚阳亢，肝旺乘脾，即所谓"气有余则制己所胜而侮所不胜"，又可因为脾胃虚弱，受者不足，土虚木贼，所谓"其不足，则己所不胜侮而乘之"。如果以影响胃为主，则以上消化道症状为多，如胃病、胃痞、泛酸、嗳气、嘈杂等；如果影响脾为主，则以下消化道症状为多，如泄泻、下痢、腹痛、便秘等。临床上有不少脾胃同病者，上、下症状皆有。

一般来说，治疗前者以疏肝为主，治疗后者则以敛肝为主。然而，肝气本身复杂，气郁日久可化而为亢，气旺日久又可耗而成郁，两者可互相转化。所以，从肝论治慢性胃病不能单纯疏肝或单纯敛肝，而应调肝之用。

临床上常常可以疏肝解郁与抑肝缓解两法先后或同时运用。梁老的常用方"金佛止痛方"，就是由郁金、佛手、延胡索、白芍等中药组成。方中郁金、延胡索善入肝经，辛开苦降，疏解肝气，行气活血，佛手亦入肝经，功专理气快膈，唯肝脾胃气滞者宜之；白芍主入肝经，重用之以敛肝柔肝见长，取酸以抑肝之旺。诸药相伍，既可辛散解郁，又可酸柔敛肝。这种疏敛并用的组方原则，体现了对肝用病态的双向性调节。刚中寓柔，柔中有刚，旨在调肝之用，使肝之病态恢复于动态平衡中。肝疏泄功能正常，气顺则通，胃自安和，即所谓"治肝可以安胃"。

当然，并不是所有慢性胃病都是肝疏泄异常引起，但素体脾胃虚弱，或饮食劳累损伤脾胃，中焦运化失职，气机壅滞，也会影响肝之疏泄功能，即"土壅木郁"。况且调肝之品多属于辛散理气药，理气药可行气止痛，或降气消胀，最适用于胃病之胃痛脘痞，嗳气恶心，正所谓有"治胃病不理气非其治也"之说。所以，梁老遣方必用理气药，如胃痛用郁金、延胡索；脘痞用枳壳、厚朴；嗳气用苏梗、香附；恶心用法半夏、陈皮、竹茹。

此外，在应用此法时，还有几点须详加注意：

(1) **从肝调治，勿忘兼顾脾胃：**肝疏泄失常所致的脾胃病，无疑治疗上要调肝之用，但"外因是通过内因起作用的"，脾胃的升降纳化失常才是病变的直接因素。所以，在调肝之时要兼顾调理脾胃。脾胃气滞要行气，脾胃湿阻要化湿，脾胃食滞要消食，脾气不升要升阳，胃气不降要降逆，脾胃气虚要益气，脾胃阴虚要养阴。

(2) **疏肝理气，注意辛燥甘润：**肝以血为体，以气为用，体阴而用阳。肝之阴阳相对平衡，才能正常发挥肝用。然而，理气药多辛散香燥，用之不当或重用、久用均难免耗津伤阴之弊。鉴于此，梁老治胃病除了疏敛并用，燥润并举的组方原则外，通常还加用益气养阴之品以养阴体，从而达到用辛香燥而不伤肝体，用酸甘润而不碍肝用之目的。在不同的治疗阶段，权衡辛燥甘润之用药主次和轻重变化，肝之体用同治，以求恢复肝用之正常功能。

(3) **补肝之时，辨阴阳察并证：**古人常说"肝无虚证"，从祖国医学辨证观来说，这显然不符合中医的五脏皆有虚实理论。前人之意识不过是肝之虚证相对实证为少。由于肝性刚易亢，阳胜则阴病，故肝之虚证以肝阴血虚为多，而肝经虚寒者少见。治疗脾胃病用补肝之时，要辨清阴阳气血肝肾同源，还要兼顾到肾阴、肾阳。此外，肝气虚常伴气郁，肝经寒者常有寒凝，肝阴虚可伴阳亢，故要注意解郁、祛寒、潜阳等。

(4) 服药治疗，尚需摄生调理：精神因素是诱发肝疏泄失常的常见因素，但饮食不节致脾胃气壅也妨碍肝的疏泄功能。所以，在使用调肝理脾药物治疗的同时，尚需配合心理疗法、饮食调理、充足睡眠、动静有度等。

（二）活血化瘀，遣方得要之法

梁老认为，慢性胃病的发病主要是情志伤肝，肝失疏泄，木郁土壅，或饮食劳累，损伤脾胃，土壅木郁，以致胃中气机阻滞。然而，"气为血帅"，气行则血行，气滞则血瘀。古人曰，初病在经，在气，久病入络，入脏腑。故胃病初起在气，气滞日久影响血络通畅，以致血瘀胃络。所以说，慢性胃病多兼有血瘀，即"久病入络"、"胃病久发，必有聚瘀"。

《血证论》说："肝主藏血……其所以能藏之故，则以肝属木，木气冲和条达，不致遏郁，则血脉得畅。"朱丹溪云："肝之气血冲和，万病不生，一有怫郁，百病生焉，故人生诸多生于郁。"故肝病则不能藏血和疏泄，致使气血失和，血脉不畅，气滞血瘀。临床可见胸胁脘腹刺痛，痛有定处，拒按，或痛如刀割，食后痛甚，每因情志刺激而加重，大便色黑，经常隐血，甚或吐血，午后或夜晚发热，或有肿块或见肌肤甲错，面色萎黄或黯黑，舌暗红，有瘀点，舌苔白或薄黄，脉弦细涩。治宜行气活血。方用血府逐瘀汤(《医林改错》) 加减。热甚加山栀、地骨皮清热凉血；疼痛较著者加延胡索、五灵脂以活血止痛。肝气平和，肝血充足，则血脉流畅，血海安宁，周身之血亦随之而安。若肝郁血亏，症见头晕、目眩、胁痛、肢体麻木、筋脉拘急或惊惕肉瞤，妇女月经不调、痛经，甚则闭经，面色不华，舌质淡，脉弦细或细涩。治宜补血调血，方用四物汤（《太平惠民和剂局方》）加味，常配补脾理气药。攻伐勿太过，逐瘀过猛，易于伤血，久用逐瘀亦易伤正，必要时可配以补血益气之品，使消瘀而不伤正，然补而勿滞，补气勿忘行气，滋阴切防滞腻，补药不宜重剂。

从症候辨证看，病人胃痛固定持续，时而刺痛，或有包块，舌质暗红或有瘀斑、瘀点等。但不少病人并无此症候特点，而是通过纤维胃镜可见到黏膜不典型的凹凸不平、溃疡、出血点、息肉，胃黏膜活检显示胃黏膜不典型增生或肠腺化生，极个别还可发展为胃癌。对此，古人并无认识，梁老认为此亦属胃络瘀阻所致，治疗应重视活血祛瘀药的运用。

施治时，当记不为单瘀所限，而更应追因溯源，行气加以祛瘀，故首选郁金、佛手、延胡索，还可用三七、血竭、红花、莪术、三棱、赤芍、牡丹皮，尤其郁金、延胡索两味既活血，又行气。气行血活，血脉通畅，通而不痛，确为治胃病良药。三七除了活血祛瘀外，尚可活血止血，止血不留瘀，最适用于伴有黑便、吐血等。在运用活血祛瘀法组方时，还要根据辨证配合其他方药。瘀热者，配用赤芍、茜草根等以凉血活血；瘀毒者（尤其是胃癌患者），多配用半枝莲、白花蛇舌草等以解毒祛瘀；气虚者，配用黄芪、党参等以益气行血；阴虚者，配用沙参、麦冬等以养阴畅血。

从现代医学角度分析，活血祛瘀药不但有止痛的作用，还可改善胃黏膜的血液循环，消除炎症细胞浸润，促进病灶恢复，防止组织异型增生，对顽固性难治性溃疡、萎缩性胃炎伴癌前病变者尤为适宜。所以，要重视活血祛瘀药治疗慢性胃病的研究。祛瘀药的属性有寒、热之分，故要按照辨证而选用，并要找到致瘀的根本原因，在祛瘀的基础上结合病因，如气滞、气虚、阳虚、阴虚等，以标本两治，才能真正达到治病求本的目的。由此可见，梁老以活血祛瘀为要着之法的观点，从中医的宏观辨证延伸到微观辨证，既有中医理论的指导，又有现代医学的基础。

（三）清热祛湿，遣方变通之法

慢性胃病中以溃疡病和慢性胃炎占绝大多数。但溃疡的"疡"和"炎"是否一定就属于中医的热证，而从痈从热论治呢？梁老认为，未必尽然。因为慢性胃病者多为病程迁延日久，或反复发作，致脾胃受损，出现面色萎黄，胃胀纳呆，腹胀便溏，体倦乏力，舌淡脉弱等脾胃气虚症状，这些病人即使处于消化性溃疡或慢性胃炎的活动期，也不一定能表现出中医的热象。所以，本病与热并不一定有必然的联系。但是，当病人出现口干口苦，舌苔变黄之时，即使不是热象俱悉，亦属郁热。治疗可适当选用清热药，如蒲公英、黄芩、黄连、柴胡、天花粉等。但不能一概用清热之品，且要适可而止，因为这种热多在脾胃虚弱（气虚或阴虚），气滞血瘀的基础上产生，过用苦寒，势必损伤脾胃，弊大于利。临床实践表明，清热药确能清除引起胃病的幽门螺旋杆菌，但对于体虚者配合使用益气养阴等扶正药，其疗效比单纯使用清热药者更佳，这可能与更好地调动机体免疫机制有关。

对于慢性胃病的"湿"，梁老认为此多因脾胃虚弱（气虚或阴虚），运化不及，胃失和降，气机壅滞，水谷精微反变为湿，湿浊内生。病人主要表现为舌苔厚浊或腻，治疗可配合燥湿、渗湿，如用厚朴、藿香、薏苡仁等。但胃喜润恶燥，若过用祛湿，易损脾胃。用祛湿剂药湿除则止，尤其要注意舌质红，舌苔粗黄干者，即使舌苔厚，此亦为湿郁化热伤阴，阴伤易生热，胃络涩阻，营络不畅，热伤血络，易出现便血、呕血等辨证。

梁老指出，此时用清热祛湿剂，宜适当配用石斛、天花粉、赤芍，甚或生地黄等阴分药，以求祛湿而不伤阴。由上可见，运用清热祛湿药要辨阴阳气血，灵活变通，非实热湿浊者不可盲目投之。

（四）健脾养胃，遣方固本之法

慢性胃病病程长，病情缠绵。梁老认为，从气病原因看，本病多在脾胃虚弱的基础上而发。从虚实辨证看，虚多于实，每实而兼虚，虚证贯穿于全过程。所以，治疗本病要补虚以固本。

临床所见，慢性胃病的虚证主要有脾气虚弱和胃阴不足，前者主症为食后饱胀，四肢乏力，舌淡脉弱，以虚寒象为主，后者主症为胃脘灼痛，口干欲饮，舌红脉细，以虚热象为主。所以，治疗脾胃气虚常用李东垣的升阳益气法，方用补中益气汤，重用黄芪、党参；治疗胃阴不足常用叶天士的甘凉润燥法，方用沙参麦门冬汤，常用沙参、麦冬。

除了气虚、阴虚证型外，脾气虚弱与胃阴不足兼见者也不少，此为气阴两虚，此主要辨舌脉，可见到舌红少津而脉弱无力不数，或舌淡苔干，脉细。治疗可益气养阴、健肝养胃并举，补气生津，气阴两顾，脾胃得升，胃得润降，升清降浊，出入有序，胃则安和。具体用药可用黄芪、党参、沙参、麦冬，称之谓"大四味"。从现代中药药理研究分析，健脾益气药增强机体免疫功能，改善胃肠的消化、吸收、运动功能，从而改善人体自身营养状态，促进胃黏膜的修复与再生。可见，补虚扶正的治法占有相当重要的地位。

对于虚实夹杂者，健脾养胃法可与行气活血清热祛湿法等同用，这既可防止辛散药的伤津耗气和苦寒药的损气伤阳，又可调整人体阴阳气血，增强抗病能力，对整个病情的恢复以及防止其复发均非常有利。按梁老的经验方所研制的全国著名胃药胃乃安胶囊，就是以健脾清热活血的中药为主组成，治疗慢性胃病可起到标本同治的效果。现代药理研究表明，健脾益胃药能增强机体免疫功能，改善胃肠的消化、吸收、运动功能，从而改善人体自身营养状态，促进胃黏膜的修复现再生。

（五）其他治法，遣方辅助之法

梁老认为，治疗慢性胃病除了上述几种方法之外，还要根据病情需要予以调节胃酸，消食导滞，护膜生肌等治法。对于溃疡者，多为胃中酸度增高，尤其伴泛酸者，可用乌贼骨、瓦楞子、浙贝母等以制酸。即使非溃疡病的其他胃病，出现口泛酸水者亦可使用制酸药。对于萎缩性胃炎，胃酸缺乏，食后痞胀者，则加用酸甘敛阴，如乌梅、山楂、五味子等，可开胃进食，增进化源，改善营养。对于进食不慎，胃痞纳差，舌苔厚腻者，加用厚朴、枳实、谷芽、麦芽、布渣叶、鸡内金等消食导滞，食滞得消，则痞除纳进。对于胃黏膜溃疡、糜烂、十二指肠球部溃疡者均可加用珍珠层粉。治疗慢性胃病除了内服中药之外，还可在胃脘局部外敷中药。梁老常用如意金黄散加云南白药、冰片等，用鸡蛋清调敷，解除和减轻胃部症状疗效甚佳。平素的饮食器具，精神情志和体育锻炼等对慢性胃病的影响都较大，要注意合理调节。

此外，值得注意的是，由于"无酸不溃疡"传统观念的影响，许多医生在面对溃疡病时常常使用大量制酸之药，再回顾西药制酸治疗的进展，先从胃舒平、氢氧化铝、小苏打等中和胃酸药，到H_2受体阻滞剂如西咪替丁、雷尼替丁、法莫替丁，直到当今胃酸泵抑制剂如洛赛克，全都是针对溃疡病重要攻击因素"酸"而设的。这种观念有失偏颇。众所周知，分泌胃酸是人体的一种自然生理现象，胃酸过多当然不行，但没有胃酸更不行。因此，人为地过于抑酸分泌显然不是长久之计，只能急图止痛于一时，何况抑酸过久可能导致胃腺废用萎缩，更不用说一些病人并不是胃酸分泌过多所致溃疡发生。这就说明并不是所有溃疡病都宜使用制酸药治疗。临床实践也反馈到这点，有的病人已用尽所有制酸药，同样胃痛不止，溃疡不愈。所以，临证时，切记不盲目制酸，而要结合患者胃酸分析情况及病人有否泛酸水、空腹痛等症状而用药。

二、慢性胃炎治验

慢性胃炎是常见的消化道疾病，具有上消化道症状如上腹胀满、嗳气等症状者经胃镜或病理检查几乎都诊断为慢性胃炎。胃炎患者症状严重性与炎症的程度并不一定呈正比。即使近几年来现代医学的研究认为本病的发生与幽门螺杆菌（HP）感染、胃动力障碍、酸性液体反流等有关，然而，事实上，采用抑杀HP、促胃动力和胃黏膜保护等治疗，也不能完全解除症状和根治本病，这是因为慢性胃炎的病因非常复杂。西医药不但缺乏特效的疗法，而且，抑杀HP的抗生素或铋剂（较长期使用）会产生副作用和耐药性，病人接受此治疗的依从性低。因此，慢性胃炎的治疗有冀于中医药、中西医结合的方法。

如何合理地选用中医、西医药治疗？梁老认为，对于伴有胃黏膜糜烂的胃炎，其溃疡疼痛症状明显，可短期选用西药抑制胃酸。对于活动性的HP相关性胃炎，可按要求选用抗HP的联合用药，同时加用中药辨证论治。对于上腹饱胀疼痛而胃镜黏膜炎症不严重的患者，最宜用中医辨证用药，不主张用西药，因西药的促胃动力药解除症状的效果并不理想，尤其对慢性萎缩性胃炎伴肠上皮化生与非典型增生等胃癌前病变者西医药疗效更不佳。中医治疗宜益气养阴，行气活血，祛瘀解毒。正气存内，阴阳调和，气血通畅，癌前病变可望逆转。

（一）辨证分型治疗

慢性胃炎的基本病机是胃黏膜受伤，胃气失和，故梁老治疗慢性胃炎以行气和胃护膜为主，结合辨证施治，或清热，或祛湿，或活血，或健脾益气，或养阴益胃。

1. 肝胃不和

证候特点：胃脘胀痛，或连两胁，嗳气频作，嘈杂泛酸，舌质红，苔薄白，脉弦。

治法：疏肝和胃，理气止痛。

代表方剂：柴胡疏肝散加减。

常用药物：疏肝理气可用柴胡、枳壳、白芍、甘草，消

胀止痛可用郁金、佛手、延胡索，理气和胃可用香附、苏
梗，和酸止痛可用海螵蛸、浙贝母。

基本处方：柴胡10克，枳壳15克，白芍15克，郁金15克，
佛手15克，香附12克，苏梗10克，海螵蛸15克，延胡索15克，
甘草6克。每日1剂，水煎服。

加减法：胃胀气甚，加木香10克（后下）、砂仁8克（后
下）以加强理气和胃；嘈杂、泛酸甚，加黄连10克、吴茱萸
3克以辛开苦降；食滞纳呆、大便不畅，加厚朴15克、槟榔
15克以行气消滞；口干舌红为气郁化热，加黄芩15克、栀子
10克以清泄郁热。

2. 脾胃湿热

证候特点：胃脘疼痛或痞满，或嘈杂不适，口干苦，纳
少便溏，舌红，苔黄腻，脉滑数。

治法：清热化湿，和中醒脾。

代表方剂：大黄黄连泻心汤加减。

常用药物：清热化湿选大黄、黄连、黄芩、蒲公英，和
中醒脾选白蔻仁、薏苡仁。

基本处方：大黄10克，黄连10克，黄芩15克，白蔻仁6
克，蒲公英30克，薏苡仁20克，法半夏15克，茯苓15克，厚
朴15克，甘草6克。每日1剂，水煎服。

加减法：胃痛甚者加延胡索15克，郁金15克以止痛；大
便不通者加大黄10克，枳实15克以通便；恶心呕吐者加竹茹
15克，生姜数片以止呕；纳呆者加鸡内金15克，谷芽30克，
麦芽30克以开胃。

3. 脾胃虚弱

证候特点：胃脘胀满，餐后明显，或隐隐作痛，喜按喜
温，纳呆便溏，疲倦乏力，舌质淡或有齿印，舌苔薄白，脉

弱乏力。

治法：健脾益气，行气止痛。

代表方剂：香附六君子汤合补中益气汤加减。

常用药物：健脾益气可用黄芪、白术、炙甘草，升举清阳可用升麻、柴胡，理气和胃可用砂仁、陈皮，行气止痛可用延胡索、木香。

基本处方：黄芪30克，党参20克，白术15克，砂仁10克，木香10克（后下），延胡索15克，升麻6克，柴胡10克，陈皮10克，炙甘草10克。

加减法：若得冷食胃痛加重，口流清涎，四肢不温，此乃脾胃虚寒，宜加干姜10克、肉桂2克（焗服）以振中阳；若大便烂，每日多次，舌苔腻，此为兼湿，加苍术10克、茯苓15克以祛除湿邪；若脘痞，口苦，舌苔转黄，此属湿邪化热、寒热夹杂，宜佐黄连5克、黄芩10克以苦寒泄热。

4. 胃阴不足

证候特点：胃脘灼热疼痛，餐后饱满胀，口干舌燥，大便干结，舌红少津或有裂纹，舌苔少或无，脉细或数。

治法：养阴益胃，荣络止痛。

代表方剂：沙参麦冬汤合益胃汤加减。

常用药物：养阴益胃可用沙参、麦冬、白芍、甘草、生地黄，益气养阴用太子参，行气止痛可用延胡索、川楝子。

基本处方：沙参10克，麦冬15克，白芍15克，生地黄30克，太子参20克，甘草6克，延胡索15克。

加减法：口干甚、舌红赤者，加天花粉15克，石斛15克以养阴清热；大便干结者，加玄参15克，火麻仁30克以润肠通便；纳果者加谷芽30克，麦芽30克，乌梅10克，山楂10克以开胃消滞。

5. 胃络瘀阻

证候特点：胃痛日久不愈，痛处固定，刺痛为主，痛作拒按，或大便色黑，舌质暗红，或紫暗瘀斑，脉弦涩。

治法：活血化瘀，行气止痛。

代表方剂：失笑散加味。

常用药物：活血化瘀可用五灵脂、蒲黄、三七、乳香，行气止痛可用延胡索、郁金、枳壳。

基本处方：五灵脂10克，蒲黄8克，三七末3克（冲），延胡索15克，乳香6克，郁金15克，枳壳15克。每日1剂，水煎服。

加减法：气虚者，加黄芪30克、党参20克以补气行血；阴虚者，加生地黄30克，牡丹皮10克以养阴畅血；黑便者，加血余炭10克、阿胶15克（烊化）以止血。

（二）经验体会

慢性胃炎的主要症状是上腹部疼痛或胀满，餐后加重，属于中医的"胃痛"、"痞满"范畴。浅表性胃炎较易治疗，萎缩性胃炎则较难奏效。梁老运用中医药辨治本病经验丰富，疗效满意，现介绍如下。

1. 疼痛多为虚实夹杂，治当通补兼施

萎缩性胃炎多由慢性浅表性胃炎迁延不愈演变而成。从中医病因病机学看，本病胃痛乃因饮食、情志、劳倦异常致肝、脾、胃皆病。肝气犯胃，脾失健运，胃气郁滞，不通则痛。且因气滞日久，累及血分，气血壅塞致胃络瘀阻。《临证指南医案》云："凡气既久阻，血亦应病，循行之脉络自痹。而辛香理气，辛柔和血之法实为必然之理。"梁老宗此法为治疗本病之大法，常用自拟加味金佛止痛方，以郁金、佛

手、延胡索、五灵脂、蒲黄、三七、血竭等行气活血药，借其辛通之性以促进气血运行，消散胃络瘀血，使营血流畅，瘀结消散，络通痛止。对于顽痛难愈者，还可酌情加用三棱、莪术、䗪虫等破血逐瘀药，以求加强通络止痛。中药药理学证明，行气活血祛瘀药不但有止痛作用，还可调节血液循环，抑制病原体与炎症反应，抑制组织异常增生，从而起到逆转胃腺萎缩、防治肠上皮化生与异型增生的作用。

此外，本病发病还与先天禀赋不足密切相关，而且本病往往因日久不愈，水谷难化，精微乏源，后天失养，致阴阳气血亏虚。阳气虚，脉运无力，不能行血；阴血亏，脉络枯涩，不能畅血。因实致虚，又由虚致实，形成恶性循环。因此，梁老治本病在通的同时，必施行补法，寓补于通，通补兼施。胃为阳土，喜润恶燥，阴阳之虚所偏，以阴虚为多。患者常表现为口干，舌苔少或无，脉细。故常选用沙参、麦冬、石斛、白芍、玉竹、乌梅、五味子等以生发胃阴，濡润胃络，缓急止痛。对于舌质红干、口干甚者还可用生地黄以养阴生津。因阴阳互根，胃之阴津有赖于脾气健运才得以生化，故梁老常加用太子参、党参或黄芪以益气生阴。梁老治疗本病胃痛的常用基本方（沙参、麦冬、白芍、党参、黄芪、郁金、佛手、延胡索）就反映出其辨本病为虚实夹杂，治以通补兼施，行气活血，益气养阴的学术观点。

2. 痞满多属寒热错杂，治宜温清并用

萎缩性胃炎部分是以胃脘胀满、痞塞不通、食后尤甚、按之无形为主症。中医学认为脾胃同居中焦，最易互相影响。胃病日久，累及脾脏，脾之阳气受损，运化失职，清气不升，加重胃气不降，中焦升降失常，不得流通，故作胃痞。梁老治本病之痞满在和胃降气的同时，重视健脾益气法的运用，常用黄芪、党参、升麻、柴胡、白术等以升清阳降浊气。脾胃虚寒者可加干姜、吴茱萸等以温中祛寒。但脾以运为健，故健脾先运脾，运脾可调气。梁老常配合醒脾运脾法，选用砂仁、木香、枳壳、石菖蒲、陈皮、法半夏等芳香辛散药。胃为谷海，纳食磨谷。脾失健运，胃失和降，谷积食停于中州，阻滞气机，则胃痞加重，故梁老常配伍消食导滞之品，选用鸡内金、谷芽、麦芽、山楂肉、枳实等。以上各法所用之品，多为甘温辛燥，属于温补法范畴，仅适用于虚寒之痞满。萎缩性胃炎之痞满多是病久郁而化热，热可伤津，出现胃脘痞满、疲倦纳呆、口苦而干、舌质淡而苔微黄腻等寒热错杂、虚实互见之症候，梁老效法仲景诸泻心汤，用温清并用法。温补辛开可健脾运脾，苦降清泄可解除郁热。在配伍清热药方面常选用柴胡、黄芩、黄连、蒲公英、人工牛黄等。但他常告诫后辈：本病郁热多在气滞血瘀、脾胃虚弱的基础上产生，过用苦寒之品势必损伤脾胃。治疗应在行气活血、健脾益胃的前提下使用清热药，且要适可而止。临床实践证明，单纯较长时间使用清热解毒药虽可清除慢性胃炎的幽门螺旋杆菌，但往往又会因其损伤脾胃而降低病人接受治疗的依从性。如果结合运用扶正补益药，则不但减少清热解毒药之弊端，还可提高临床疗效。这是一种调整药性，提高药效的配伍形式，疗效基础与增强机体免疫功能密切相关。

3. 关于辛开苦降治法

辛开苦降治法是根据中药的四气五味将辛温与苦寒两种截然不同性味的药物配伍使用的方法。辛可开发行散宣浊、苦能降泄通利除湿；辛药多热，苦药多寒，辛热与苦寒药配伍组合，则一薄一厚，一阳一阴，开散升浮，轻清向上，通浊沉降，重浊向下，清热而不患寒，散寒而不忧热，二者相反相成，相激相制，从而平衡阴阳，斡旋气机，开结消痞。张仲景所立以法半夏泻心汤为首的诸泻心汤是代表方，最适用于慢性胃炎痞满证属于脾虚湿阻、气郁化热、证情复杂、虚实兼杂者。结合现代医学研究进展，慢性胃炎的主要病因之一幽门螺旋杆菌，其感染率以中医的脾胃湿热证型最高，故可认为该菌是一种湿热之邪，苦寒药能清热祛湿，消除湿热之邪，中药药理学实验也证实抑杀幽门螺旋杆菌的药，以黄连、黄芩、大黄等最强。此外，幽门括约肌功能、胃排空功能的异常也是慢性胃炎的主要病因，辛温的补益理脾降气药确有调整胃肠动力的作用，如党参、干姜、法半夏、厚朴、木香等都对缓弱的上消化道有促动力作用。只有在辨证论治的基础上结合辨病遣方用药，灵活运用辛开苦降法，使脾气得升，胃气得降，则湿浊除，气机通，中气旺，化源充，中医药治疗慢性胃炎的疗效将明显提高。

4. 要做好饮食、起居、心理的调理

慢性胃炎是一种慢性疾病，病程长，病人服用西药的依从性差，有的病人短期服西药可能会缓解症状，但停药后症状又出现，这更需要中医中药的调理，正所谓"西药治标，中药治本"。中医的调护及饮食疗法也是非常重要。中医学认为：情志异常，如忧、思、恼、怒等七情不和易致病发。患者病久，有不同程度的焦虑和恐惧，有惧癌症的存在，这些心理障碍会影响疾病的康复，甚至加重病情。有时需要使用西药抗抑郁焦虑药物，但此类药物有较大的副作用，病人难于接受。使用中医调理肝脾胃药可缓解焦虑状态，在中医药治疗的同时，还要做好饮食、起居、心理的调理，使病人正确认识本病，树立乐观态度，以配合医生治疗。正如古人所说："精神内受，病安从来"。

（三）难点与对策

慢性胃炎的难点在于病情迁延、难以根治且药物治疗不易阻断肠上皮化生与非典型增生。

1. 难点之一：病情迁延、难以根治

慢性胃炎患者往往在服药期间上消化道症状可减轻或缓解，但停药后症状又作，不少患者认为本病不能根治，有的医生也认为要终生根治确实困难。分析原因可能因为饮食不洁，幽门螺杆菌没有根除或重新感染，精神紧张，胃肠动力障碍，十二指肠液反流没纠正破坏胃黏膜屏障，致胃黏膜炎症逐渐加重甚或腺体萎缩、肠上皮化生或非典型增生，病情加重。但临床上有的病人症状的严重程度与胃黏膜炎症的程度并不吻合，症状发作、缓解与炎症程度亦无密切关系，提示炎症并不是引起临床症状的唯一原因，很大程度还与胃的动力障碍和容纳性张力以及对胃内容物敏感性增加等有关。所以在治疗上除了要根除HP，保护胃黏膜，制酸以减少H⁺弥散外，安定病人情绪、调整胃肠动力也显得非常重要。理论上，吗叮啉、西沙比利等胃肠动力药有促胃动力和调整肠胃括约肌作用，临床上也有一定效果，但事实上，不少病人用久了也不奏效，体虚病人用了会有头晕或腹泻副作用，影响了这部分病人的依从性，因此，要发挥中医药的优势，以中医的健脾养胃、行气降逆法调整，结合饮食、起居、精神的调理。评价疗效的标准要重视临床症状缓解与消失与否，不应以病理活检中的炎症程度轻重作为唯一标准，这样才能增强病人和医生治愈疾病的信心。经过相当一段时期的中医药调整，慢性胃炎是可以彻底治愈的。

2. 难点之二：药物治疗不易阻断肠上皮化生与非典型增生

慢性胃炎特别是慢性萎缩性胃炎易伴肠上皮化生与非典型增生，这称为胃黏膜的癌前病变。肠上皮化生系指胃黏膜及腺管出现肠腺上皮，根据肠化生上皮分泌黏液所含酶的不同，可将其分成小肠型化生和大肠型化生。小肠型化生的上皮分化好，而大肠型化生上皮分化差，因此大肠型化生上皮与癌的关系更密切，可视为癌前病变。非典型性增生系指胃黏膜上皮细胞及腺管结构偏离了正常状态，其增生的细胞向不成熟的方向发展，介于癌前状态，尤其是重度非典型增生，有人认为已近胃癌，宜手术治疗。对于上述两种胃癌前病变，目前尚无能明确阻断其进展的西药，即使能找到导致个体慢性胃炎的原因，如针对幽门螺旋杆菌行杀菌治疗，或针对胆汁反流用促胃动力药物治疗，对于伴发的胃癌前病变也无济于事。因此，开展中医药逆转胃癌前病变的研究显得非常重要。中医学认为，本病变多因疾病日久损伤脾胃，在正虚的情况下，气滞血瘀，内毒伴生，治疗宜益气养阴，行气活血，祛瘀解毒，使正气充中，阴阳调和，气血通畅，癌前病变就会逆转。临床上常用的益气药有黄芪、党参、茯苓、白术等，养阴药有沙参、麦冬、生地黄、女贞子等，行气药有郁金、延胡索、佛手、木香等，祛瘀药有三棱、莪术、丹参、桃仁等，解毒药有半枝莲、半边莲、白花蛇舌草等。只有不脱离中医辨证论治，在辨证施治的基础上，适当选用上述中药，胃癌前病变是可以预防、阻断和逆转的。

总之，中医药治疗慢性胃炎具有一定的优势，辨证论治是一大特色，用中药汤剂或中成药治疗本病能显著地改善症状，部分萎缩性胃炎或轻度的癌前病变可获逆转，这可能是中医药对慢性胃炎病理中的多方面起综合协调作用。例如，中药不像抗生素那样单纯对HP起抑杀作用，而是还有调动机体免疫功能，改善胃黏膜血流量，增强胃黏膜保护等而起到对抗HP及其致病因素的作用。

然而，尽管中医药在治疗慢性胃病方面疗效确切，但由于中医证型的发生机理及病理生理基础尚未完全阐明，以致中医药疗效机制难于明确，影响中医药走向国际，走向未来。因此，在今后注重临床研究的同时，有必要加强基础研究，以期提高中医临床疗效的同时，还能阐明疗效机制。只有这样，中医药治疗慢性胃炎才能取得突破性进展。

（四）病案举隅

【案一】黄某，女，62岁，退休干部，因胃脘疼痛反复10年，于1993年3月1日初诊。患者10年前因情绪不畅而经常胃脘疼痛，餐后明显，呈顶痛感，时伴嗳气，曾经胃镜诊断为浅表性胃炎，常服西药维酶素及中药煎剂治疗，但症状无减轻。近来胃脘疼痛加重，时有灼热感，口干。经纤维胃镜与病理活检检查，诊断为萎缩性胃炎伴肠上皮化生。舌质暗红少津、苔少，脉细。中医诊断为胃痛。辨证属气滞血瘀郁热，胃阴不足。治以行气祛瘀，养阴清热。处方：

太子参30克	白芍30克	蒲公英30克	沙参15克
五灵脂15克	山楂15克	郁金15克	佛手15克
延胡索15克	麦冬15克	血竭3克	三七末3克（另冲）
人工牛黄1克（另冲）			

水煎服，每日1剂。连服7剂，胃痛减轻，无灼热感，胃纳增进。此后用原方加减化裁调治1年，诸症悉除，复查纤维胃镜与病理活检，诊断为"浅表性胃炎，未见胃腺萎缩与肠

上皮化生"。

【案二】林某，男，35岁，教师。因胃脘胀满2年，于1991年8月29日初诊。患者于1989年因工作劳累而经常胃脘胀满，伴恶心、纳呆、便溏。曾服用吗丁林、三九胃泰、补脾益肠丸等治疗，症状无好转，近日外院胃镜检查显示：萎缩性胃炎。现症状如下：胃脘胀满，食后尤甚，嗳气，纳呆，便溏，神疲，舌质淡，苔腻微黄，脉弱。中医诊断为痞满。辨证属脾气虚弱，胃气失降，湿阻化热。治以健脾益气，和胃降气，清热祛湿。处方：

党参30克　白术15克　法半夏15克　枳壳15克
佛手15克　石菖蒲12克　苏梗12克　木香12克（后下）
柴胡12克　黄芩12克　黄连12克　陈皮6克

水煎服，每日1剂。服药1周，胃胀减轻，胃纳增进，大便成形，舌苔白略腻。上方去黄连，加五灵脂15克、三七末3克（另冲），调治月余，诸症悉除，精神体力转佳。

三、溃疡病治验

消化性溃疡病是常见的消化系统疾病之一，对于其成因，过去认为无pH不溃疡，现在认为无HP不溃疡。不论是过去，还是现在的观点，这只是强调胃酸与幽门螺旋杆菌致病性的重要性。其实，溃疡病的发病是多因素的，正因为这样，才出现溃疡病难以根治的现象。

自1984年发现幽门螺旋杆菌（HP）的致病性以来，采用联合多种药物抑杀HP的方法使HP根治后能明显减少溃疡病的复发率。所以说，近十多年来现代医学治疗溃疡病取得了突破性的进展。然而，多因素致病的特点决定了溃疡病的治疗尚存在一些难点，如难治性溃疡、复发性溃疡、吻合口溃疡还未解决，再如较长期服用西药的副作用及耐药性使病人依从性下降，这需要中西医结合的方法，这样治疗效果肯定较单纯应用中医药或西医药为优。

梁乃津认为中西医治疗溃疡病各有长处，尤其是中医治疗本病不仅重视局部病变，还调整全身脏腑功能和气血阴阳，在治疗难治性溃疡和预防复发方面有一定优势，具有广阔的前景。今后在提高治愈率和缩短疗程的中医临床科研中，应加强科学性、先进性，不要过分强调一方一药，不能脱离中医辨证论治，只有这样，才能取得比较真实可靠、重复性强的治疗效果。

（一）治疗思路

对于消化溃疡病发病的认识，中医认为是因为邪盛正虚、正不胜邪所致，"邪"指的是湿热、气滞、血瘀等；"虚"指的是脾胃阴虚、脾胃气虚、脾胃阳虚等。西医则认为是因为"攻击因子增强，保护因子减弱"、"保护因子敌不过攻击因子所致"。攻击因子指的是幽门螺旋杆菌、胃酸、胃蛋白酶、十二指肠反流液等，保护因子指的是胃黏膜的电屏障，胃黏膜丰富的血供与强大的再生能力，胃十二指肠的碳酸氢根——黏液保护系统等。中医的治疗理论是"扶正祛邪"，西医的治疗理论是"增强胃肠内的保护因子"和"削弱胃肠内的攻击因子"。可见中、西医在消化性溃疡病的发病理论、治疗原则"所见略同"。当然要使中西两套理论更多、更深入地有机结合，需要作长期的努力，方可实现。

对于消化性溃疡病的具体治疗，不论中医还是西医，一般可以从以下两个方面来考虑，一方面是症状的改善，另一方面是溃疡的完全愈合。如果治疗的重点仅仅放在缓解溃疡病所带来的上腹部疼痛以及上腹饱胀、嗳气、反酸、烧心、恶心、呕吐、食欲减退等症状方面，常规使用质子泵抑制剂或H_2受体阻滞剂结合胃肠动力药和黏膜保护剂，一般3～7天之内可以基本控制上述症状，但随之带来的问题是：①由于症状的改善，很多患者失去了继续治疗的依从性，从而使溃疡难以愈合或愈合质量差；②目前为止，西药治疗的主要作用在于给胃肠黏膜提供一个良好的自我修复的环境，对黏膜修复本身并无确切的促进作用，因此对于一些身体素质较差、黏膜修复不良的病人来说，也容易造成溃疡反复不愈合或经常反复。相对而言，中医药治疗在改善症状的同时可以促进胃肠黏膜的慢性修复过程，对溃疡的愈合质量有明显的提高作用，从而较好地解决了溃疡慢性化及复发的问题，但中药的疗效与诊治医生的辨证水平有明显的相关性，对症状改善的疗效不稳定，有时缓解症状的时间较长。

因此梁乃津认为：对于消化性溃疡病的诊治来说，要根据病人的具体情况来确定选择何种治疗：①对西药正规治疗效果欠佳，或中药治疗效果欠佳者，应中西医结合；②对胃溃疡宜在中医药辨证施治的同时，加西药正规治疗，溃疡愈合后改用中药进行较长一段时间的调理，以减少复发；③对不能忍受西药者，可用中药减少西药的副作用，以保证中西药疗程的完成；④对溃疡并发症较重者，应采用中西医结合的方法，如果已经出现了上消化道出血、幽门梗阻等并发症时，应该先给予西药在短时间内缓解症状，促进溃疡面的急性修复，避免病情进一步加重；⑤对符合手术指征者，如胃巨大溃疡者，不要过于强调纯中医药治疗，该手术切除就手术切除，千万别耽误时机。手术后也可用中医药调理，使胃肠机能早日恢复正常。

由于HP是目前公认的致溃疡因素之一，所以抗HP治疗已经成为治疗HP阳性的溃疡病常规疗法。应用西药杀灭HP疗效比较确切，但由于标准抗HP治疗均需服用一定时间、一定剂量的抗生素，而很多抗生素均有恶心、食欲减退等副作用，因此，部分患者无法坚持标准的抗HP治疗。中药抗HP在体外试验中取得了明显的疗效，人体试验也有一定的疗效，但尚缺乏大样本的随机对照试验，因此尚无法完全替代西药。针对这种现状，梁乃津认为：①对于单纯以溃疡病为主，兼夹症状较少，能够耐受西药抗HP治疗者，仍建议以中西医结合治疗，中医辨证论治，以减少西药的副作用；②对于伴有慢性胃炎，兼夹症状较多，不能够耐受西药抗HP治疗者或对抗生素过敏、患者本人拒绝等无法进行西药治疗者，可给予中药辨证施治佐以抗HP中药共同治疗。

（二）辨证分型治疗

梁乃津认为辨治本病，当分寒热、虚实、阴阳、气血。如肝气犯胃、脾胃湿热、瘀血停滞等属实证；胃阴不足、脾胃气虚、脾胃虚寒等属虚证；若久病可因实致虚或因虚致实，虚实夹杂，属本虚标实。

1. 肝胃不和

证候特点：胃脘胀满，攻撑作痛，牵及两胁，遇情志不遂而加重，吐酸，善太息，苔薄白，脉弦。

治法：疏肝理气，和胃止痛。

代表方剂：柴胡疏肝散加减。

常用药物：疏肝解郁可用柴胡、郁金、枳壳、白芍，理气止痛可用木香、佛手、延胡索、川楝子等。

基本处方：柴胡12克，佛手15克，枳壳12克，木香12克（后下），延胡索15克，苏梗15克，郁金15克，川楝子15克，白芍15克。每日1剂，水煎服。

加减法：伴反酸者，加海螵蛸15克，浙贝母12克制酸；痛甚者，可加三七末3克（冲服）以祛瘀止痛；嗳气频繁者，加沉香6克（后下），白蔻仁5克（后下），代赭石30克以顺气降逆；大便不通者，可加槟榔15克，大黄10克（后下）以通便。若兼见舌红，苔黄，脉弦数等肝胃郁热症状者，以清化郁热为法，改用代表方剂如下：柴胡12克，郁金15克，大黄6克，蒲公英30克，海螵蛸20克，浙贝母12克，延胡索15克，川楝子15克，竹茹12克，黄连10克，枳壳10克。

2. 脾胃湿热

证候特点：胃痛或胸脘顶闷，口干口苦，渴不欲饮，舌质红，苔黄厚腻，脉弦滑或数。

治法：清热燥湿，理气和胃。

代表方剂：三黄泻心汤加减。

常用药物：清热祛湿可用黄芩、黄连、大黄、蒲公英，行气消滞可用延胡索、佛手、枳实、厚朴，制酸止痛可用海螵蛸、浙贝母。

基本处方：黄芩15克，黄连10克，大黄10克，蒲公英30克，延胡索15克，佛手15克，枳实15克，厚朴15克，海螵蛸15克，浙贝母12克。每日1剂，水煎服。

加减法：伴恶心呕吐者，加竹茹15克，法半夏12克以清热和胃降逆；大便秘结不通者，可加虎杖15克，大黄改为后下以清热攻下；纳呆食少者，加布渣叶12克，神曲15克，谷芽、麦芽各30克以开胃消滞。

3. 脾胃虚弱

证候特点：胃脘隐痛，绵绵不断，每于受凉、劳累后疼痛发作，空腹痛甚，得食痛减，口泛清水，纳差，神疲乏力，大便溏薄，舌淡，苔白，脉细弱。

治法：益气健脾，和胃止痛。

代表方剂：香砂六君子汤加减。

常用药物：健脾益气健中可用党参、黄芪、白术、茯苓，燥湿降逆可用法半夏，宽中和胃可用砂仁、陈皮，理气止痛可用延胡索、木香。

基本处方：党参20克，黄芪30克，法半夏10克，白术12克，茯苓15克，砂仁6克（后下），木香10克（后下），陈皮6克，延胡索5克。每日1剂，水煎服。

加减法：胃脘冷痛，喜温喜按，四肢不温者，为脾胃虚寒，加干姜10克，制附子6克，桂枝6克或加服黄芪建中汤以温中祛寒；泛吐酸水明显者，加吴茱萸3克，海螵蛸15克，浙贝母12克以制酸；大便潜血阳性者，加炮姜炭6克，白及15克以温中止血。

4. 胃阴亏虚

证候特点：胃脘隐痛或灼痛，午后尤甚，或嘈杂心烦，口燥咽干，纳呆食少，大便干结或干涩不爽，舌质红，或干而少津，舌苔少或剥脱，脉细数。

治法：养阴益胃，理气止痛。

代表方剂：一贯煎合益胃汤加减。

常用药物：和胃养阴可用天花粉、沙参、石斛，滋养肝阴可用麦冬、白芍、生地黄，疏肝理气止痛可用郁金、延胡索、佛手。

基本处方：生地黄30克，天花粉20克，沙参15克，麦冬15克，石斛15克，白芍15克，郁金15克，延胡索15克，佛手10克。每日1剂，水煎服。

加减法：泛酸者，可加海螵蛸15克，浙贝母12克或配用左金丸；气阴两虚者，加黄芪15克，党参18克，山药15克以益气健脾；大便干结者，可加用火麻仁30克以润肠通便。

5. 瘀血阻络

证候特点：胃脘疼痛有定处，如针刺或刀割，痛而拒按，食后痛甚，或见吐血、黑便，舌质紫暗，或见瘀斑，脉涩或沉弦。

治法：活血祛瘀，通络止痛。

代表方剂：失笑散合丹参饮加减。

常用药物：活血化瘀止痛可用蒲黄、五灵脂、丹参、三七，疏肝理气止痛可用延胡索、郁金、枳壳、川楝子。

基本处方：蒲黄10克，五灵脂10克，丹参20克，延胡索15克，三七末3克（冲服），郁金15克，枳壳12克，川楝子15克。每日1剂，水煎服。

加减法：气虚者，加黄芪20克，党参15克以补中益气；泛酸者，可加海螵蛸15克，浙贝母12克以制酸；瘀热者加赤芍15克，大黄10克以清热祛瘀。

（三）经验体会

消化性溃疡的治疗目前在于缓解症状，促进溃疡愈合，预防复发和防止并发症。治疗的手段不外是抵抗致溃疡的攻击因子和增强胃十二指肠黏膜的保护因子。目前西医药对缓解症状，促进愈合方面已有显著的疗效。中医药在缓解症状方面也不逊色，但如何进一步提高治愈率和缩短愈合的时间，仍需要努力。梁老认为：溃疡病在活动期，除了表现为胃脘疼痛外，还有溃疡周围充血水肿，表面附厚浊腐苔等。溃疡的活动期是否就属于中医的热证？或者说溃疡病的病程迁延反复，呈慢性、周期性，是否属于"寒疮""阴疮"，从虚从寒论治？实际上未必如此。应该说，同是溃疡病活动期，在不同的机体状态其表现出来的中医证候是有差异，甚至是相反的，这就需要我们辨证论治。在辨证过程中，要注意证型的兼杂和可变，标本的缓急和影响。例如，有的病人既有热证又有湿证，或还兼有气滞证、血瘀证，有的病人在湿阻气滞的同时，还有脾气虚弱证，这些都是要通过四诊去辨别的。辨证论治，是提高治愈率的关键所在。溃疡作为内在疮疡，在区别是湿热还是寒湿蕴酿成疡后，要确定主要治法。寒疡（脾胃虚寒）要温补、要补托，黄芪建中汤是良方；热疡（脾胃湿热）要清热、要祛湿，常用三黄泻心汤。兼肝郁热者，还可选用丹栀逍遥散，兼有胆热者还可选用黄连温胆汤。

在辨证为主的基础上，还应结合辨病。因为溃疡病的基本病因病理是一致的，是胃、十二指肠黏膜的护卫功能下降，而攻击因子过强，两者失于平衡所致。所以，应选用一些经严格科学研究证实具有这方面作用的中药配伍遣方。如选用具有抑杀幽门螺旋杆菌的药物（黄连、大黄、黄芩、厚朴、桂枝等），具有中和胃酸的药物（乌贼骨、浙贝母、瓦楞子、珍珠层粉等），具有保护胃黏膜作用及生肌的药物（白及、三七末、云南白药等），而且最好也根据辨证及中药药性去选用这些有针对性作用的中药。这样，辨证与辨病有机结合，才能提高治愈率。

提高治愈率，还要注意中医治则的稳定性（如守法守方），治疗手段的多样性（如既有内服药，又有外敷药，或针灸等），治疗方法的联合性（如中医药与西医药结合，药物治疗与饮食调护结合等）。

（四）难点与对策

如何预防溃疡病的复发是目前治疗的难点。无论是用中药还是用西药治愈活动期的消化性溃疡一般不难，特别是西药如H_2受体阻滞剂或质子泵抑制剂，因其制酸作用强烈，不论是控制上腹痛症状，还是改善溃疡，其疗效是非常显著且快捷的。但是，不少患者停药后又复发，5年内的复发率达50%以上。即使近10多年来发现本病的复发与幽门螺旋杆菌感染有关，经根除HP治疗后，其复发率明显降低，但临床上有不少病人经HP根除后仍可溃疡复发，或者根除后又可重新感染HP。所以说，真正完全彻底治愈溃疡病仍是一大难题。中医药治疗不仅可控制症状，药后病情较稳定，可较长期服用，使复发率降低。中医药为何能取得这样的效果，这是与中药既可对抗致溃疡的攻击因子，又可增强胃黏膜保护因子分不开的。现代研究发现，胃黏膜的修复分为两种方式，一种是靠上皮细胞的移动和伸延，快速修复，另一种靠深层细胞的增殖，细胞间质的补充深层结构的修复。常规西药抗溃疡治疗主要是作用于快速修复方面，溃疡面表面虽然愈合，但组织学检查可发现黏膜下血管、腺体的结构、黏膜厚度、结缔组织等尚未完全恢复正常状态，而这些将直接影响细胞的氧合作用、营养供养和黏膜的防御功能，成为复发的病理基础。很多患者由于修复不完全，从而导致溃疡反复不愈或容易复发。针对这种情况，西医提出了加强黏膜保护和使用表皮生长因子等方法，而中医药在这方面有其先天的优势，中药药理研究证实健脾益胃、行气活血方药可以增强胃黏膜保护因子，促进胃黏膜血液循环及免疫功能，调节幽门括约肌舒缩功能，防止胆汁等碱性液胃反流，改善胃的内环境，这些多靶点、多层次的作用机制不仅能促进溃疡在急性期的快速修复，而且可以加强溃疡的慢性修复过程，从而使溃疡得到彻底治愈，减少了溃疡复发。要减少溃疡病复发，就必须在中医辨证施治的基础上适当使用如下中医治法方药。

1. 对策一：健脾益胃

脾胃虚弱在溃疡病，尤其是十二指肠溃疡患者中占有很大比例，不少脾胃虚弱者在溃疡治愈之后，仍会在食用生冷后胃脘不适或疼痛，空腹或夜间有胃空虚感，得食后减轻，溃疡复发多见于冬春之交，这些都是脾胃虚弱的症候。所以，在预防溃疡复发时，要重视健脾益胃法的运用。脾胃虚弱的病理状态得以改善，就没有溃疡复发的温床，正所谓"四季脾旺不受邪"。增强胃黏膜自身的抗溃疡能力，就可以防止溃疡的复发。临床上可选用党参、黄芪、白术、茯苓等以健脾益气。若脾胃虚寒者可加干姜、肉桂、制附子等；脾胃气虚兼有阴虚者，可加用沙参、麦冬、石斛、白芍等。

2. 对策二：行气活血

不少溃疡病在溃疡愈合后，仍有上腹胀感，餐后多发或有嗳气，嗳气后减轻，这表明有脾胃气滞之候。溃疡病属于胃脘痛范畴，胃属六腑之一，腑以通为顺，胃以降为和。行气和胃药可消除胃腑气滞。气机通畅，胃气和降，则邪不得以流连致病。气行则血行，气滞则血瘀。在行气的同时，适当使用活血药，使溃疡易发部位及其周围血液循环改善，使溃疡愈合后的疤痕、纤维组织改善，这对防止溃疡疤痕组织致十二指肠球部变形，影响胃内容物的正常排空有一定作

临证一得

79

用。所以说,行气活血作为一种重要的辨病治疗手段,在预防溃疡复发方面同样具有实用价值。临床上常选用郁金、延胡索、佛手、三七等中药。

3. 对策三:制酸护膜

"无酸不溃疡"这是经典的理论。十二指肠溃疡患者胃酸较正常人高3~20倍,即使在溃疡愈合期其高泌酸状态仍不能完全纠正,溃疡愈合后其胃泌酸功能可能还很强,而西医药的制酸药因副作用不宜长期使用,这就有赖于无副作用的中医药以中和或抑制胃酸。要明确一点,就是泛酸症状的有无与实际胃酸分泌高低不成正比,食管下括约肌功能正常的病人并无泛酸症状,但其胃酸度仍可能很高。所以,应在辨证的基础上选用护膜制酸药,如选用乌贼骨、瓦楞子、煅龙骨、浙贝母、珍珠层粉等。

(五)病案举隅

【病案】曹某,男,38岁,司机。1990年11月30日以"胃脘痛反复10多年,加重伴恶心呕吐2周"入院。患者10多年前因饮食不定时出现经常性胃痛,以空腹时为多发,伴嗳气、泛酸。当时胃镜检查诊断为"十二指肠球部溃疡(活动期)",服用雷尼替丁等药后症状不能缓解。2周前因工作忙,出现胃痛加重,进食后胀痛,伴恶心,每日呕吐宿食多次,服用雷尼替丁、胃复安等药物后症状未能缓解,西医诊断为"十二指肠球部溃疡并幽门梗阻"。现在患者胃胀痛,进食则加甚,恶心呕吐,胃有振水声。舌淡红,苔厚腻微黄,脉弦滑,中医诊断为"胃脘痛"、"呕吐"。证属湿热中阻,胃失和降,以标实为主。急则治其标,以清热祛湿,理气降逆为法。处方:

黄连10克	橘红10克	竹茹15克	法半夏15克
厚朴15克	枳壳15克	郁金15克	佛手15克
延胡索15克	蒲公英30克	白芍30克	海螵蛸30克

同时嘱咐宜稀粥饮食，服用3剂后胃胀痛与呕吐缓解。再服用原方7剂，病人胃部症状消失，但口淡，苔少津。辨证为脾胃气阴不足，气滞血瘀，改用太子参、延胡索各15克，三七末3克（冲），珍珠层粉1支（冲）为基础方，并随症加减，再服药1个月。复查胃镜显示为"十二指肠球部溃疡（愈合期）"。

按：本方是以梁老验方金佛止痛方为基础，金佛止痛方是梁老治疗慢性胃病（胃痛与胃痞）的常用方。以调肝行气活血求止痛消痞之效。病例属本虚标实，以脾胃气虚为本虚，气滞血瘀、湿郁化热为标实，故治疗着重清热祛湿，兼以健脾益气，待湿热已去则滋补通三法并举，守法守方。

四、老年胃溃疡治验

老年胃溃疡具有症状隐匿、痊愈较难、并发症多、易于癌变等特点，属于中医"胃痛"、"痞满"等范畴。梁老认为本病属本虚标实、虚实夹杂之证，治宜通补并用，疗效卓著。现将其辨治本病的经验介绍如下。

（一）本为脾胃虚弱，标系气滞血瘀

老年胃溃疡主要症状为胃脘痛。但不少患者仅是进食后胃脘胀满，或胃纳不佳，甚或以排黑色烂便而求诊。其发病及症状特点之因，梁老归咎于老年脾胃虚弱，反应性差。中医认为，脾胃属中焦，同属于土；脾为脏属阴，主运化升清，喜燥而恶润；胃为腑属阳，主受纳和降，喜润而恶燥。老年脾胃虚弱，则以脾气虚和胃阴虚为多。若脾气虚弱，健运失职，不能为胃升清，则胃失和降，气机不畅，致胃痛、痞满、纳呆等症。脾失统摄，血外溢随粪而下则排黑便。若胃阴不足，也可因胃失润降，虚热伤络而致上述诸症。由此可见，脾气虚与胃阴虚均可致病。因脾胃以膜相连，脾胃之气赖脾胃之阴以生，脾胃之阴赖脾胃之气以化，气阴两者相互依存，相互协调，才能完成正常的纳化升降功能。所以，梁老认为本病之脾气虚与胃阴虚病机并不是孤立的、对立的，而是在致病过程中密切联系。脾气虚可因气不化津致胃阴虚，胃阴虚可因影响脾阴而累及脾气。临床上脾气虚与胃阴虚同时存在者甚多，只是两者孰轻孰重而已。因此，本病的发病基础为脾胃虚弱，或气虚，或阴虚，或气阴两虚。然而，"气为血帅，气行则血行"，老年胃溃疡之血瘀病机除与脾胃虚弱，升降失常，气机不畅所致外，更重要的是因老年形气俱虚，无力推动血行，或因老年阴血亏虚，脉络枯涩不畅，以致出现后期的胃痛持续痛有定处，伴有黑便、舌质紫暗、脉涩等血瘀见症，这属因虚致实的病理过程，气虚阴虚导致气滞血瘀是本病病机的主要环节。部分患者可因气郁日久化热，血瘀日久结毒，病情加重，发生变证。梁老认为本病病机与现代医学认为年老机体免疫机能减退，胃黏膜血流量缓慢，胃黏膜屏障及胃动力功能减弱等相类。

（二）治以健脾养胃，行气活血清毒

基于对老年胃溃疡病机特点的认识，梁老在确定治疗大法上通补并用，主以健脾益气，养阴益胃，兼以行气活血，清热解毒。在补法中，梁老常用李东垣的升阳益气法以健脾益气，方用补中益气汤加减，重用黄芪、党参；用叶天士的甘凉润燥法以养阴益胃，方用沙参麦冬汤加味，酌加石斛、玉竹。对于脾胃气阴两虚者，则根据病人阴阳所偏，或补阳气为主，兼以养阴，或养阴津为主，兼以益气。通过气阴兼顾，补气以生津，养阴以化气，脾气得升，胃得润降，清升浊降，出入有序，胃则安和。在通法中，梁老认为气滞血瘀为标病，多是继发于脾胃虚弱，所以治气虚所为者，通过温补脾胃，振奋元气，可畅通气机，推血运行，甘温益气寓于行气活血之内；治阴虚所为者，通过甘凉阴柔，滋润增液，可生发胃阴，濡畅胃络，寓滋阴养胃于润降畅血之中。但对于气滞血瘀证重者，这些补虚行气化瘀之法尚不足用，还要兼以行气活血，标本同治。在选理气药方面，脾胃降赖肝气冲和而顺达，梁老常选用入肝经、辛散苦降且能行血中之气的药物，如郁金、延胡索、香附等。因脾胃升降影响中焦气机出入，常根据升降失常选用调节气机药，如脾虚下陷者加柴胡、升麻等以升清，对胃失和降者加橘皮、法半夏等以降浊。因气郁日久可化热，化热者加柴胡、黄芩以清郁热。在选活血药方面，除常用行气活血之郁金、延胡索外，还根据血瘀寒热属性选用其他药物，如瘀热者，选赤芍、牡丹皮；阴虚内热配生地黄、玄参等；血瘀寒凝者，用川芎、五灵脂等；脾胃虚寒配桂枝、干姜等。因三七、血竭较为平和，祛瘀且止血，故临床最常用，尤宜于伴黑便者。若溃疡面积大，恐有癌变者，则要祛瘀解毒，选加三棱、莪术、蒲公英、半枝莲、白花蛇舌草等。梁老认为在运用行气活血清毒之法时，一定要在健脾养胃的前提下酌情选用，扶正以祛邪，祛邪不伤正。从现代药理研究分析，这种通补并用法能提高机体免疫功能，改善胃黏膜血液循环，增强胃黏膜保护作用，调整胃肠运动及分泌功能，抑杀幽门螺旋杆菌，逆转胃癌前病变等，故不失为治疗老年胃溃疡的重要法则。

（三）病案举隅

【案一】李某，男，93岁，退休工人。于1995年6月26日因"排黑色烂便3天"初诊。患者平素并无胃脘痛史，但常口干多饮，大便干结。于就诊前3天在无诱因情况下出现排黑色烂如柏油样大便，每日2～3次，每次约小半碗，伴头晕目眩，神疲乏力，面色㿠白，口干甚，胃纳差，舌质暗红，苔黄干，脉细数。常规检查显示：血压13／9千帕，腹平软，剑突下压痛，肠鸣音亢进，化验大便潜血（+++），血红细胞2.8×10^{12}／升，血红蛋白82克／升。纤维胃镜显示胃体上部后壁见1个1.2厘米×1.2厘米的溃疡，表披腐苔，周围充血肿胀，少许渗血。病理活检为"胃体慢性溃疡"，中医诊断为便血，辨证为胃阴不足挟瘀，瘀热损伤胃络。治以养阴畅血，凉血止血。处方：

生地黄30克	玄参15克	紫珠草30克	麦冬15克
地稔根30克	茜草根15克	海螵蛸15克	大黄6克

三七末3克（冲服）

连服3剂，大便转黄色条状，口干减轻，但仍疲倦乏力，面色苍白。改方为太子参30克，沙参、麦冬、石斛、海螵蛸、郁金、延胡索、佛手、白芍各15克，阿胶（烊）20克，三七末（另冲）3克。加减调治2个月，精神胃纳佳，面色转红润，大小便正常。复查胃镜为"胃溃疡愈合期"。

【案二】许某，男，60岁，退休工人。于1995年6月27日因胃脘胀痛反复2个月来诊。患者2个月前饮食生冷后出现了胃脘胀痛，以餐后或下午多发，伴嗳气，无泛酸，偶尔出现呕吐胃内容物，神疲乏力，口淡不欲饮水，胃纳差，大便溏。舌质淡黯，苔薄腻，脉弱无力。纤维胃镜显示：胃体2厘米×3厘米凹陷性溃疡，表披厚苔，周边充血肿胀，病理活检提示：慢性溃疡病，未见恶性变，中医诊断胃痛、痞满。证属脾胃气虚，气滞血瘀。治以健脾益气，行气活血，处方：

黄芪30克	党参30克	白术15克	茯苓15克
枳壳15克	郁金15克	五灵脂15克	苏梗15克
蒲黄10克	柴胡10克	川芎10克	砂仁6克

经服5剂，胃胀痛明显减轻，精神胃纳皆好转。继续调治半个月，胃胀痛缓解，胃纳可，大便常，但口略干，舌淡少津。复查胃镜显示：胃体溃疡缩小为1.5厘米×2厘米。再以上方去茯苓、川芎、蒲黄、砂仁，加沙参、麦冬、三棱、莪术各15克。调治2个多月后，复查胃溃疡已愈合。

五、食管贲门失弛缓症治验

食管贲门失弛缓症属于中医"噎膈"范畴，为风痨臌膈四大证之一。梁乃津教授辨治本病经验丰富，兹将随师学习所得整理如下。

（一）病因病机总论

中医认为，食管即为脘管，下连接胃。胃属中焦，与脾土相表里，胃主受纳，以通降为和。脾主运化，以升清为顺，脾升有助于胃降；肝主疏泄，能调节脾升胃降。故倘若胃、脾、肝之病变，均可致胃失和降。梁老认为，本病之发，多因食思伤脾，脾失健运，痰浊内生，或恼怒郁思伤肝。肝气横胃，气机郁滞，或饮食燥热，耗伤津液，胃阴受损。痰浊与滞气交结阻于脘管，或阴津不得上承，脘管涩滞，均可致胃气不通，难以顺降，产生胸脘疼痛，吞咽受阻，食入即吐之症。本病以气滞痰阻为标，以气阴不足为本。初起标实为主，中期虚实夹杂，后期多为本虚。有的病例可因水谷不入，精微乏源，气血不得生化，五脏失养俱虚，最终致面色㿠白，头晕目眩，形体羸瘦，肢体浮肿等阴伤血枯，阳气虚亏之危候。

（二）辨治特色

梁老认为辨治本病关键在于早期诊断和早期治疗。初起的临床表现是吞咽困难，食物反流和胸骨后疼痛三大症状。辨治主要根据其脉症分为气郁不舒、痰气交阻和津伤热结三型，分别施以疏肝理气、开郁化痰、养阴清热之法，选用柴胡疏肝汤、法半夏厚朴汤、沙参麦冬汤等。梁老认为辨证分型选药固然重要，但还应重视抓主症，定专法，用专药。其辨治本病的主要方法有以下几种：

1. 辛开苦泄法（以辛味药与苦味药合用）

梁老认为，本病之吞咽不顺、胸骨后疼痛与情绪因素关系密切，常因情绪波动而时轻时重，这是因为肝郁不畅所致。当胸骨后呈烧灼样痛，则为气郁化热，灼伤脘管，所以要重视用辛开苦泄法。辛开可宣通气机，苦泄可清泻郁热，两者合用，调和寒热以止噎。常用辛开药有郁金、法半夏、橘皮、香附等，苦泄药有黄连、黄芩、蒲公英、枳壳等。本法之运用，难免有伤阴之弊，因而遣方之中可适加柔润之品以防过燥，如麦冬，天花粉、白芍等。

2. 降逆止呕法

稍重患者除了进食吞咽不顺、胸骨后疼痛外，还出现食入即吐之候。梁老认为，此病虽在脘管，但脘管乃属胃气所主，此症因胃失和降反而上逆所致，所以降逆止呕是治疗本症的重要法则。常用药有法半夏、生姜、橘皮、藿香，适用于痰阻气滞者。若为燥热伤阴，则选用竹茹配芦根，或竹茹配天花粉，以清润降逆。对于用一般降逆止呕法不效者，常用重镇降逆法，选用代赭石配旋覆花。但梁老指出，在用降逆止呕法时，勿忘行气解郁，因本病之胃气上逆与肝气郁结有关，故常配用郁金、枳壳、佛手、香附等，意在"泄厥阴以和阳明"。

3. 升阳降浊法

本病之发，有部分是因脾气虚弱，痰浊内生，阻滞气机，胃失和降所致。对于此类病人，梁老主张运用升阳降浊法。升阳即升脾之阳气，降浊乃降胃之痰浊。常用黄芪、党参配柴胡、升麻以升清阳，用法半夏、陈皮、藿香、沉香以降浊阴。有医生始恐用升提药会加重吞咽不顺及食人的呕症状，实际上病人不但不会因用升提药而使胃气上逆，反而其胃之和降较顺畅，吞咽困难及呕吐症状均可减轻或缓解，此乃"脾升促胃降"之理。当然，这并不能单纯用健脾益气升阳法，而是要结合运用和胃降浊法或降逆止呕法，通过健脾、醒脾、燥脾以断痰浊之源，化痰、降浊、和胃以顺胃降之气，从而起到畅膈顺咽止呕作用。

4. 祛风解痉法

一般医家较少运用祛风解痉法治疗脾胃病，而梁老认为脾胃病与肝的关系密切。肝主疏泄功能可调整脾之运化、胃之受纳功能。肝为刚脏，体阴用阳，性烈主动。即使肝气郁结，郁久也可化气为亢，旺气为风。肝气过亢，则"侮己所不胜"，"木侮乘土"，影响脾升胃降功能。所以对于肝气由郁致亢，化旺为风之噎膈者，梁老常结合运用敛肝祛风解痉法，如方中选加白芍、威灵仙、僵蚕、地龙、全蝎等。根据现代中药药理研究，此类药有解除平滑肌痉挛作用。但虫类药若滥用误用会有毒副作用，体虚者要慎用、少用。

（三）病案举隅

【案一】张某，男，45岁。因吞咽不顺反复发作两个月来诊。患者于两个月前因工作紧张后出现吞咽不顺畅，进食时胸骨后顶痛感，症状时作时止，有时饮水亦发。曾做纤维胃镜检查未发现食管、胃、十二指肠器质性病变，X线钡餐检查显示钡剂通过贲门困难，诊断为"食管贲门失弛缓症"。服用安定、心痛定、普鲁苯辛等药治疗，症状时有发作，不能完全缓解，遂求诊，症伴口干苦，睡眠差，易烦躁，舌质红，苔微黄腻，脉弦略数。中医诊断为噎膈，辨证为肝郁气滞，痰气交阻，兼有郁热，胃失和降。治以疏肝化痰、清热和胃。处方：

延胡索15克　　郁金15克　　佛手15克　　枳壳15克
瓜蒌皮15克　　竹茹15克　　麦冬15克　　黄连15克
蒲公英30克　　僵蚕10克　　白芍30克　　木香10克（后下）

连服7剂，吞咽顺畅，胸痛缓解，后续以原方加减调治，一直无发作，精神状态颇佳。

【案二】陈某，女，38岁。因发作性吞咽不顺3个月，食入即吐5天而来诊。患者3个月前因过食生冷后出现吞咽不畅，曾在外院检查诊断为食管贲门失弛缓症。近5天来食入即吐，伴疲倦，面色苍白，胸闷不畅，胃纳不佳，腹胀便溏，舌质淡胖，苔白腻，脉缓无力。中医诊断为噎膈，辨证为脾胃气虚，痰浊中阻。治以健脾益气、升清降浊。处方：

黄芪30克	党参30克	代赭石30克	白术15克
法半夏15克	枳壳15克	旋覆花15克	橘皮6克
柴胡10克	藿香10克	威灵仙15克	升麻6克

服药1周，吞咽困难及食入即吐症状减轻。继续调治2个月，精神胃纳均好，面色红润，大便正常，腹胀缓解，无吞咽不顺及呕吐发作症状。

六、溃疡性结肠炎治验

溃疡性结肠炎是一种非特异性肠病，主要表现为腹泻、便血、腹痛等肠道症状，此属于中医"泄泻"、"下痢"、"腹痛"等病证。若急病重症则为中医的"肠风下血"、"肠癖脏毒"。梁老通过几十年对本病的潜心观察，认为病虽发于大肠，但与肝、脾、肾三脏关系密切。病因病机不外素体脾虚，运化无力，或饮食劳累，损伤脾胃，或感受湿邪，脾胃壅滞，或情志伤肝，木郁土壅等等。这些因素均可致脾失健运，湿聚大肠，大肠气血阻滞，传导失司而致泄痢腹痛诸症。若肠液凝滞，与肠中秽浊之物相结，则粪带黏胶；若湿郁化热，湿热与气血相搏则化为脓血。若失治误治，则产生各种急重变证：或热毒壅盛，化火伤络，致便血鲜红量多；或热毒深陷，内闭外脱，致神昏身热肢冷；或营血耗损，气阴大伤，致面色苍白，汗出肢冷，脉微欲绝；或迁延不愈，热灼阴液，阴津耗损，致口干烦热，失眠盗汗；或湿伤阳气，脾气下陷，脾肾阳虚，致脱肛下坠，滑脱不禁。

上述病机分析表明，溃疡性结肠炎之病机为大肠湿滞或湿郁化热，气血郁滞，传导失司，病变进一步发展则影响气血阴阳发生变症。无论其发病之成因抑或其病情演变，均与肝脾肾三脏相关。

（一）论证治：病分三期，重视辨证

溃疡性结肠炎起病有缓有急，病情轻重不一，其表现可为活动期与静止期交替，也可为慢性持续期。所以梁老认为对溃疡性结肠炎的治疗，必须既辨证又辨病，在辨病分期的基础上再进一步辨证，通过辨证—辨病—辨证的不断深化过程，以确定疗效。

1. 病变活动期，祛邪为主以治标

我国溃疡性结肠炎大多数为轻型病例。因病变活动期就诊的病人多数为腹痛泄痢，粪带黏液，每次量少，便后不爽，里急后重，常伴胸胁胀痛，脘痞纳呆。视其舌质淡红，苔略腻，脉弦或滞，梁老常用四逆散合痛泻要方加减治疗。用柴胡、白芍疏敛并用，调肝理气；枳壳助柴胡舒肝解郁，又解中焦壅滞；白术、藿香、防风健脾醒脾燥湿；延胡索、郁金、佛手、木香行气活血。若肝门灼热，舌红苔黄，此属湿热内蕴，治当清热祛湿，加用黄连、黄柏、秦皮等。若粪带脓血，此为热伤肠络，治宜兼以凉血止血，加地榆、槐花，并加重清热之品，用败酱草，救必应、金银花等。以上乃治活动期

之常而非其变，对其变症，梁老也有丰富的经验。如对热盛化火，损伤肠络，致排鲜红量多便血者，常用犀角地黄汤合槐花煎加减以泻火凉血止血。对热毒深陷，内闭外脱，致身热肢冷，神昏烦躁者，常用清瘟败毒饮加减。对重病失治，营血耗伤，气随血脱，气阴大伤，致面色苍白，神疲乏力，口燥唇干，头晕目眩，大便干结并带少量血丝者，常用六味地黄汤、增液汤合黄连阿胶汤加减。

在急性活动期证治中，梁老告诫治宜疏导，慎用收敛固涩。因本病在大肠，大肠乃六腑之一，以通为顺，不宜于藏，且本病表现多为大便频频，便中带黏垢或脓血，每次量少，便后不爽。此乃湿性黏滞，留于肠内，有碍气机，气滞不畅，久则血行受阻成瘀。故治疗宜祛湿导滞，行气活血，疏通肠道，正所谓"通则肠道，湿滞自去，气血流通，传化功能得以恢复"。所以，梁老认为：对活动期泄痢不爽，舌苔厚腻或浊者可酌情使用通腑泻下法，配合选用大黄以荡涤积滞湿热，可起神奇之效。对于收敛固涩之剂，梁老认为非到病及脾肾之阳气，出现滑脱不禁之时，勿盲投之。因为此法只求效于一时，用不对证则致滞助热兴，有碍气血流畅，就像截邪去路，后患无穷，正所谓前人所说"痢无止法"。

2. 病变静止期，扶正为主以求本

溃疡性结肠炎静止期，肠道症状并不明显，这并不表明病愈。梁老认为，此时治疗着眼点在于治病求因，以求根治，要根据病人全身状况，舌脉等进行辨证，辨其肝、脾、肾三脏及气血阴阳的虚实盛衰，从而施用相应的治法方药，最大的程度上减少或消除病变的复发。梁老在长期的临床实践中体会到，本病患者多为肝气郁结，或脾气虚弱，或脾肾阳虚。因肝属木，脾属土，土性敦实，必得肝木之条达及其疏泄，

才能健运。若肝气郁结，土失木疏，脾失健运，湿邪内生，聚于大肠则发病。正如《血证论》说："设肝之清阳不升，则不能疏泄水谷，濡泄中满之症，在所不免。"因此疏肝理气法在治疗中有重要作用。疏肝理气固然必要，但脾脏本身的异常是致病的直接因素，脾主运化的功能更受脾本脏的虚损所影响。脾气虚弱或脾阳不足更易致脾失健运，湿邪内生而致病，故健脾温脾非常重要。此外，肾阳不足，脾失温煦，同样可致脾失健运。故对脾肾阳气不足者，应采用温补脾肾之法，所谓"气得阳助则运化有常"。我们在临床中常常看到梁老对缓解期病人常采用疏肝理气与健脾益气，或健脾益气与温补脾肾同用，前者方用四逆散合资生丸、补中益气汤、参苓白术散加减，后者方用四君子汤合四神丸加减。这是因为不少病人在缓解期兼有肝郁与脾虚的症候，或脾虚与肾虚的症候。

3.慢性持续期，扶正祛邪顾标本

长期经常复发的溃疡性结肠炎可因病变范围增大而致症状迁延不愈，表现为腹泻、黏液便、脓血便等症状持续半年以上，且常伴有体重及体力下降，营养不良，低蛋白血症，贫血等。梁老认为，此型患者病情缠绵，往往因长期泄泻下痢，水谷精微生化乏源，阴阳气血损伤。即使在肠道症状明显时，亦非纯实、纯热之证，而是虚实并见，寒热错杂。故在治疗时扶正祛邪，权衡标本缓急。在本虚为主时，应着重扶正固本，阳气虚者往往有湿浊内生，时郁而化热，或湿热内蕴，化火伤络，阴血不足，阴不敛阳者往往有虚火内生，同样损伤肠络。故对便血者应视为邪热为主，治当治标泻实，暂时先清热祛湿，或泻火凉血治血。待标实有所缓和，则标本同治。否则，纯以清解则伤正气，单以补养则助湿热。唯以标本兼顾，才能扶正而不留邪，祛邪而不伤正。故梁老往往采用寒热并用，润燥并举，消补同施等法，以温、润、补法治其本，以清、燥、消法治其标。梁老治疗这类病人常用病性相反中药配伍，方中既有黄芪、党参，甚或附片、干姜等辛温之药，又有黄柏、秦皮、黄连等苦寒之品，临床用之颇为奏效。患者服药后精神体力好转，肠道症状减轻，甚为满意。这很可能是有害方面相互抵消，有利方面相互助长，是一种有效的配伍形式。但梁老强调在具体运用时还要根据总体辨证对组方寒热属性有所侧重。

（二）遣方药：常予"金佛"，善用"双黄"

梁老认为，溃疡性结肠炎无论在活动期，还是静止期，均有大肠气机不畅，气血阻滞之病机存在。行气活血为通用之法，气血流畅则肠道传导正常，腹痛泄痢自除。他常用自拟经验方金佛止痛丸，方由郁金、佛手、延胡索、三七、白芍等组成。方中郁金、延胡索，善入肝经，疏解肝气，行气活血；佛手入肝经，理气消滞；三七祛瘀生新。因气滞常因肝郁，肝体阴而用阳，故行气活血勿忘疏肝养肝，肝体得充则肝用自常，气血流畅，故重用白芍，既可柔肝止痛，又可防止行气药之辛燥。诸药配伍，刚柔相济，共奏行气活血之功效，从中可见梁老从肝、从气、从血论治溃疡性结肠炎之用意。该方经中药药理实验研究，表明其具有调整胃肠道运动功能，改善胃肠道血液循环，从而起到对症又部分对因的作用。

从临床上可看到，病人就诊时多有泄痢症状。梁老认为，其泄痢原因除了大肠湿滞，郁而化热之外，还常有感受湿热之邪而发病。对泄痢明显且舌苔厚腻者，他主张适当选用清热祛湿药，他最常用黄连、黄柏。黄连苦寒性燥，可入大肠经，清热燥湿，尤其长于清肠之湿热，治泻痢腹痛。正如《本草正义》所说："黄连大苦大寒，苦燥湿，寒胜热，能泄降一切有余之湿火……胆胃大小肠之火，无不治之。"黄连与木香相配，是有名的香连丸，清热止痢腹痛力专。黄柏苦寒沉降，亦入大肠经，长于清下焦湿热，治湿热之泻痢。《神农本草经》言："黄柏主五脏肠胃中结热，畅痔，止泻痢。"这两味清热燥湿药经药理学实验，证明有调整机体免疫功能、灭菌消炎等作用，的确不失为治疗溃疡性结肠炎活动期的要药。

（三）施外治：保留灌肠，腹部敷药

国内溃疡性结肠炎患者的病变部位多位于远端结肠。梁老根据这一特点，极力推崇用中药保留灌肠，这可使药物直达病所。他常说，此法廉便安全，易于推广，在病变活动期用之，奏效迅速，很受欢迎。保留灌肠除了对病变局部直接作用外，还可通过大肠的吸收，避免口服消化酶对药性的破坏，从而更好地发挥全身性作用。梁老常用的中药保留灌肠方由黄连、黄柏、秦皮、地榆、槐花、三七末等组成，清热燥湿，凉血止血，煎液浓缩后用于活动期，疗效甚佳。

对于腹痛者，梁老主张配合病变相应局部外敷中药，他常用如意金黄散加云南白药、冰片、延胡索、三七末等，用鸡蛋清调敷。他认为，外敷法亦能使药力直达病所发挥作用，使药性通过皮毛腠理由表入里，循经络传至脏腑，以调节脏腑气血阴阳，从而治愈疾病。

（四）病案举隅

【案一】朱某，男，48岁，干部。1993年11月12日因

"排黏液脓血样大便3年"初诊。患者3年前因工作劳累，饮食不节出现经常排黏液脓血样大便，血呈暗红色，伴下腹隐痛，里急后重。曾在某院住院做肠镜检查诊断为"溃疡性结肠炎"，口服中西药（具体不详）治疗不效，一直仍排脓血便，症状时轻时重，复查肠镜显示"结肠糜烂"，遂来求诊。刻下：大便烂，带黄色黏液及暗红色血，每次量少，每日1~2次，伴下腹隐痛，里急后重，面色苍白，精神疲倦，体型清瘦，舌淡红、有齿印，苔微黄，脉弱无力。多次大便查找阿米巴及培养志贺杆菌均为阴性，西医诊断为非特异性溃疡性结肠炎（慢性持续型），中医诊断为痢疾，证属脾气虚弱，湿热蕴结大肠并损伤血络。治当寒热并用，消补兼施，以清热祛湿，凉血止血治其标，以健脾益气固其本。处方：

地榆20克	槐花20克	败酱草30克	火炭母30克
薏苡仁30克	党参30克	黄连10克	木香10克
黄柏10克	白术15克	茯苓15克	枳壳15克

同时，配合保留灌肠方药：

| 大黄30克 | 黄连30克 | 黄柏30克 | 白头翁15克 |
| 秦皮30克 | | | |

连续治疗1个月，大便条状，无黏液脓血，每日1次，面色转红，精神饱满，体重增加，复查肠镜未发现结肠溃疡、糜烂及出血灶，仅黏膜血管模糊。嘱继续门诊调治。

【案二】蔡某，女，47岁，干部。1987年11月18日因"反复发作性腹痛，排黏液血便13年，发作1个月"初诊。患者于1975年开始出现大便带黏液脓血，伴下腹痛，里急后重，当时在外院诊断为"慢性结肠炎"，经诊治症状缓解，但以后反复发作多次，做纤维结肠检查诊断为"溃疡性结肠炎"。1个月前因工作关系，精神刺激后又病情复发。症状如下：左下腹痛，大便质硬，排便不畅，排时较多脓血，呈暗红色，每日3~4次，口干微苦，舌红，苔黄，脉细滑。纤维结肠镜显示：结肠距肛门45厘米以下黏膜充血、水肿，呈颗粒状改变，局部糜烂灶，散在出血点，多次大便查阿米巴及培养志贺杆菌阴性。西医诊断为"溃疡性结肠炎（慢性复发型）"，中医诊断为：痢疾（湿热痢）。证属大肠湿热，肝郁气滞，热伤肠络。急则治标，以清热祛湿，行气消滞，凉血止血为法。处方：

黄连15克	黄柏10克	白头翁15克	秦皮15克
地榆15克	槐花15克	郁金15克	枳壳15克
延胡索15克	白芍15克	败酱草30克	木香8克
大黄8克			

连服14剂后，大便条状，无黏液脓血，每日大便1次，无腹痛后重，但口淡疲倦，舌淡红，苔薄白，脉细弱，辨证为湿热已除，脾气虚弱，原方去地榆、槐花、大黄，加党参、太子参、白术等以健脾益气，调治半年，追踪多年未复发。

按： 双黄汤（黄连、黄柏、苦参、白头翁、秦皮、败酱草、地榆、槐花等）是梁老治疗溃疡性结肠炎脓血便的常用方。此方以清热祛湿，凉血止血而起效。案一证属本虚标实，故在此方基础上加健脾益气药，寒热并用以标本同治，并结合清热凉血之品保留灌肠，局部治疗，守治守方，直至痊愈。案二虽病程已久，脾气有损，但在发作期以标实为主，故暂以祛邪治标为主，用双黄汤加行气消滞之品，其中加大黄以荡涤大肠湿热积滞，使郁气得解，大便通畅，邪有出路。待湿热去之大半，则兼健脾益气以扶正固本，清补并用，补虚而不留邪，祛邪而不伤正。

七、肠易激综合征治验

肠易激综合征是消化内科常见且难治疾病，主要病理是异常的神经体液因素导致肠运动和分泌功能紊乱。中医认为本病与脾、肾、肝诸脏失调有关。治多以抑肝扶脾补肾之法。梁老则根据中医脏腑相关理论，着重从肝论治本病，取得满意的疗效。现将其经验总结于下，供同道参考。

（一）从肝论治的理论依据

中医认为：肝属木，脾属土，肝脾之间具有相克关系。若肝疏泄太过，肝强凌弱，横逆脾土，或疏泄不及，木不疏土，土壅失运，均可致脾失健运，出现脾胃病。本病以慢性腹泻、便秘、腹痛及精神神经症状的交替或综合出现为特点，属于中医脾胃病的范畴。梁老认为本病的发生与肝密切相关。

（1）腹泻与肝的关系：正常生理情况下，脾的运化功能有赖于肝之疏泄。肝疏泄有度，则水谷精微正常输布全身，残余糟粕正常下传大肠。《素问·宝命全形论》所谓"土得木而达"就概括了此点。若情志所伤，肝疏泄失常，肝气乘脾或土失木疏，均可导致脾失健运，肠泄糟粕异常，泄泻乃作。正如《景岳全书·泄泻》所云："凡遇怒气便作泄者，必先以怒时挟食，致伤脾胃，故但有所犯，即随触而发，此肝脾二脏之病也，盖以肝木克土，脾气受伤而然。"《血证论》也云："木之性主于疏泄。食气入胃，全赖肝木之气以疏泄之，而水谷乃化。设肝之清阳不升，则不能疏泄水谷，濡泄中满之症，在所不免。"可见，泄泻可因肝之疏泄功能失常而致。

（2）便秘与肝的关系：便秘，或便秘与腹泻交替常见于本病患者。情志所伤，肝气郁结，气机不畅，升降失调，肠传导失职，粪便内停，久之为秘。《证治要诀·大便秘》有云："气秘者，因气滞后重迫痛，烦闷张满，大便结燥而不通。"除气秘外，尚有阴结、阳结均与肝有关。因肝肾同源，均属下焦。若肝郁日久化热，灼烁阴津，或肝之阴血素虚，津失输布，大肠失润，以致大便干结而难排。若肝经虚寒，肾阳受累，温煦无权，寒自内生，凝滞肠道，亦致排便艰难。正如《景岳全书·秘结》中所说："下焦阴虚，则精血枯燥，津液不行而肠腑干槁，此阴虚而阳结，下焦阳虚，则阳气不行，阳气不行则不能传送，阴凝于下，此阳虚而阴结也。"

（3）腹痛与肝的关系：本病以乙状结肠激惹为多，故常伴左下腹痛，中医称"少腹痛"。少腹为足厥阴肝经所过部位，其痛多与肝有关。而腹痛的发生，有"不通则痛""不荣则痛"和"不松则痛"之说。少腹痛与肝之虚实有关。若情志所伤，肝失疏泄，气机不畅，经脉不通，不通则痛。若肝郁日久，内耗阴血，或肝阴素虚，经脉失养，不荣亦痛。正如《金匮翼》云："肝虚者，肝阴虚也。阴虚缺荣，则经脉失养而痛。"《素问·举痛论》亦曰"脉寒则缩蜷，缩蜷则脉绌急，则外引经络，故卒然而痛。"这种少腹痛既可因肝经虚寒，寒引络脉，挛缩而痛，又可因肝失疏泄，气机不畅，阳郁于里，温通失职，肠肌急引，不松而痛。

(二) 从肝论治的常用方法

基于对本病发病机理的认识，其根本在肝体，变化在肝气，表现在脾胃肠，梁老着重从肝论治本病。肝实者宜疏泄肝气，肝虚者宜养护肝体，旨在调肝之用。

(1) 疏肝解郁法：肝郁失疏，木不疏土，土壅失运，大便异常。其症候特点为：大便不调，或稀烂便，次数多，但量少，或大便干结，排出不爽，有后重感。常伴脘腹胀痛不舒，嗳气太息，夜寐不安，妇女月事不调。舌淡红，苔薄白，脉弦。治宜疏肝解郁为主，方选四逆散、柴胡疏肝散加减。腹泻者加藿香、白术、茯苓，以祛湿实大便，便秘者加用槟榔、沉香、郁李仁以降气通大便。

(2) 抑肝缓急法：疏泄太过，肝强凌弱，肝脾不和，大便异常。其症候特点为：常因情绪激动或饮食过急而出现腹痛欲便，甚则腹痛奔迫，便质稀烂，便后痛解。舌淡红，苔薄白少津，脉弦细缓。治宜抑肝缓急，兼以扶脾，方选痛泻要方、芍药甘草汤加味。

(3) 滋肝养阴法：肝阴不足，水亏火旺，灼伤津液，大肠失润。其症见：大便干结，腹痛不甚，头晕心悸，咽干欲饮，头面阵热，夜寐不安，舌质红干，少苔或无苔，脉细略数。治宜滋养肝阴，润肠通便。方选滋水清肝饮合增液汤加减。

(4) 暖肝温阳法：肝经虚寒，累及肾阳，脾失温煦，运化失常或阴寒凝滞。腹泻者伴腹中冷痛，肠鸣泄泻，五更为多，饮冷诱发，形寒肢冷，舌淡，苔白，脉沉细。便秘者见少腹冷痛，大便艰涩，小便清长，四肢不温，腰脊峻冷，舌淡，苔白，脉沉迟紧。治宜暖肝温阳。腹泻者方选暖肝煎合四神丸加减，便秘者方选暖肝煎合济川煎加减。

此外，因肝为风脏，肝气常挟风，且肝性刚烈，肝郁日久可化热，脾因肝疏泄失常而健运失职，可生湿成痰致滞。故本病患者常因不同的证型而兼有风、热、寒、湿、痰、食滞诸症。兼风者，肠鸣如雷，腹痛奔迫欲便，大便稀烂，脘痞口渴，舌红、少苔，脉弦细。宜加用防风、地龙、钩藤等以泄肝之风；兼热者，泻下不爽，大便黄褐臭，肛门灼热，烦热口渴，小便黄短，舌红、苔黄，脉数，腹泻腹痛时加黄连、救必应，便秘时加大黄、芦荟叶，以清泄肝脾之热；兼寒者，腹中冷痛，喜温热敷，形寒肢冷，舌淡、苔白，脉沉或紧，可加桂枝、熟附片、乌药等以祛寒温中；兼湿者，泄泻水样，胸闷食少，肢体倦怠，舌苔白腻，宜加苍术、白术、茯苓、车前子、藿香等以燥湿化湿；兼痰者，大便夹多量白色黏液，状如冻胶，宜加法半夏、陈皮、石菖蒲等以导痰化浊；兼食滞者，大便含未消化之物，脘腹痞满，嗳腐酸臭，不思饮食，舌苔厚腻，脉滑，宜加谷芽、麦芽、神曲、布渣叶等以消食导滞。

（三）病案举隅

【案一】廖某，女，21岁，学生。1991年4月11日初诊。患者于1年前因学习紧张而出现经常左下腹疼痛，大便稀烂，日行2~3次，无黏液，常在考试前复习时症状加重，伴心烦失眠，胃纳不佳，但无明显消瘦。舌质红，苔黄腻，脉弦数。曾化验T3、T4均正常，腹部B超正常，纤维结肠镜检查显示：结肠激惹现象，未见器质性病变。西医诊断为结肠易激综合征。中医诊断：泄泻、腹痛。辨证为肝气乘脾，大肠湿热。治以抑肝扶脾，清热燥湿。处方：

白芍30克　太子参30克　郁金15克　珍珠母30克

佛手15克　　延胡索15克　　白术15克　　黄连10克

藿香10克　　布渣叶10克　　防风10克　　木香10克（后下）

每日1剂，水煎服，连服7剂，腹痛缓解，大便条状，每日1次，心烦失眠减轻，胃纳增进。嘱注意合理安排学习休息，适当体育锻炼，保持乐观情绪。

【案二】姜某，女，39岁，干部。1991年5月9日初诊。患者于8年前因工作劳累而出现经常左下腹痛，大便稀烂，日行多次，早上为甚。稍吃生冷或瓜菜则症状加重，伴腹冷感，喜热敷，疲倦乏力，肠鸣肢冷。舌质淡，苔白滑，脉沉。近日经纤维结肠镜检查未发现大肠器质性病变，钡餐显示小肠蠕动加快。西医诊断为肠易激综合征。中医诊断为泄泻。辨证属下焦虚寒，脾失温煦。治以暖肝温肾，升发清阳。处方：

黄芪30克　　党参30克　　补骨脂15克　　益智仁15克

乌药15克　　白术15克　　茯苓15克　　五味子10克

干姜10克　　吴茱萸6克　　小茴香6克　　肉豆蔻6克

肉桂3克（焗服）

每日1剂，水煎温服，连服5剂，左下腹冷痛缓解，大便成形，每日1～2次，精神体力好转。继续用暖肝煎合四神丸加减调治，月余病愈。

八、胆石症并发症治验

（一）病机总论

胆石症并发症起病急骤，症见多端，变化迅速，病势凶险，乃属危重急症。梁老善用清热通腑法治之，每获良效。梁老认为：胆为奇恒之府，内藏清糟之液．以通降下行为顺。肝与胆相表里，主疏泄，参与胆汁分泌与排泄。倘若情志所伤，外邪所犯，则肝胆失于疏泄，或饮食不节，脾伤湿生，妨碍肝胆疏泄，肝胆气机失畅，泌泄胆汁阻滞，气血胆汁结聚不散，积于肝胆发为胆石。胆石所成，更阻气机，湿浊易生，郁滞化热，湿热蕴结，熏蒸肝胆，阻滞中焦，郁遏胆管，热毒内陷，产生各种变症。

（二）病案举隅

【案一】 胆石症并发急性胆囊炎。赵某，女，67岁。1994年5月23日初诊。患者右胁持续性疼痛伴发热恶寒1周，刻诊时见身黄，目黄，尿黄，口干苦，胃纳差，大便秘结，舌红、苔黄厚，脉弦数。查体显示：体温39.4 ℃，右上腹压痛，墨非氏征阳性。血常规检查显示：白细胞11×10^9/升，杆状细胞0.05，分叶核细胞0.70，DBIL 36微摩／升，TBIL 54.8／微摩／升。B超与CT显示：胆囊增大，胆囊壁增厚，左叶胆管结石，西医诊断为胆石症并发急性胆囊炎。中医诊断胁痛、黄疸。证属肝胆湿热蕴结熏蒸。治当清热祛湿，行气通腑。处方：

大黄10克（后下）	芒硝3克（冲服）	柴胡12克
龙胆草12克	山栀子15克	黄芩15克
川楝子15克	茵陈30克	枳壳15克
金钱草30克	车前草30克	甘草6克

水煎服，每日1剂，并配合静脉输液。3天后胁痛明显减轻，发热恶寒消退。再服3剂，胁痛缓解，黄疸消失。复查血常规及血清胆红素均在正常范围。

按：胆石症最常并发急性胆管感染，如胆囊炎、胆管炎。中医认为其发病之理乃胆石影响胆之通降，胆管郁滞，湿热内生，蕴结不通，不通则痛，湿热交蒸，胆汁外溢，故作胁痛、黄疸（阳黄）。正如《灵枢·胆胀论》曰："胆胀者，胁下痛胀，口干苦，善太息"及《临证指南医案·疸》曰："阳黄之作，湿从火化。"其病机特点在于郁（胆郁）、滞（气滞）、热（湿热），故梁老主张治以开胆郁，通气滞，清湿热。方用承气汤合龙胆泻肝汤、茵陈蒿汤加减。本案辨证准确，用药精当，故获效迅速。

【案二】胆石症并发急性胰腺炎。苏某，男，55岁，1995年1月20日初诊。患者反复右胁肋部疼痛3年，1个月前曾因胁痛加重伴身黄、目黄、尿黄住院检查，诊断为胆囊结石，胆管感染，经治疗症状缓解出院。此次因左上腹剧痛伴黄疸1天就诊。伴口干苦，胃纳差，大便秘结，舌红、苔黄腻，脉弦滑。查体显示：左上腹压痛，腹肌稍紧张，右上腹无压痛，墨菲氏征阴性。化验：血常规正常，血清淀粉酶779 U碘比色法，尿液淀粉酶1 560 U碘比色法。DBIL24微摩／升，TBL52微摩／升，腹部B超和CT示：胆囊结石，西医诊断为胆囊结石并发急性胰腺炎。中医诊断：腹痛、黄疸，辨证为湿热阻滞中焦，熏蒸肝胆。治以清热祛湿，行气通腑。处方：

柴胡10克	虎杖15克	枳实15克	郁金15克
延胡索15克	黄芩15克	茵陈30克	金钱草30克
车前草30克	大黄10克（后下）		木香6克（后下）

配合禁食补液。治疗5天，腹痛缓解，黄疸消退。化验血清、尿液淀粉酶与血清胆红素等均正常，急性胰腺炎告愈。

按：胆源性急性胰腺炎往往在胁痛之后出现持续性上腹部剧痛，伴血清、尿液淀粉酶增高，属中医"腹痛"范畴。梁老认为，肝胆结石在内，则碍肝胆疏泄，胆汁阻滞不畅，脾胃升降失常，中焦腑气不通，精微酿成湿浊。湿郁化热，湿热蕴结，气机不通，不通则痛，故发腹痛。若湿热熏蒸肝胆，胆汁外溢亦可伴发黄疸。病机特点为脾胃中焦气结，湿热结聚邪实，甚可致血行不通，气血逆乱，发生厥闭脱证，危及生命。对于这种大病重症，梁老敢于用峻药，行气降气，因势利导，釜底抽薪，使气畅腑通，邪有出路。常用方为承气汤类、大柴胡汤以及清胰汤，合并黄疸加茵陈蒿汤，关键在于早用足量。

【案三】胆石症并发阻塞性黄疸与肝损害。池某，女，37岁。1994年8月22日初诊。患者右胁部疼痛伴身黄、目黄、尿黄反复3年，加重4天，既往有胆囊结石史。本次因饮食不节，右胁痛发作，继而出现黄疸，身黄色鲜明，伴身热口苦，大便干结，舌红、苔黄腻，脉弦数。查体显示：右上腹压痛，未扪及包块，墨非氏征阴性，肝区叩击痛。血常规检查显示：DBIL 68微摩／升，TBIL 130微摩／升，甲型肝炎病抗原检测、乙型肝炎病抗原检测、丙型肝炎病抗原检测均为阴性。腹部B超显示：胆囊多发性结石、胆总管上段结石并扩张。西医诊断为胆石症并阻塞性黄疸，肝损害。中医诊断为黄疸、胁痛。证属湿热阻遏胆管。治法宜清热祛湿，利胆通腑。处方：

黄芩15克	枳壳15克	白芍15克	鸡内金15克
郁金15克	柴胡10克	延胡索15克	三七末3克
金钱草30克	木香10克（后下）		大黄10克（后下）

水煎服，每日1剂，结合静脉输液。治疗10天，胁痛明显

减轻，黄疸日渐消退，精神胃纳好转。后以原方加减一二味，连服20剂，胁痛缓解，黄疸完全消退，复查血清胆红素、转氨酶均正常。腹部B超与CT显示：胆囊多发性结石未见胆管扩张，阻塞性黄疸及肝损害治愈。

按：中医认为，此症乃结石存内，阻遏胆管，一则易滋生湿热，熏蒸肝胆；二则使胆汁不循常道，反而上行泄越，外浸肌肤则身黄，上染睛目则目黄，下注膀胱则尿黄。若结石湿热胆汁郁滞日久，气血不通致肝之脉络瘀阻，出现胁下痞块，腹部青筋暴露，红丝赤缕等症。所以，梁老治疗本症抓住湿热瘀阻、胆管不畅之病机要点，用清热祛湿、行气活血、泻下畅胆之法。方用大柴胡汤加郁金、延胡索、木香、三七、丹参等行气活血祛瘀药。证药合拍，因而获效。

九、肝硬化失代偿期治验

肝硬化失代偿期症候复杂，并发症多，较难治愈，致死率高，乃疑难危重之症。梁老认为，肝硬化多为感受湿热蛊疫之毒，或长期嗜酒肥腻，以致脾失健运，肝失疏泄，湿生气滞，血运不畅，肝脾脉络血瘀而发病。辨治着重于调肝健脾，行气活血，清热祛湿。其辨治本病失代偿期所出现的腹水、上消化道出血及肝性脑病、昏迷等颇具特色，疗效满意，现将其经验介绍如下：

（一）消腹水，利水消胀为主，兼行气活血补虚

肝硬化腹水以腹大如鼓，或腹部脉络显露为特征，属于

中医"臌胀"范畴。乃因感受湿热蛊疫之毒，或饮食不节，致肝脾同病，气血失于调畅，水湿不得运化，病久则累及肾脏。若脾肾阳气虚衰，肾失开阖，则水臌俱增；若肝肾阴血亏虚，阳无以化，水津失布，则水停日重，阻碍气机升降出入，血脉流通不畅，气滞、血瘀、水停三者相互影响，错综复杂，且其胀愈甚则正虚益重，形成恶性循环，梁老认为治疗关键在于利水湿以消腹水，臌胀除则气畅脉通，正伤得救，病有转机。他善用自拟五苓汤（茯苓、猪苓、泽泻、车前子、白术）治之。本方利水祛湿而不伤正，虚实臌胀皆可用。当腹水甚多时，治宜泻下逐水，可选用十枣汤或舟车丸，但须衰其大半而止。由于水湿内停与气滞、血瘀密切相关，故在利水祛湿之时应结合行气活血、软坚散结，行气可宣畅滞气，疏通水道，借气以行水运，活血可消散肝脾血瘀，恢复肝脾藏血运湿功能。常选用枳壳、郁金、大腹皮、丹参、三七、䗪虫、鳖甲等。因正气旺盛是祛除水湿之必要前提，故梁老重视在利水时配合补虚扶正之法，阳气虚者，兼温补脾肾以助阳运水，方选四君子汤、附桂理中汤、真武汤、金匮肾气丸之类；阴血虚者，兼滋养肝肾以化湿，方选增液汤、一贯煎、地黄汤之类。梁老认为，阳虚腹水是属顺候，较易治愈，而阴虚腹水乃属逆候，治颇棘手。因为养阴易助湿增水，利湿又易伤阴耗液，且阴虚易生内热，虚阳容易浮动，阴虚血脉枯涩，营络血运不畅，易动风出血。所以在治阴虚腹水时尽量做到利水而不伤阴，养阴而不碍湿，有动风倾向者加祛风药，如钩藤、羚羊角等，有出血倾向者加养阴畅血止血药，如生地黄、茜草根等。

【病案】李某，男，58岁，退休干部，于1981年9月13日以"腹胀反复出现5年，加重1周"就诊。患者于1933年患乙型肝炎。1990年始出现腹胀，多次住院确诊为肝硬化失代偿期。10日前曾排暗红色大便，呕吐咖啡样物而急诊留观。经治疗已止血，但现腹胀加重。腹大如鼓，腹络显露，下肢浮肿，阴囊肿大。精神疲惫，肢体瘦削，不能下床，腰骶褥疮，面色晦暗，口干咽燥，小便短少，舌红干，无苔，脉细数。查体显示见腹水征，腹围101厘米。实验室化验：ALB 25克/升，GLB 50克/升，HBsAg（+），腹水常规显示：漏出液。腹部B超显示：肝硬化声像，脾厚约5.8厘米，腹腔液性暗区10.9厘米。腹CT显示：肝体积缩小，腹腔大量积液。中医诊断为臌胀。以水湿内停，气滞血瘀为标，肝肾阴虚为本，治以利水消胀、行气活血、滋养肝肾。处方：

生地黄30克	鳖甲30克	太子参30克	玄参15克
麦冬15克	茯苓15克	猪苓15克	泽泻15克
车前子15克	赤芍15克	茜草根15克	丹参15克
大腹皮15克	枳壳15克		

另冲服三七末3克，配合服大黄䗪虫丸、六味地黄丸等成药，治疗1个月后腹水消尽，腹围减为74厘米。精神佳，可步行。继以上方去利水药，加山萸肉15克，女贞子20克调治，以加强补虚扶正。

（二）治出血，收涩止血为先，或泻火养阴益气

肝硬化之出血，轻则鼻齿之衄，皮下瘀斑，重则呕血便血，危及生命，属中医"血证"范畴。轻缓出血多因肝不藏血，脾不统血，脉络枯涩，阴虚热灼所致，而呕血、便血则多为肝胃热盛、火伤胃络引起。梁老认为，无论属于何种出血，皆以收涩止血为先，盖涩可凝滞血液外溢之道，使血固运于脉内，以防气随血出而脱。梁老常用白及、地稔根、紫

珠草、藕节等，其中藕节炒黑用之，取前贤"血见黑则止"之理。血为阴精，性本宁静，失其性则离经外溢，故要宁血以止血，宁血要明了虚实，分辨寒热。若肝胃火热、迫血妄行者，宜配合泻火止血。梁老常用三黄泻心汤加味，其中大黄苦寒，直入肝胃之经，泻热制火，止血又不留瘀，最为好用。若肝肾阴虚，虚火伤络者，宜配合养阴止血，用甘柔以润畅脉络。梁老常用一贯煎、知柏地黄汤、玉女煎之类，尤喜选用生地黄、牡丹皮、赤芍、旱莲草、茜草根等养阴清热、凉血止血之品。若脾气虚弱，气虚失摄者，宜配合补益脾胃，鼓舞中气，用甘补温运以激发生化之源，借此使脾气健旺，统摄有权，离经之阴血，亦得以内守，血载气，气摄血，营血随经，不失其常。此乃阳中求阴，动中求静，以达阴血随经之目的。梁老常用独参汤、补中益气汤等。其中人参大补元气，黄芪补脾益气，两者合用补气统血之力更强，最适用于气虚失摄之出血。

【病案】潘某，女，58岁，退休护士。于1993年1月1日以腹胀反复出现3年，排黑便1天就诊。患者于1993年开始出现腹胀，且多次因症状加重在本院住院，诊断为肝硬化失代偿期。近2年来多次排黑色烂便，钡餐检查显示：胃窦黏膜粗乱。胃镜检查显示：胃黏膜广泛糜烂充血。1天前因食辛燥之品后又排柏油样黑便3次，每次约大半碗，伴头晕，口干苦，舌红苔薄黄，脉细数。查体显示显示：血压9/12千帕。血常规检查显示：白细胞3.78×10^9/升，血红蛋白108克/升。腹部B超：肝硬化声像。脾厚6.5厘米，腹腔液性暗区2.5厘米。中医诊断为血证（便血），辨证为肝胃郁热，热伤胃络，阴津受损。治以清热泻火，收涩止血。处方：

　地稔根30克　紫珠草30克　生地黄30克　茜草根20克

海螵蛸20克　旱莲草15克　黄芩15克　　浙贝母15克
白及15克　　大黄10克　　黄连10克

另冲服三七末、白及粉各3克。配合输液疗法，服药3天，排大便黄色、条状，化验大便潜血阴性，精神转佳，口干苦减轻，舌红干少苔，乃去收涩止血药，改用养阴清热法调治。

（三）醒肝昏，芳香宣窍宜早，并清热化痰辟泄

肝昏迷，即肝性脑病，主要表现为精神错乱，动作反常，进而嗜睡神昏，属中医"癫狂"、"昏迷"范畴。梁老认为，为正虚邪陷所致。正虚即阴竭阳脱，邪陷即痰热秽浊蒙心，厥阴肝木内寓相火，若阴虚火旺，则火炼水液为痰，痰热胶结，木化风火，故阴竭者多为痰热蒙心，夹有虚风，表现为烦躁身热，甚则怒目狂叫，肢体震颤或抽搐，口臭便秘，喉有痰声，舌红苔黄干。而太阴脾土靠肾温煦，若脾肾阳虚，则阴寒内盛，水湿不运，痰浊内生，故阳脱者多为秽浊蒙心，并有寒凝。表现为情志淡漠，行为呆滞，或朦胧嗜睡，昏迷不醒，口有秽气，舌淡，苔白腻。由于肝昏迷病情险恶，因此梁老主张要早期诊断和及时积极治疗，且尽可能使用中西医结合的方法。中医辨治方面，他常用芳香宣窍法，合理使用"三宝"和苏合香丸，有利于减轻精神症状，延缓或阻止病人进入昏迷期。对痰热蒙心者，常选用安宫牛黄丸，并配合苦寒泻下，重坠豁痰，镇肝熄风之品。煎剂以黄连温胆汤、三黄泻心汤加减为多，加用羚羊角、地龙、珍珠母等。待痰火清化，则改用甘寒柔润，滋阴生津，壮水之主，以制虚火。水不足则余焰难消，切忌一攻再攻。对秽浊蒙心者，常选用苏合香丸，并配合甘补温阳，辟秽涤痰，祛

寒化浊，以求痰浊之源得杜绝，心窍为之宣，清灵之性复，神明有所主。煎剂多用参附汤合涤痰汤，加黄芪、干姜、肉桂等。待痰浊化、神志清后，亦可继续甘温峻补，振发脾胃，以防蒙心之痰再生。

【病案】潘某，女，69岁，于1994年11月25日以"腹胀反复5年，尿急痛伴发热2天、烦躁不安1天"就诊。患者近5年来因反复出现腹胀、排黑便而住院诊治，已确诊为肝硬化失代偿期。2天前出现尿急痛、发热，于就诊当天早上出现烦躁不宁，坐立不安，言多不达意，肢体常挛搐，口臭难闻，舌质红，苔黄腻，脉滑数。查体显示：体温38℃，定向力、计算力及理解力严重障碍，巩膜皮肤黄染，腹部移动性浊音。尿常规检查显示：白细胞（-）。血液检查结果显示：白细胞6.8×10^9/升，A/G倒置，DBIL 16微摩/升，TBIL 30微摩/升，HBsAg（+）。腹部B超：肝硬，少量腹水。诊断：肝功能衰竭，尿路感染诱发肝昏迷（Ⅱ级）。此属于中医癫狂，辨证为痰热蒙闭心窍，兼肝风内动，治以清热化痰开窍熄风，口服安宫牛黄丸。另处方如下：

胆南星15克	石菖蒲10克	黄芩15克	大黄10克
天竺黄15克	法半夏15克	茯苓15克	枳实15克
羚羊角20克	茵陈20克		

配合西药护肝支持疗法，治疗2天后精神意识恢复正常。为巩固疗效，继续以原方加减治疗。

十、老年病治验

医科事业发展与生活水平提高，使人类平均寿命延长，老年人占总人口比例越来越多，因而老年病学日益受到重视。梁老除了擅长治疗脾胃病外，还精心研治老年病。60多年的临床实践促使他深深认识到，老年病的病机特点是脏腑虚损，阴阳失调，气血亏虚，痰瘀阻滞，具有本虚为主，兼夹标实；正虚导致邪犯，邪犯加重正虚的内在联系。因此，梁老主张治疗老年病应补虚为主导，祛实慎攻伐，缓急辨分明，标本同施治，现将随师所得的临床经验介绍如下：

（一）老年慢性支气管炎、肺气肿（咳喘）的辨治

梁老认为，本病久咳伤肺，年老肾虚，肺肾两虚，肺不主气，肾不纳气，故喘促难愈。肺卫力弱，易受外邪，遇风寒热，失于宣肃，津液成痰。痰阻气道，咳喘加重。故病变多虚实互见，寒热错杂，以肺肾虚弱为本虚，以风寒热犯，痰浊困肺为标实。心肺同居上焦，肺气贯通心脉，百脉朝会于肺，肺气不足，痰浊阻肺，以致心脉不畅，血脉瘀阻，出现胸闷心悸，唇甲紫绀。肾虚失主，气化不利，水道不通，以致水湿内停，泛滥肌肤，出现排尿量少，肢体水肿。咳、痰、喘、肿四症俱全，终致肺心衰。

辨证施治着重于辨本虚的肺肾气虚还是气阴两虚，辨标实的风寒痰瘀还是风热痰瘀，以及辨标本的缓急轻重、相互关系。病变加重期，多有风寒痰或风热痰阻肺，治以祛邪治

111

标为主。寒者行祛风散寒、化痰宣肺、止咳平喘之法，选用小青龙汤、麻黄附子细辛汤、苏子降气汤等加减化裁；热者行疏风清热、化痰润肺、止咳平喘之法，选用清气化痰丸、贝母瓜蒌散、定喘汤等加减化裁。

慢性咳喘者，在缓解期标实已除，但本虚仍在。梁老仍坚持要继续调治，治以扶正固本为主，肺肾气虚则益肺补肾，兼止咳平喘。梁老常用黄芪、党参、蛤蚧、胡桃肉、五味子、紫菀、款冬花、百部、苏子、法半夏、橘红等调治肺肾气虚者，以求益肺补肾、止咳平喘，又用黄芪、地黄、太子参、沙参、麦冬、五味子、山萸肉、冬虫夏草、山药、川贝母、紫菀、款冬花、苏子等调治肺肾气阴两虚者，以求益气养阴，止咳平喘。若病及于新，心脉瘀阻，则加丹参、三七、桃仁、红花等以活血祛瘀；若肾不主水，水泛肌肤，则加猪苓、茯苓、泽泻、车前子等以利水消肿。治疗本病药物固然重要，但还要适寒温，防受邪，避劳累，调饮食，适当保健活动以增强机体素质。

【病案】周某，男，80岁。以"咳喘反复8年，加重1周"于1993年12月28日初诊。症状如下：咳嗽甚，咯黄痰，动则喘，口干苦，大便秘结，舌质红干，苔黄厚，脉细数。胸片显示：双下肺感染，慢性支气管炎，肺气肿。中医诊断为咳喘。辨证为痰热阻肺，肺肾气阴两虚。以急则治其标为治则，治法以清热化痰、止咳平喘为主，兼以养阴。处方：

鱼腥草30克	黄芩15克	浙贝母15克	桃仁12克
瓜蒌皮15克	苏子15克	桑白皮15克	杏仁12克
款冬花15克	紫菀15克	沙参15克	麦冬15克

连服14剂，咳痰消失，动甚稍喘，口干纳可，大便通畅，舌红少苔，脉细不数。复查胸片为"慢性支气管炎，肺气

肿"。辨证为痰热已除，肺肾气阴不足。治法为益气养阴，养肺补肾。处方：

    生地黄30克　　麦冬15克　　沙参15克　　　黄芪20克
    五味子10克　　山萸肉15克　川贝母6克　　紫菀12克
    牡丹皮12克　　款冬花15克　瓜蒌仁12克
    西洋参10克（另炖）　　　　海蛤壳30克（先煎）

嘱咐以上方继续调治，定期复查调整。

（二）老年冠心病、心绞痛（胸痹）的辨治

本病以胸中痹痛为主症，古人有"不通则通"，"通无补法"之说。故医者视其心脉痹阻为关键，以宣痹通脉为要旨。此法之用，屡用屡效，确是良方。然梁老认为，胸痹之发，老年居多，脏腑虚损，无不相关。在辨证之时，既要重视痰浊瘀血痹阻心脉的病理特点，又要注意脏腑阴阳气血亏虚的病理基础，这就所谓"治病必求于本"。所以，辨治胸痹一证，要分心脾肾虚，辨阴阳气血。心阳虚者，失于温通，寒凝脉阻，痹而作痛。心气虚者，推动无力，血行不畅，不通则痛。心阴虚者，运化不建，一则气血乏源，心血不足；二则生湿聚痰，壅塞心脉，均可致痛。肾气阴虚，心失温煦，心失滋养，不通不荣，悉致痹痛。鉴于本病虚实夹杂，梁老遣方用药做到祛邪不伤正，补虚不碍邪。痰痹者以瓜蒌薤白法半夏汤加枳壳为基础方，瘀痹者以血府逐瘀汤加丹参为基础方，心阳不通配苓桂术甘汤以温通心阳，心气虚弱配黄芪汤以补益心气，心阴不足配生脉散以益气生津，脾虚痰湿配陈夏六君汤以健脾化痰，心脾两虚配归脾丸以健脾养心，心肾阳虚配右归饮以益火之源，心肾阴虚配天王补心丹以交通心肾。临床上胸痹者多为气阴不足，痰瘀痹阻，故

梁老常用方为：

党参30克　　太子参30克　　麦冬15克　　　五味子10克

郁金15克　　延胡索15克　　瓜蒌仁12克　　薤白12克

枳壳15克　　丹参20克　　　桃仁12克　　　三七末3克（冲服）

气虚甚者，另炖人参，无热象者用吉林参，有热象者用西洋参。吉林参补气力强，但偏于温燥，而西洋参补气而不燥，但气力弱，故可各参一半，取长补短。人参配三七各5~10克炖瘦猪肉或鸡肉，是一种方便实效的药膳疗法，对气虚血瘀型胸痹特效，值得推广。治疗冠心病除了药物外，还要调情志，避刺激；忌肥腻，宜粗粮；防劳累，畅大便。正确对待，自我调养是必要的。

【病案】陈某，女，63岁。以"胸前区翳痛反复6年，加重半个月"于1990年11月16日初诊。刻下：胸痛呈压榨感，憋闷感，稍劳则发，休息可轻，常服心痛定，丹参片不效，面白体胖，舌暗淡苔少津，脉弱。血常规检查提示：胆固醇8.6毫摩/升，心电图提示："心肌劳累"。中医诊断为胸痹。辨证分型为心之气阴不足，痰瘀痹阻心脉，治法为益气养阴，豁痰活血，通补兼施。处方：

吉林参10克（另炖）　党参30克　　沙参15克　　麦冬15克

五味子10克　　　　　郁金15克　　薤白12克　　枳壳15克

三七末3克（冲）　　　法半夏15克　丹参20克　　茯苓15克

连服两周，无胸痛作，可上下楼，精神好转，但大便稍硬，口稍燥，舌暗红少津，脉细。辨证：痰瘀有减，阴虚偏重。治法：养阴益气，兼祛痰瘀，润肠通便。处方：

党参15克　　生地黄30克　　麦冬15克　　五味子10克

山萸肉15克　瓜蒌皮15克　　薤白12克　　丹参20克

枳壳15克　　火麻仁30克　　郁金15克　　三七末3克（冲）

西洋参10克（另炖）

以上方加减调治后，追踪随访两个月，并无胸痹痛发作。

（三）老年缺血性脑血管病（眩晕、中风）的辨治

本病以头晕，肢麻为主症，属于"眩晕"范畴。若病情发展，突发半身不遂，口眼歪斜，舌强语塞，则当属"中风"。梁老认为，其病理基础是肝脾肾虚，病变特点是风痰瘀阻滞脑脉。缘患者年老体虚，脾肾气虚，运化失职，一则痰湿内生，阻滞脑脉，痰阻血瘀；二则营血亏虚，脉道不充，气血不营，悉致清窍失养。肝肾阴虚，阴不敛阳，肝阳鸥张，虚风内动，风阳上扰，气血搏乱，瘀血内停，清窍失养。病变轻缓则眩晕，急重则中风。

故辨证有肝脾肾别，气虚阴虚还是风痰瘀热必须分清。眩晕若属脾肾气虚，痰阻血瘀者，常用涤痰汤加黄芪、党参、白术、天麻、川芎等以补气化瘀活血；若属脾气虚弱，营血亏虚者，则用黄芪五物汤加黄精、千斤拔、何首乌等以益气养血调营；若属肝肾阴虚，风阳上扰者必用天麻钩藤饮、杞菊地黄汤加减以滋阴活血，熄风潜阳。发展到中风者，急性期以风痰瘀痹阻脑脉为急，宜治其标为先，选用涤痰汤或镇肝熄风汤加减。注意风痰化热，热毒炽盛或痰热蒙闭，产生变证，故常选用水牛角，天竺黄、胆南星、石菖蒲、毛冬青等，并服安宫牛黄丸。待稳定恢复期，则辨阴阳气血，相应选用补阳还五汤，地黄饮子等加减治疗，并配合针刺按摩，功能锻炼等。

【病案】洪某，女，68岁，广州市某百货批发公司退休职工。以"头晕反复发作1年"于1993年10月26日初诊。症

状如下：患者于今年初起经常头晕发作，有时偶有天旋地转感，甚或昏厥，无呕吐，无耳鸣，常烦躁，眠差，口干肢麻，头晕经静滴葡萄糖后可缓解，曾在外院诊治，诊断为"脑动脉硬化"，服用脑络通等药治疗，症状不能缓解，经常头晕发作。现症状如下：头晕，肢体麻木，烦躁，眠差，口干，二便调。舌质红苔薄黄，脉弦细。查体显示：心肺正常。腹部平软，无压痛，肝脾肋下未扪及，肠鸣音正常，血压：12/8千帕。辅助检查：动态心电图正常。颅脑CT显示：脑萎缩。TCD提示：脑动脉硬化。X线颈椎片显示：颈椎退行性变。五官科会诊：未见异常。

梁老认为本病以头晕为主症，且病情轻缓属于"眩晕"的范畴。中医诊断：眩晕。辨证分型：肝肾阴虚，风阳上扰。治法：滋养肝肾，祛风潜阳。处方：

天麻15克　　双钩藤15克　　怀牛膝15克　　熟枣仁15克

桑寄生30克　　生地黄20克　　白芍30克　　　龟板20克

山栀子15克　　枸杞子20克　　石决明30（先煎）

牡蛎30克（先煎）　　　　三七末3克（冲服）

配合川芎嗪注射液以通脉。连续治疗两周，无头晕发作，少许烦躁，睡眠安，口不干，舌质偏红，苔干少，脉细弦。辨证：风阳已熄，肝肾阴虚。处方：

山萸肉15克　　钩藤15克　　怀牛膝15克　　龟板30克（先煎）

枸杞子20克　　菊花15克　　生地黄30克　　牡蛎30克（先煎）

女贞子20克　　天麻15克　　白芍30克　　　石决明30克（先煎）

（四）老年性便秘（虚秘）的辨治

老年性便秘是指排除老年结肠器质性病变（包括肠肿瘤、息肉、炎症等），纯属功能低下所致的大便秘结或排便不畅。

普遍认为，此为中医的虚秘。而梁老认为，本病确以脾肾虚弱、大肠失司为多，但也有不少为虚中夹实，兼肝气郁结或大肠热结。究其病因病机，主要是年老脾肾阴虚，大肠燥热，热自内生，传送失职，导致大肠秘结；脾肾气虚，推动无力，气因而滞，肠失传送，导致排便不畅。故大便结硬，排便艰辛者多为阴虚，大便不结，排便不畅者多为气虚。阴虚便秘常常夹有燥热，气虚便秘常常夹有气滞。气阴两虚者两者兼有，情形复杂。

辨治虚秘着重辨阴虚？气虚？还是气阴两虚？脾肾阴虚者治宜健脾滋肾，润肠通便，兼以清热。常用药熟地黄、生地黄、麦冬、肉苁蓉、郁李仁、火麻仁、蜂蜜、太子参、西洋参、黄柏、枳壳，甚或大黄以急下存阴，但便通则止，用量宜少。因其攻下力专，过用伤正气。脾肾气虚者治宜健脾温肾，补气通便，兼以行气。常用药黄芪、党参、太子参、肉苁蓉、白术、枳壳等，后两味有枳术丸之意。白术量大或生用，健脾益气，升清降浊，配伍枳壳行气，则可益气通便，气阴两虚者则益气养阴，上述两种方药加减化裁。梁老经验方是黄芪30克，白术30克，枳壳15克，熟地黄20克，肉苁蓉30克，郁李仁20克，麦冬15克，太子参30克。

对气阴不足虚秘可长期调服，疗效甚佳。除了药物治疗外，平时多吃含纤维素丰富的蔬菜水果，注意养成良好的饮水、运动及排便习惯等。

【病案】关某，女，60岁。以"大便秘结4个月"于1993年8月17日初诊。症状如下：大便时硬时软，排便不畅，常用便塞停口服及开塞露塞肛。伴腰酸膝软，头晕疲倦，口干纳差。舌淡红苔干少，脉弱无力。纤维结肠镜检查未发现结肠器质性病变。中医诊断：虚秘。辨证分型：脾肾气阴两虚，大肠气滞燥结。治法：健脾滋肾，行气润肠。处方：

黄芪30克	白术30克	枳壳15克	熟地黄20克
肉苁蓉30克	郁李仁20克	火麻仁30克	川续断15克
杜仲15克	大黄5克	麦冬15克	太子参30克

服药1周，大便通畅，但量不多，隔日一解。头晕腰酸减轻，口稍干燥，舌淡红干，脉细弱。辨证为气阴不足，治法继续益气养阴，停用大黄，以防伤正气。处方：

肉苁蓉30克	白术30克	枳壳15克	熟地黄20克
生地黄30克	黄芪30克	郁李仁20克	女贞子20克
旱莲草15克	麦冬15克	桑寄生30克	太子参30克

以上方加减治疗数月，一直无便秘出现。

（五）老年前列腺肥大（癃闭、淋证）的辨治

本病常以排尿不畅，甚则闭塞不通为主症，若合并湿热下注则尿痛，故属中医"癃闭"、"淋证"范畴。既往多认为此由年老肾虚，无力气化，膀胱失司所致。梁老认为此病虽在膀胱，但与"三焦"相关，尤以脾肾虚损为要，盖脾气虚弱，健运失职，痰湿内生，结于膀胱，影响气化，气滞血瘀，或肾之阴阳虚衰，气化不及州都，膀胱传送无力，湿浊内停，气滞血瘀。痰湿与瘀血互结膀胱，以致尿道阻塞不畅。

辨治本病以化痰活血，软坚散结为基本法。梁老常用浙贝母、牡蛎、鳖甲、王不留行、桃仁、丹参等，在此基础上先辨标本缓急。标急者有膀胱湿停化热，腑实不通，实证为多。治当利水通关，清热通腑。选加大黄、黄柏、滑石、珍珠草、车前草、白茅根、枳实等，并酌情插管导尿。便秘加枳实、厚朴、生大黄等；有时为肝气郁滞，伴胸胁胀满，多

烦善怒，嗳气则舒，脉弦，治法配合疏肝理气药，如柴胡、黄芩、郁金、枳壳、白芍等。

标不急者虚实兼杂，当辨脏腑阴阳。肾阳虚衰者当温补肾阳，行气利水，选用制附片、肉桂、仙灵脾、川续断、杜仲、茯苓、猪苓等；肾阴亏虚当滋养肾阴，化气利尿，选用生地黄、黄柏、知母、龟板、山萸肉、泽泻、牡丹皮等；脾气虚弱当补中益气，升清降浊，选加黄芪、党参、白术、陈皮、升麻、枳壳、茯苓、萆薢等。治疗本病除药物外，节制房事，坚持保健运动，多饮水排尿，少食肥腻生冷等方法都有帮助。

【病案】黄某，男，80岁，广州某化工原料商店退休职工。以"排尿困难10多年，加重1年"于1993年8月18日初诊。症状如下：多次因排尿困难行插尿管导尿，外科动员手术治疗，但病人不愿意。现在患者小便点滴不通，下腹胀满，压之痛感，叩之实音，口干苦，大便秘结，舌质红，苔黄干，脉细数。B超检查显示：前列腺肥大并膀胱尿潴留。中医诊断：癃闭。辨证分型：肾阴不足，痰结血瘀，膀胱湿热。治法：急则治其标，以清热通利，化痰活血为先，并急行插管导尿。处方：

毛冬青30克	王不留行15克	丹参20克	鳖甲20克
夏枯草20克	浙贝母15克	桃仁15克	枳实15克
生地黄30克	车前草30克	黄柏12克	大黄5克

连服两周来，小便通畅，大便正常，但口干欲饮，舌红少苔，脉细。考虑湿热已清，标实已去，转为标本兼顾为治则，改以滋养肾阴，活血散结为法。处方：

生地黄30克	山萸肉15克	女贞子20克	龟板20克
鳖甲20克	黄柏15克	知母12克	泽泻15克

桃仁12克　　夏枯草20克　王不留行15克　丹参20克

以上方调理半年，配合口服六味地黄丸，并常出户外步行活动，有空自按摩下腹，多饮开水。追踪病情半年，仅偶尔排尿欠畅，但无癃闭出现。

十一、应用虫类药辨治痛证经验

临床痛证，尤其常见。病因多端，病机则一：气血不通，不通则痛也。梁老认为，痛为主症，务在止痛，治痛要法，行气活血，通则不痛。然"痛为脉络气血不和，医当分经别络"，"初痛在经，久痛入络"。一般痛证，病在经脉，行气活血可效；怪顽之痛，络脉痰结瘀阻，非散结祛瘀走窜难愈。故梁老在辨阴阳脏腑，寒热虚实，外感内伤的基础上，治疗痛证常配伍具有走窜作用的虫类药，每获良效。

（一）血管神经性头痛（头风）的辨治

本病多因风邪上犯头部，清阳被扰，气血不畅，阻遏经络，致头痛不已。且风者善行数变，可化火、挟痰、致瘀，上扰清窍，壅遏脉络而为痛，久病者可伤阴耗气，兼有虚损。梁老在辨治头痛之时，重辨风、火、痰、瘀、虚，在祛风的基础上，或兼泻火，或兼化痰，或兼祛瘀，或兼补虚。因本病头痛较甚，屡发难愈，病程较长，故常用全蝎、地龙、僵蚕、蜈蚣、蝉蜕等虫类药以搜剔风邪，祛瘀通络，以图提高疗效。

【病案】温某，女，32岁。1991年6月6日初诊。头痛1年余，以右侧多发，精神紧张或经期加重，常伴烦躁眠差，大便干结，舌暗红，苔薄白，脉弦细。颅脑CT检查未发现异常，颈椎摄片正常。西医诊断为血管神经性头痛。中医诊断为头风。辨证属肝风夹火上扰清窍，兼气滞血瘀。治以祛风清热，活血通络。处方：

地龙15克　　僵蚕15克　　桑叶15克　　菊花15克
藁本15克　　枳壳15克　　蔓荆子15克　白芍15克
柴胡10克　　蝉蜕10克　　红花10克　　桃仁10克

7剂，每日1剂，水煎服。药后头痛明显减轻，无烦躁，睡眠安，大便畅，唯口干，原方去菊花，加麦冬15克，白芍重用至30克以养阴敛肝，又服7剂，药后头痛除，余症亦消失。

（二）慢性咽炎慢性发作（喉痹）的辨治

咽喉外通口鼻，归属于肺。肺虚之人，更易受邪。邪以风多，且夹燥热，壅灼咽喉，炼津为痰，痰阻气滞，血行不畅，痰瘀互结，致咽喉不利作痛。病情缠绵不愈，再遇风燥热邪则急性发作，咽痛加重。梁老对喉痹辨证分风、燥、热、痰、瘀、虚六端，治以祛风、润燥、清热、化痰、散结、补虚，常用僵蚕、蝉蜕、地龙等虫类祛风散结之品，以求痰瘀结散，咽喉自利。

【病案】李某，女，49岁。1991年4月30日初诊。咽痛反复5年，平素咽中痰阻气顶感，稍受风或食辛燥物后咽痛加重，来诊时咽痛甚，影响进食，伴气短。口干，二便正常，舌质偏红，苔薄白，脉细。检查：咽部前后腭弓充血，咽后壁淋巴滤泡增生。西医诊断为慢性咽炎急性发作。中医诊为喉痹。辨证属风燥热邪客咽，致咽喉不利，痰结血瘀为标实，肺阴不足为本虚。治以疏风清热，化痰散结，兼以养阴润燥。处方：

僵蚕15克	牛蒡子15克	连翘15克	桑白皮15克
桑叶15克	瓜蒌仁15克	蝉蜕10克	沙参15克
麦冬15克	浙贝母15克	桔梗10克	玄参30克

7剂，每日1剂，水煎服。药后咽痛缓解，进食正常，但仍口干咽燥，咽中异物感，话多时气短，舌淡红少津，脉细。原方去桑叶、连翘，加太子参、毛冬青各30克以益气生津，清热活血，调治3个月，症状除，检查咽部好转。

（三）腰椎骨质增生（腰腿痛）的辨治

本病多发于中老年人，多以肾虚为本，邪客气滞血瘀为标。梁老辨证着重辨肾之阴阳孰虚，邪属风寒湿热何端，气滞血瘀孰重等常用通补兼施之法、补肾填精，壮腰强筋，行气活血，祛邪通络，某配伍蜈蚣、全蝎、地龙等虫类药以通痹止痛。

【病案】陈某，女，55岁。1992年1月23日初诊。患者腰痛1年，并向双下肢牵拉痛1个月。现仍腰痛连腿后侧，活动不便，行走困难，舌黯淡，苔薄白，脉细弱。体格检查显示：弯腰受限，直腿抬高试验阳性。血常规检查显示：抗"O"、血沉正常。腰椎X线摄片示：腰椎骨质增生，第4、5腰椎间隙变窄。西医诊断为腰椎骨质增生并坐骨神经痛。中医诊断为腰腿痛。治以壮腰补肾，通络止痛。处方：

桑寄生30克	海风藤30克	海桐皮30克	川续断15克
杜仲15克	独活15克	怀牛膝15克	威灵仙15克
秦艽15克	全蝎10克	地龙10克	

蜈蚣（去头足）2条

连服7剂，腰腿痛明显减轻，可自己行走，仍口干咽燥，舌暗红，苔薄干，脉细，络通痛轻，原方减全蝎为6克，蜈蚣为1条，加生地黄30克，山萸肉15克，治疗月余，腰痛除，继以六味地黄汤调治，病愈。

（四）类风湿性关节炎（顽痹）的辨治

梁老认为，本病之初，病在经脉，多为风寒湿热之邪，致气血痹阻，关节疼痛，屈伸不利，日久则由经入络，湿浊聚积为痰，寒凝热郁为瘀，痰瘀胶结关节，致关节变形，难以屈伸，病久则耗损下元，累及肝肾，肝肾亏虚，精血匮乏，筋失所养，骨无以充，致筋骨拘急，肌肉萎缩，肢体废而不用。综观整个病程，以标实致本虚也。标实究之有风寒湿热痰瘀，本虚责之于肝肾亏虚，精血不足。标实易治，本虚难愈。所以，治疗应针对痰浊瘀阻、痹塞不通这一病机特点，行祛瘀化痰、活血通痹之法，配以蜈蚣、全蝎、地龙、乌梢蛇等虫类药以通络宣痹，使气行血活，经络通畅，风寒湿热之邪得以外解。

【病案】马某，女，55岁，1992年1月2日初诊。患者四肢关节痛10年，开始因受凉后出现双手指关节痛，活动不便，此后发展为四肢关节均痛。多次住院检查确诊为类风湿性关节炎，曾服中西药不效。现以指、腕、肩、踝关节痛为主，指关节呈梭形，活动受限，暗红不热，行走困难，舌暗红，苔腻微黄，脉弱。血常规检查显示：血沉增高，类风湿因子阳性，抗"O"正常。西医诊断为类风湿性关节炎。中医诊断为顽痹。辨证属风寒湿化热，关节气血痹阻，兼气血损伤。治以祛风散寒除湿通痹，佐以清热治标，补益气血以固本，通补兼施，寒热并用。处方：

秦艽15克　　威灵仙15克　　独活15克　　羌活15克
当归15克　　赤芍15克　　海风藤20克　　海桐皮20克
熟地黄20克　黄芪30克　　党参30克　　桑枝30克
薏苡仁30克　川芎10克　　全蝎10克　　乌梢蛇12克
蜈蚣（去头足）2条

连服7剂，关节痛减轻，可扶物行走，精神转佳，热有所清，上方去桑枝、薏苡仁，续服7剂，关节痛明显减轻。方中去蜈蚣，减全蝎为6克，调治2个月，关节痛缓解。嘱继续治疗以防急发。

（五）癌肿疼痛的辨治

癌肿成因，异常复杂。外感邪毒，情志所伤，饥饱劳累，脏腑虚损，气血亏虚，均可致癌。梁老认为，癌肿望之可见，切之可及，此乃有形之物。究其病理特点，多为湿聚痰凝，瘀毒互结，影响气机升降出入，阻滞经络气血流通，不通则痛，导致相应部位疼痛，因此，治疗中缓解疼痛实属必要。虫类药既有抗癌作用，与其他药相伍又可增强止痛功效，效果甚佳。

【病案】邓某，男，53岁，1992年2月13日初诊。患者2年前患鼻咽癌在肿瘤医院行放射治疗，半年前发现左颈肿块，且增大迅速，近1个月来颈痛难忍，灼热胀感，活动受限，咽干痰阻，痰稠难咯，在该院复诊为右颈转移癌，遂来求诊。现症见右颈肿物如鸭蛋大，坚实不移，表面暗红且有热感，舌暗红，苔白厚燥少津，脉细数。西医诊断为鼻咽癌右颈淋巴结转移并感染。中医诊断为单瘰疬痛，证属痰瘀热毒互结，损伤元气真阴。宜清热解毒、化痰散结以治标，益气养阴生津以固本。处方：

半枝莲30克	白花蛇舌草30克	猫爪草30克	玄参30克
生地黄30克	炒穿山甲30克	太子参30克	沙参15克
胆南星15克	法半夏15克	三棱15克	莪术15克
地鳖虫15克	浙贝母15克	麦冬15克	玉竹15克

连服7剂，右颈热痛稍有减轻，咯痰易出，口不甚干，但右颈肿块仍坚实色黯，舌暗红，苔稍转薄，脉细数。此属津伤得救，于上方去玉竹，加夏枯草15克，海蛤壳30克以加强清热化痰，软坚散结之效。以上方调治2个月，颈热痛缓解，肿块无增大，精神体力转佳。

综上所述，虫类药由于其药力峻猛而走窜止痛效果卓著，因而被广泛运用于临床各科痛证。梁老除用治上述顽痛证外，对一些顽固难愈的胃痛、胁痛和腹痛诸症也常常使用虫类药。但他也告诫后辈，虫类药也不能滥用误用，否则有可能出现各种毒副反应、过敏反应。所以，不宜用量过大过久；对体弱老幼、过敏体质者慎用。若发生不良反应立即停用，并要积极处理。

十二、慢性阻塞性肺病治验

慢性阻塞性肺病是指多种慢性肺系疾病所致的临床综合征，包括慢性支气管炎、哮喘、肺气肿等，相当于中医"咳喘""肿胀"范畴，为慢性、反复发作性疾病，其病理演变复杂，病程缠绵，以老年人发病居多。梁老对本病辨治经验丰富，疗效满意。现将其治疗慢性阻塞性肺病经验介绍如下。

（一）本属肺、脾、肾虚，标乃风痰瘀阻

慢性阻塞性肺病的病理特点均有不同程度的气道阻塞，或黏膜分泌亢进，主要症状表现为咳逆上气、痰多、胸闷、喘息或哮鸣，动则加剧，甚至鼻煽气促，目如脱状。梁老认为本病的发生，虽然呈现一派肺系症状，但实与脾、肾密切相关。若平素饮食不节、贪凉饮冷，就会损伤胃气而导致脾虚，脾运失司，水湿停滞，影响正常气机升降而致肺气虚，先天肾气不足，后天削伐可导致肾虚，而肺气根于肾，肾虚则影响致肺亦虚。肺气一虚，卫外失职，六淫之邪，特别风寒、风热每易反复袭肺，或邪盛正虚，或迁延失治，导致虚者更虚，实者更实，而易诱发本病的发作。肺气肃降受扰上逆而为咳，升降失常则为喘；脾虚运迟，津液停积而化为痰浊，风痰相扰，阻塞气道，出现痰多胸闷，气促喘鸣等症，病久络脉瘀阻，痰浊瘀血互结，导致疾病缠绵难愈。《丹溪心法·喘》云："肺以清阳之气，居五脏之上……为风寒暑湿邪气相干，则肺气胀满，发而为喘。又固痰气皆能令人发喘……亦有脾肾俱虚，体弱之人，皆能发喘。"基本将喘咳、肺胀的病因和病理叙述清楚。

（二）治标以风痰为先，固本以补肾为要

对于本病的治疗，梁老认为应该从两方面考虑。发作时以控制症状为主，缓解时以培正固本为重；控制症状又以祛风祛痰为先，培正固本则以培补元气为要。外邪侵犯人体，虽变证多端，治法各异，但终须祛邪外出方为正治，不能见某症治某症。因此，梁老治本病很重视驱散外邪，只要还存在一分风邪，则加一分治风药。务求尽散风邪，使肺气得以

舒展，恢复正常升降。常用方药有三拗汤（麻黄、杏仁、甘草）、防风、苏梗、薄荷、青蒿、蝉蜕等。其次是除痰，祛除痰液是本病治标的关键一环。此类病者平素多属肺虚脾弱，稍感风邪，则气机逆乱，湿聚成痰。风痰相煽，诸症悉生。另一方面临床上本病多见虚实夹杂，寒热互错情况，病者正气已虚，不堪重击。故此在遣方用药上，要注意除痰勿伤正，扶正勿助痰；寒勿过寒，热勿过热，固守"中庸"。如从寒化，梁老多用三子养亲汤、陈夏六君汤、化州橘红丸等，以温肺化饮，健脾除痰；如饮郁化热，痰热郁肺，则多用桑白皮汤（桑白皮、黄芩、黄连、山栀子、浙贝母、杏仁、苏子、法半夏）、葶苈大枣泻肺汤、鱼腥草、青天葵、天竺黄、冬瓜仁等，以清热肃肺，祛痰平喘。在疾病治疗过程中，为对症遣药而效显，可适当加活血祛瘀药，如桃仁、当归等以疏通脉络，每能获效。

缓解期的治疗，除了益肺健脾外，梁老认为更重要的是培补肾阳。临床上病者多表现为肾阳虚的症状，晨寒肢冷，腰酸尿频等。故在对症基础上酌加补骨脂、紫河车、杜仲、胡桃肉、肉苁蓉、巴戟天等，使肾阳复振，肺气有根。

（三）病案举隅

【案一】陈某，男，56岁。1991年10月20日初诊。患者有慢性咳嗽史多年，近期咳嗽月余，因外感而起，初时痰少难咯，经中西药治疗，外感已除，痰转稀白而多，咳嗽仍断续不已，以入夜、晨起为甚，咳甚则气紧，并有少许鼻塞，口不干。刻诊：面色少华，双肺底少许湿啰音，哮鸣音，气稍促，舌质淡胖，苔薄白腻，脉濡缓。血常规检查显示：白细胞10.5×10^9/升，中性粒细胞比例0.67。西医诊断为慢性阻塞性肺病。中医诊断为咳喘，证属肺脾两虚，外邪未清。治宜疏风止咳，健脾除痰。处方：

炙麻黄6克	橘红6克	杏仁12克	僵蚕12克
款冬花15克	防风10克	茯苓18克	白术15克
桑白皮15克	党参30克	紫菀15克	法半夏15克

服药3剂，症状明显减轻，依上方加减调服6剂，诸症悉除。继续以益气健脾固肾之品善后。

【案二】谢某，女，65岁。1992年11月8日就诊。反复咳喘3月余，口干不渴，间或胸闷心慌，腰酸，夜尿多。经中西药治疗，气促未减。刻诊：面色略虚黄，无明显鼻翼煽动，呼吸略抬双肩，双肺哮鸣音（++），舌质淡红，苔薄白，脉细无力。西医诊断为慢性阻塞性肺气肿，中医辨证为肺肾两虚，治宜补肺益肾，纳气平喘。处方：

党参30克	紫河车20克	补骨脂15克	白术15克
金樱子15克	桑白皮15克	款冬花15克	菟丝子15克
核桃肉15克	五味子10克	桃仁10克	炙甘草10克

服药3剂后症状改善，再守上方进12剂，症状基本消失。

十三、前列腺增生症治验

前列腺增生症，属中医"癃闭"、"淋病"范畴，发病年龄多在50岁以上，发病率占老年男性70%～75%，为难治之症。梁老对本病的辨治经验，有独到之处，现介绍于下。

（一）肺脾肾虚，湿热瘀阻

本病临床主要表现为排尿困难，小便量少，点滴而出，甚则小便闭塞不通，伴小腹坠胀不适。其发病机理多与性激素平衡失调有关，加之劳累、寒凉、情绪、饮食失当等因素而诱发。中医认为本病的发生，一责之于虚，二责之塞。《黄帝内经》云："膀胱者，州都之官。津液藏焉，气化则能出矣。"气化无力，则小便难出。梁老认为，对气化的概念，应包括人体脏腑器质性的变化与功能性的改变。

人体水液的正常气化全赖肺、脾、肾三脏的气机充旺。肺为水之上源，脾主水液运化，肾主水液开阖，肺脾气虚则肺失治节，脾失健运，导致水之上源畅流受阻，肾气虚则开阖失司，气机受阻则败精瘀浊留积不去，湿热内生，痰瘀互结，阻塞于膀胱、尿道之间，而出现上述症状。

（二）益气化瘀，虚实并治

本病的特点是虚实夹杂，补虚则碍邪，瘀阻湿热更盛，攻邪则脾肾正气受损，欲通窍道而反更闭塞。梁老从多年的临床实践体会到，本病治则应攻补兼施，虚实并治才能收到较好疗效。根据这一原则，梁老自拟通癃方（王不留行、淫羊藿、怀牛膝各15克，黄芪60克，穿山甲、生大黄各10克）治疗本病。本方王不留行、穿山甲、淫羊藿等补肾活血通窍为君，黄芪益气活血通窍为臣，佐以生大黄清热除湿通瘀，怀牛膝导诸药下行，直达病所为使。诸药共奏祛瘀通络，益气通癃之功效。临床上根据病情在上方基础上加减应用，如伴阳虚加附子、肉桂以助阳化气，温热盛加知母、黄柏、车前子、木通、白花蛇舌草以清利湿热，瘀血重加蜈蚣、琥珀末、桃仁以活血化瘀通窍，消痰散结加猫爪草、山慈姑等。

在治疗本病的过程中，梁老认为要注意三个问题。一是补气：气虚当补气，以黄芪为首选，该药入肺、脾二经，

《本草逢源》谓其还能"补肾中之气不足"，三脏兼顾，颇切合本病病机，而且重用，一般60克以上，力专效宏，直达下焦，鼓动真气运行，协同诸药治疗。二是通窍：本病为慢性病，败精痰瘀凝结下焦，造成窍道阻塞，一般活血化瘀药很难奏效，必用虫类活血药，取其性行散，善于走窜能直达病所，可用蜈蚣、水蛭、土鳖虫、穿山甲等。三是湿热蕴结的清除：由于气虚导致痰瘀阻结下焦，蕴积日久，必内生湿热，湿热不除，瘀结难解，窍道难通，数者互为因果。因此，治疗本病应加清热除湿之品。大黄性味苦寒，苦胜湿而寒胜热，能荡涤下焦蕴结之湿热，且具有活血通络散瘀之功，最适宜用于本病治疗。

（三）内外结合，食疗同治

前列腺增生症的治疗，除了内服药物外，病情较重者，尚可结合外治法，可局部外敷辛散窜通之品，以达到通窍利尿作用。梁老常用独头蒜1个，山栀子3枚，葱白5条，石菖蒲15克，食盐少许，共捣烂布包外敷脐部，亦可诸药混合后炒热外敷，以利药力透达病处。平时常告诫病人，饮食以清淡之品为宜，应避免辛辣刺激之品与过咸过甜食物，起居应有规律，节欲，忌过劳，情绪应稳定。

（四）病案举隅

【案一】谢某，男，71岁，1992年11月10日初诊。患者1年前出现尿频、夜尿增多症状，此后渐感排尿不畅，尿后余沥，近周症状加重。排尿滴沥不尽，伴头晕，畏冷，腰膝酸软。刻诊：面色淡白，肢凉，夜间口干，舌质淡红有齿印，苔薄白润，脉沉细尺弦。直肠指诊：前列腺Ⅱ度肿大，质较硬，中央沟消失，表面光滑，有压痛。西医诊斯：前列腺增生症。中医诊断：癃闭。证属脾肾两虚，湿热内蕴。治以益气温阳，清热祛瘀通络。处方：

黄芪60克　　蜈蚣2条　　菟丝子15克　王不留行15克

怀牛膝15克　熟附片10克　淫羊藿15克　生大黄10克

肉桂3克（焗服）

服3剂后排尿困难明显减轻，继服7剂，症状基本消失，尿线已变粗。依上方加减连服21剂，排尿已畅通，精神好转，已经无头晕，畏冷亦减轻。

【案二】徐某，男，75岁，1992年12月10日诊。因精神刺激后，排尿困难3天，尿时点滴难出伴少腹胀闷，阴茎隐痛。伴见神疲乏力，头汗，气促，舌质淡红、边尖红，苔薄黄腻，脉虚数。肛门指检：前列腺Ⅱ度肿大，中等硬度，中央沟消失，有压痛，膀胱区叩诊浊音界于脐下2.5厘米，足踝部凹陷性浮肿（+）。西医诊断：前列腺增生症，急性尿潴留。中医诊断：癃闭（气虚夹瘀热）。治以益气利水，活血通闭。处方：

车前子15克　　柴胡12克　　桃仁12克　　黄芪60克

怀牛膝15克　　丹参30克　　水蛭6克　　甘草6克

生大黄10克　　山慈姑6克　　王不留行15克

穿山甲15克（先煎）

服2剂后，已能自行排出尿液数次，嘱加用外敷脐部药物，前方加减服5剂，症状明显好转，足踝部浮肿消失，再调服5剂，症状基本消失。

十四、运用中医古籍论治
痞满的经验

痞满是指心下胃脘部满闷不适，外无胀急之形，触之濡软不痛的症候，是中医脾胃病常见病症。根据其症状特点，近年认为其大致包括西医学中的功能性消化不良、慢性浅表性胃炎和萎缩性胃炎等疾病。梁老善于总结前人经验，在挖掘中求发展，在继承中求创新。现将其运用中医古籍论痞满的经验介绍如下。

（一）辨治痞满，首分虚实痞而治

明代张介宾《景岳全书·痞满》对痞满的辨治颇为明晰，他认为要分虚痞与实痞两大证型论治。如该书中论："凡有邪有滞而痞者，实痞也；无邪无滞而痞者，虚痞也。实痞者可散可消；虚痞者非大加温补不可。此而错用，多致误人。"在具体遣方用药方面，其论中云："饮食偶伤致痞满，宜大和中饮或和胃饮加减治之，或枳术丸亦可。若食滞既消，脾气受伤不能运行而虚痞不开者，当专扶脾气微者，异功散、养中煎，甚者五福饮、温胃饮、圣术煎。"至清代，张璐认为可根据病人之体质形体辨其虚实。如《张氏医通·诸气门上》谓："肥人心下痞闷，内有湿痰也"，"瘦人心下痞，乃郁热在中焦"，"老人、虚人则多脾胃虚弱，转运不及"。可见，辨虚实痞的方法是多种多样的。

（二）治虚之痞，补益脾胃兼疏导

虚痞者多病程较长，反复发作。病机特点是脾胃虚弱，正如《素问病机气宜保合集》云："脾不能行气于脾胃，结而不散，则为痞。"因此，治疗虚痞当补益脾胃为先。《景岳全书·痞满》云："虚寒之痞，治宜温补，使脾胃气强，则痞开而饮食自进，元气自复矣。"《医学正传》云："故胸中之气，因虚而下陷于心之分野，故心下痞闷，宜升胃气。"然《证治汇实》云："大抵心下痞闷，必是脾胃受亏……久之固中气，参、术、苓、草之类，佐以他药。有痰治痰，有火清火……庶可疏导。"这就说明了虚痞虽以脾胃气虚为病变基础，但以满闷不舒，闭塞不通为直接病机特点，治疗在健脾益气时要适当疏导，气机通则痞满除。《脾胃论·痞满》中说："治老幼元气虚弱，饮食不消，心下痞闷，枳实、橘皮各一两，白术二两。"其中所采用的枳实就是用以疏导。《增补百病回春》所出的香砂养胃丸治疗胃气虚之痞满甚效，其方中也不乏疏导之品，健胃之中兼以行气。

（三）治实之痞，重在疏理兼扶脾

实痞有痰气壅塞，饮食阻滞，七情失和等之分，其病机虽以邪实为主，但临床所见实痞者除实证之一方面外，还有不同程度的脾胃受损现象，只是虚损较轻，尚未达到脾胃虚弱的程度，所以古代医家治疗实痞除以疏理气机，化痰消积，疏肝除痞为主外，还当加用护扶脾胃之品。在唐宋时期，虽然有关痞满理论不多，但方药甚为丰富，组方选药平和恰当。如《千金方·脾脏方》之槟榔散用槟榔、厚朴、吴茱萸、陈皮、神曲、麦芽等理气化积散寒为主，少加党参、白术、茯苓以顾护脾胃。《本事方》的枳壳散用槟榔、香附、枳壳，配以白术。《太平惠民和剂局方》的和胃散用三棱、槟榔、厚朴、枳壳配人参、白术、茯苓。《丹溪心法》的保和丸，《内外伤辨惑论》的枳术丸等等这些用方都以治疗实痞祛实为主，辅以一二味健脾益胃之品，以防克伐太过，反伤中土，使祛实而不伤正。

（四）虚实夹杂，推崇仲景伤寒方

痞满虽有虚实之分，寒热之别。但在病变过程中，因寒热虚实可相互转化，故可出现虚实相兼，寒热错杂等复杂证型。对于这种证型治疗用方的记载，最早见于《伤寒论》。如其中云："伤寒五六日，呕而发热，柴胡汤证具，而以他药下之……满而不痛者，此为痞，柴胡汤不中与之，宜法半夏泻心汤。"这就是指寒热互结，脾胃不和，气机壅滞之痞满。用方之中既有清热祛实的黄连、黄芩，又有温补脾胃的干姜、党参、大枣、炙甘草等，以寒热并用，消补互用为特点。还如其中云："伤寒汗出解后，胃中不和，心下痞硬，干噫食臭，胁下有水气，腹中雷鸣下者，生姜泻心汤主之。"这就指对脾胃虚弱，寒热互结，以致水饮内停，食滞不化而气机壅滞的痞满，用寒热互用方法半夏泻心汤减干姜用量，加生姜以加强宣散水饮。还有论中的甘草泻心汤也是以法半夏泻心汤加重炙甘草用量以治中气虚弱，因虚而滞，寒热互结之痞满。由于诸泻心汤立法精要，一直为后世医家所效法。正如《类证治裁·痞满》："伤寒之痞，从外之内，故宜苦泄。杂病之痞，从内之外，故宜辛散。痞虽虚邪，然表气入里，郁热于心胸，必用苦寒为泄，辛甘为散，诸泻心汤所以寒热互用也。"还有《临证指南医案·痞满》也重视使用仲景泻心汤，谓此"即遵古贤治痞之以苦为泄，辛甘为散二法"。细研《兰室秘藏》的消痞丸、枳实消痞丸以及《内外

岭南中医药名家梁乃津

伤辨惑论》所引用张洁古的枳术丸，均是效法仲景，以消补兼旋，苦降辛开合用以治疗痞满的良方。

综上所述，可知对痞满证的认识源于《黄帝内经》，辨证论治奠基于仲景，隋唐时期有所充实，金元时代逐渐深入，明清期间日趋完善。前人有关痞满症候、病因、病机和辨治的理论或实践都为我们后世中医进一步研究本病证奠定了坚实的基础。然而由于当时历史条件和社会环境的影响，以致前人的认识不乏缺陷之处。如前人一直受《伤寒论》的影响较深，在脾胃虚弱方面多认为阳气不足，而忽视了阴津不足，在补益脾胃治痞满时很少提到养脾胃之阴的治法，这显然有悖于中医阴阳学说。即使至清代，温病学说的代表人物之一叶天士创立了胃阴学说，其后的唐容川在《血证论》中也重视养脾阴，张锡纯在《医学衷中参西录》中也认为"阴虚专责于脾"，还有费伯雄在《医醇賸义》中论及脾、胃、大小肠各有燥证，然而他们都很少论及用养脾胃之阴的方法治疗痞满。其实从当今的临床实践中可发现有不少痞满证是属于胃阴不足，或兼郁热，用养胃阴或清郁热法治之常常奏效，这就是对前人重于温补而略于清滋这种缺陷的补充。此外，综观前人所著，可发现他们从血瘀证去论治痞满证的论述很少。从现代微观辨证的方法去分析慢性胃炎，尤其萎缩性胃炎合并胃黏膜非典型增生和肠上皮化生等癌前病变，当属于中医学的血瘀证，用活血祛瘀疗法治疗既可改善痞满症候，也可逆转胃癌前病变。随着科学的进步和发展，中医学现代化的进程需要我们新一辈的中医工作者，尤其是从事中医脾胃病研究人员在新的历史条件下和环境因素中紧密结合临床，不断探索和创新，为丰富和完善痞满的辨证论治内容和提高治疗痞满的临床疗效而努力工作。

十五、杂 病 各 论

（一）论上消化道出血的中医治疗

上消化道出血基本病机为热伤胃络和脾虚失摄，如出血量大可出现气随血脱之证。临证要重视标本变化，权衡标本轻重缓急。根据病情的矛盾变化，详析病机，明确病因，辨清病位，知常达变，灵活施治；急则治其标，予以止血为先，重视清热降气，待出血停止，以缓则治其本图之，灵活运用消瘀、宁血、补虚法则，防止再次出血至为重要。

1. 辨证分型可从简

上消化道出血由于病因病机复杂，目前分型又无统一标准，故在中医辨证分型治疗问题上存在不同看法。综合临床报道，常见的有2~6种，多从八纲、脏腑、气血方面进行辨证分型，有的主张出血期可只归纳为一个类型。根据上消化道出血的临床特征，无论是便血还是呕血，急性出血期可抓住其两个主要病机进行分型治疗。一是肝胃郁热型，针对妄行之血，选用三黄泻心汤加栀子炭，既清肝火又泄胃热，如属感受外邪而致瘀热出血，可在此基础上加水牛角、生地黄等清热凉血，消瘀止血，至于阴虚火旺者亦不妨用三黄泻心汤，同时加用生地黄、阿胶、茜草根清热养阴，凉血止血，但三黄泻心汤不宜久用。二是气虚不摄型，针对血不循经的出血，当以四君子汤加黄芪、三七、阿胶、紫珠草以益气摄血，化瘀止血，至于大出血并发气随血脱证是本病常见的并发症，可不列入本病的辨证分型中。

2. 灵活运用血证治疗法则

中医药治疗上消化道出血，唐容川提出的"止血、消瘀、宁血、补虚"的四大法则，确有其指导意义。这四大法则，既分阶段性，又有其统一性。治疗出血，止血当然为第一大法。出血期的止血法则可在辨证基础上灵活选用。清热止血法药用仙鹤草、茜草根、侧柏叶、紫珠草、生地黄、玄参等，祛瘀止血法多选用三七、炒蒲黄、五灵脂、花蕊石，温中止血法用炮干姜、伏龙肝、艾叶等。而针对脉络损伤这一出血的主要病理结果，临床上常加用收敛止血药如白及、地榆，同时适当选择炭类药和收敛止血药。在上消化道出血期，其他三法可灵活运用，但需辨证准确，药物配伍得当。特别应该指出的是静止期的治疗非常重要，因此期治疗不当容易再度出血。静止期运用宁血大法首推犀角地黄汤，在此基础上，还应适当加用少量止血药物，也可根据其出血后的虚证表现，适度选用益气补血药，初期可用太子参、西洋参益气养阴，何首乌、阿胶养血补血，避免在余热未清时过早运用峻补药物助火动血，这对防止再出血，平稳进入恢复期大有帮助。恢复期采用益气活血、益气补血等法以防复发。四法也可在出血时同时采用，另外，中医药在治疗急性上消化道出血时，中药剂型方面应多样化，服药方法可一日多次，给药途径可同时采用多种，目的只有一个，就是尽快止血。

3. 止血而不留瘀

中医认为离经之血易成瘀，原因有三，一是自身凝血过程形成瘀块，二是止血中用收敛及炭类止血药可成瘀，三是用冷冻疗法亦易成瘀。在治疗上消化道出血时应充分考虑上述因素，止血时根据辨证选用不同的化瘀止血药。热证出血选大黄、牡丹皮为宜，而三七既可止血，又无留瘀之弊，各型均可选用。

（二）论慢性腹泻的治疗

慢性泄泻是消化系统常见症状，也是其他非消化系统疾病易于出现的症状。由于病因多样，病理复杂，给临床诊断、治疗都带来不少困难，就西医而言，慢性腹泻中，病因不明者治疗困难。病因已明者治疗亦困难，其间存在不少盲区，梁老的临床经验是，慢性泄泻不论其病因病理明或不明，并不妨碍中医的辨证施治，关键是如何发挥中医学优势，而部分疑难危重病例，还可采用中西医结合治疗，大多可以使慢性泄泻得到控制、缓解、好转，直至痊愈。

1. 治泄泻应先分暴泻、久泻

暴泻多起病急骤，猝然势急，多见于急性渗出性腹泻，常伴有腹痛，有发热等表证存在，大多经治疗后痊愈，通常不超过2个月。久泻一般超过2个月，来势较缓，有反复，或慢性持续过程，常伴消瘦、贫血及营养不良体征，但部分肠神经运动性腹泻则虽病情反复而无特异变化者有之。

2. 健脾与运脾灵活应用

湿是泄泻主要原因，尤于久泻为甚，临床治疗久泻应注意两个方面：①健脾化湿，脾失健则运化失常，脾为湿困，故湿胜则泄；②运脾化湿，脾为湿困，则气化遏阻，清阳不升，清浊不分，因而泄泻，此时应以运脾胜湿为务。运脾者，燥湿之谓，即芳香化湿、燥能胜湿之意。健脾者如参苓白术散、四君子汤之类；运脾者，如苍术、厚朴、藿香、白豆蔻者是也。临床中以脾虚致泻者，健脾；以湿困脾致泻者，运脾。两者灵活应用最为关键。

脾为湿困，中气下陷，则需振奋脾气，宜加入升阳药，使气机流畅，恢复转枢。如升麻、柴胡、羌活、防风、葛根之类，少少与之，轻可去实，若用量大则反而疏泄太过而泄泻更甚。

3. 久泻不可利小便

泄泻不利小便，非其治也。这是指泄泻来势急暴，水湿聚于肠道，洞泻而下，唯有分流水湿，从前阴分利，即利小便而实大便，故适用于暴泻。久泻多为脾虚失运或脏腑生克所致，虽有水湿，乃暂积而成，非顷刻之病变，故迁延难愈，此等湿，轻者宜芳香化之，重者宜苦温燥之，若利小便则伤正气。

4. 不轻易用补、涩法

暴泻不可骤涩尽人皆知，恐闭门留寇也。而久泻虽缠绵时日，但只要湿邪未尽，或夹寒、热、痰、瘀、郁、食等病变，万万不可因久泻必虚，或急于求成，忙于补涩。如上所述，若夹其他邪变，则恐"炉烟虽息，灰中有火也"而变证接踵而至。

5. 注意寒热错杂，虚实兼见需辨明标本

久泻多虚，常理也。但久泄原因复杂，在病程中寒热夹错，虚实互见者常常有之。医者，宜于复杂多变的症状中把握辨证关键，从而辨明何者为标，何者为本。在治疗上则能掌握先后缓急，攻补时机。故临床上辛开苦降，调和肝脾等法乃为此等病而设，乌梅丸、泻心汤、连理汤、柴芍六君汤、黄连汤等可随证施用。

6. 用药宜"通"、"化"

"通"指时刻念念不忘胃肠功能应以通畅下行为正常，

若壅阻痞塞，则不"通"。"化"，指脾气以运化为正常，若呆滞板涩，则不"化"。治久泄，过用苦寒而伤脾胃之阳气，过用甘腻则湿邪反重，盖太苦伤脾，太甘生湿，有碍通化。

7. 久泻应配合食疗

久泻乃脾胃功能障碍所致，久泻必虚亦常见证候，是以恢复脾胃功能为要旨，尤其应先注重胃气，胃气的存亡是关键所在，盖久泻能食，形体不致日渐消瘦者易治；如泻而不能食，日渐消瘦者难治。临床用药需顾其胃气，可辅以清淡、易消化、富含营养之食品，避免生冷水果，肥甘厚味，黏滑甜品或不洁食物，使脾胃功能逐渐恢复。

8. 掌握时机，适当使用收涩法

对个别久病泄泻，水样大便，滑泄失禁，有伤阴趋向的病例，辨证以脾虚、肾虚（包括气虚、阳虚）为主者，不论兼夹何种病邪，应掌握时机，适当使用收涩止泻法，先扶其正，后治其邪，否则有亡阴亡阳之变，如赤石脂禹余粮汤、真人养脏汤等，而石榴皮、乌梅、诃子、山楂炭、龙骨、牡蛎等药物均可加入使用，此时万不可以因"不轻易用补涩"之说而自缚。

9. 消除精神应激，鼓励患者自我解脱

在慢性腹泻中，结肠易激综合征是较典型的与精神因素有关的泄泻，又称情绪性腹泻，常随精神情绪变化而呈周期性发病，属中医辨证的肝木克脾证型。实验证明这类患者的肠壁对于扩张的痛阈比正常人低（神经官能症），故任何使结肠张力增高的情况都可引起腹痛，包括精神情绪的不稳定，在其发生和症状恶化时往往可以找到属于精神应激和情绪波动的致病因素，包括各种思想矛盾、精神负担、焦虑状态、恐病症等。对于这类病者，西药常用抗抑郁药，但往往

效果不理想。因此，应从患者具体情况出发，通过医生与患者的谈心以消除精神应激，消除顾虑，鼓励病者自我解脱，才是有力的治疗措施。

(三) 论肝硬化的治疗

肝硬化早期到晚期有不少症状，根据中医的分类，散见于中医痞满、胁痛、癥瘕、臌胀、黄疸等病中。中医治疗肝硬化过程中以舒郁、和络、消癥、退黄、利尿、泻水、扶正7种治法为纲，现分述如下：

1. 舒郁用于肝硬化早期的消化机能紊乱

常见饮食呆钝、泛恶、胸胁痛、上腹胀满、痞闷作痛、大便不正常、体重减轻、神情忧郁等，舌苔腻，脉象弦滑，辨证多为肝胃不和，药用柴胡、郁金、香附、枳壳、青皮等散郁化滞，但舒郁药偏重于理气，理气药大多辛散香燥，多用、重用、久用能伤血分，亦能耗散元气，故 "宜疏顺但不宜疏利太过" (《丹溪心法》)，同时应与白芍、甘草等同用比较相宜。

2. 和络用于肝区疼痛

初起治法亦采用理气，不同于舒郁的地方是舒肝以调气为主，此则兼佐活血，方如柴胡疏肝散 (柴胡、陈皮、川芎、赤芍、枳壳、香附、甘草)，内用川芎、赤芍是活血药，在肝硬化之肝脏肿大、肝区疼痛开始时，应用此法治疗，一般效果良好，等自觉症状消失，如肝脏肿大尚未缩小时，再予养血舒气，健脾和胃之品，如丹栀逍遥散缓缓调治。

3. 消癥用于肝脾肿大不消

肝硬化由于肝细胞的坏死及变性，伴随结缔组织及毛细胆管增生而使肝之正常结构显著破坏，梁老认为通瘀方法含有生新的意义，用通瘀生新方法治疗可以使破坏的肝脏组织结构、肝脏肿大症状有所改善，药用沉香、厚朴、木香、枳实行气，红花、桃仁、五灵脂、穿山甲、三棱、莪术、蛀虫、水蛭祛瘀，延胡索、金铃子、乳香、没药镇痛。

4. 退黄用于出现黄疸时

在肝脾症状上出现黄疸，并不以湿热作为主因，一部分门静脉高压性肝硬化病例可以有轻度巩膜及皮肤黄染现象，但一般出现明显黄疸者是较少见的。肝硬化患者的脸色多是黯滞而无光泽，和传染性肝炎患者发黄（黄而鲜明，中医所谓的黄如橘子色）有所不同，中医治黄疸仍以调肝和胃为主。故肝硬化黄疸与黑疸最为接近，抓住肝脾两经治疗，酌入茵陈、茯苓等利湿退黄方药，如当归白术汤（当归、白术、茯苓、法半夏、黄芩、枳壳、甘草、茵陈、枣仁）和茵陈陈皮汤（茵陈、陈皮、白术、法半夏、茯苓、生姜）。

5. 利尿和泻水用于晚期腹水

肝硬化晚期的主要症状为腹水，初起上腹部绷急，中空无水，水聚于下，逐渐充斥满腹出现腹壁静脉曲张，与中医之臌胀完全相似。中医在辨证上以肿属水，胀属气，等到气聚不散，水湿停留，又鉴别溺赤、便秘为阳水属实，溺清、便泻为阴水属虚。故在肝硬化腹水前期以理气为主，佐以利尿，方如廓清汤（陈皮、茯苓、枳实、厚朴、泽泻、大腹皮、莱菔子、白芥子）最为典型，或用胃苓汤加减，前者根据"三焦主气而司决渎"，后者根据"诸湿肿满，皆属于脾"。同时行气利水在肝硬化腹水症上是一个重要的治法，需用时不用，势必增加腹水，用了泻水法以后，还需要利尿来善后，原因是肝硬化腹水的患者都是小便短少，如果用利尿的方法行之有效，则往往可以使腹水消除，而取得满意的疗效。若利水不应，而患者又腹部胀急难忍，当予泻水。中医泻水的方剂相当多，常用有十枣汤、十水丸、舟车丸、逐水丸、利水丸等，这类方剂都是峻剂，它的主要药物不外大戟、甘遂、芫花、葶苈子、商陆、黑白丑、巴豆霜等，但效能并不一样，经过组成方剂后，效用又有所不同，但总的来说，服后水从大便排出，都属急则治其标之法。临床上尽可能用利尿药，不宜早用泻水，在利尿药效果不显，而患者的情况又允许用泻水时，应当以泻水为主法，促使腹水消失。泻水剂虽然能泻水，但也消耗元气，患者在泻后一两天内，往往感到全身无力，精神不振，也有用了泻水剂仅排出溏便少许，或泻下一两次少量稀水，腹胀不减，这与具体病情和药物性质有关，故使用时应注意腹水的程度，体质强弱，有无兼症，以及饮食和脉舌等变化，同时选择适当的药物也十分重要。

6. 扶正用于体力衰退时期

肝硬化患者营养不良，体质是偏于虚弱的，但脉象多弦紧，极少濡弱，舌苔多腻，或呈垢浊，极少剥脱碎裂，依其发展来看，毕竟是一个实证，故脉、舌不见虚象。不能偏执虚或实的一端来治疗，除理气、活血、分利水湿外，扶助正气是重要的一方面。所以在运用消癥与泻水方面，也有先补后攻、攻补兼施、一补一攻、三补一攻等灵活运用的法则。肝硬化中用补剂，以补阳为多，滋阴较少，一般用十全大补汤，金匮肾气丸等，这些方药包括养血滋肝、益气健脾、补虚以助肾阳。在晚期肝硬化，亦能出现舌苔干剥，脉象细数，口渴唇燥等失津现象，当用三甲复脉汤来滋阴，但比较少见。另外治疗肝硬化不能离开培养气血，调理脾胃，故一般用补剂多在调养肝脾的基础上增损，并非一味蛮补。最基本的方剂当推逍遥散，逍遥散一面养血，一面健中。肝藏血，气为血帅，又以木能乘土，肝病最易影响脾胃，所用养血、益气、温肾等方法，都以调养肝脾为中心，是极其合理的，正因为此，本法既可以用于早期，也能用来善后，随症加减，可以贯穿在肝硬化治疗的全部过程中。

中医治疗必须从整体出发，不仅着重于现有症状，并且注意到前因及其发展，故应善于结合施治，如果为了分类而机械地分割应用，便失去了中医的治疗精神。同时上述治法只是大法，肝硬化中极易出现各种并发症，中医还有止血、开窍、提神等种种治法，须随症应用。

（四）肝硬化腹水（臌胀）的辨证论治

治疗肝硬化腹水方面常采用理脾法。

1. 病虽在肝，实为脾失健运

肝硬化腹水属于中医"臌胀"范畴，是中医风、痨、臌、膈四大顽症之一，病情缠绵难愈。臌胀是根据腹部膨胀如鼓而命名，在早在《内经·灵枢水胀篇》就有"腹胀……色苍黄，腹筋起，此其候也"的记载，由于病因病机不同，又有"气鼓"、"血鼓"、"水鼓"、"虫鼓"之称，但气、血、水三者互相牵连为患，仅有主次之分，而非单独为病。梁老认为本病病因比较复杂，病机往往虚实互见，但均与肝脾有关，而病变中心主要在脾，这是因为肝病日久，有乘克脾土之转归，《金匮要略》因此而总结出"见肝之病，知肝转脾，当先实脾"的规律。《内经·素问至真要大论》曰"诸湿肿满，皆属于脾"，说明湿与脾的关系非常密切。湿郁中焦，影响脾运，或脾阳（气）虚，中土不运，导致三焦不通，决渎失职，进一步妨碍水液之运行，致湿郁于中，引起肿满，前者为邪气为病，后者为本气自病，但总以妨碍脾之运化，脾失所司，则津液气化凝滞，肿满随之而生，臌胀多由此发。总之，梁老认为本病病因虽较复杂，但病机总关乎脾，或湿郁困脾，或脾虚湿停。

2. 治当理脾，先运脾后健脾

关于臌胀的治疗古今历来多有歧见，有主张攻逐水饮的，有倡用温阳化气的，有强调活血祛瘀的，也有主张攻补兼施的。梁老认为本病主要由于脾之运化有碍引起，故治疗当以理脾为主，脾能得以运化，水湿无从而生。因此，梁老治疗本病，常以运脾法为先，邪去胀消后再健脾运化，扶正培本至为重要。

运脾临证常用张锡纯之"鸡胵汤"和"鸡胵茅根汤"加减，张氏认为："是臌胀者，当以理脾胃为主也。"方中鸡内金善化有形瘀积，直入于脾。白茅根，系取其行气利水之作用，正如张锡纯所云："气之郁而不畅者，茅根皆能畅达之，善利水又善理气，故能佐鸡内金，以奏殊功也"。加减之法为有气滞之证，制厚朴、炒莱菔子、炒陈皮当用，厚朴用生姜一味加工的名姜厚朴或制厚朴，入脾、胃、大肠三经，有下气散满、燥湿破积之功用，陈皮、砂仁等乃促脾胃运化升发中焦气机之品，常佐以炒莱菔子、炒谷麦芽等；有血瘀之证，红花、酒丹参、炒桃仁当用，红花产河南怀庆者为怀红花，又称南红花，与丹参、桃仁均取入血行肝之效；有积块之证，炙鳖甲、三棱、莪术当用，炙鳖甲为醋炙酥用，入肝、脾二经，有滋阴潜阳，软坚散结，消癥痕的作用，三棱、莪术均能破血，配伍使用，可加强消坚破积之力。梁老强调，攻坚破积之剂，用之不当，易使正气受伤，故对虚弱之人应与参、芪同用，以顾护正气。有黄疸者则又

临证一得

重用茵陈，以其能入足太阳膀胱经，泄脾胃之湿热，使邪从下解。

邪气胀满消除后，当以健脾为主，临证常用四君子汤，此方出于《太平惠民和剂局方》，多用其验之临证甚效。健脾之中，喜加生姜、大枣，生姜"解郁调中，畅胃口，而开痰下食"，用生姜少许佐使群药殊有奇功，大枣乃脾经血分之药，"补剂加运之，以发脾胃升腾之气"。姜枣同用健运脾胃，调运中州甚佳。

3. 逐水虽猛，但决不可妄为

肝硬化臌胀多属水臌，腹水增长较快者，病势急迫，非逐水不足以缓其急迫，但此只用于正气未伤，饮食不减，溲少便秘，体实者也。祛邪认为，运用逐水攻下治臌胀，应当视病人的体质和标本缓急，权宜暂用，掌握用量，小量开始，逐渐增加药力，衰其大半而止。绝不可任意妄为，以免逐水攻下既伤脾胃，更损人体阴津。在选方药时，如有可攻之证，欲攻下者，亦不可妄投十枣汤、舟车丸之属，可参考傅氏决流方（黑牵牛子、制甘遂、肉桂、车前子）。方中黑牵牛子、制甘遂逐水，肉桂温通肾阳，车前子利水而不伤阴，共奏温阳逐水之功。因阳虚腹水是为顺候，阴虚腹水乃属逆候，病情更为深层，阴虚隐生内热，阳气亦易浮动。阴津不足，血脉枯涩，脉络不畅，易出现热伤血络。邪陷心包，致消化道出血及肝性脑病，故有"阳虚易治，阴虚难疗"之经验之谈。

（五）论胆囊炎的治疗

临床上治疗胆囊炎和胆管炎的方法各异，胆气是否通畅是本病的发病关键之一，而胆气的通降有赖于胃气通降，故治疗本病时以"通降"为大法，同时注意脾胃功能。

1. 以"通"为大法

急慢性胆囊炎，胆管感染的主要病机为湿热蕴阻，肝胆气机郁滞，故临床治疗的关键首先应着眼于"通"，"通"法贯穿整个治疗过程，使腑气得通，气机通畅，肝胆得疏泄，则病可去。

胆囊炎病位在肝胆，肝主疏泄，性喜条达，胆附于肝，与肝相连，宜降宜通，降则为顺，通则不痛，湿热蕴阻，肝胆气机郁滞，使肝气不疏，胆气不能通降而发病。六腑以通为用，我们认为"通"应作为治则中一根本大法，"通"法是广义的通法，包括舒肝理气，通下泄热，消积导滞，行气导滞，舒肝利胆，活血祛瘀等，均属通法之列，急性胆囊炎和胆管感染以湿热内蕴，热毒炽盛为主，故宜采用通腑泄热法，通腑泄热法适用于急性发作期，剧烈胆绞痛者，因势利导，急下存阴，重用峻下之品，佐以舒肝利胆，可扩张胆管，加强胆囊收缩，利胆排石以止痛，方可选用大柴胡汤、大承气汤、小承气汤、茵陈蒿汤等，药物可选用柴胡、大黄、黄芩、白芍、郁金、芒硝、槟榔、枳实、厚朴、茵陈蒿、虎杖等以通腑泄热，行气止痛，并加强清热解毒，消炎利胆之品，如金钱草、蒲公英、忍冬藤、山栀子等。大黄宜生用，内服剂量可用至10~15克（后下），亦可用生大黄30克（后下），莱菔子30克，枳实30克，厚朴30克，芒硝30克煎汤滴肛或保留灌肠，每次200毫升，每天2次，还可用四黄水蜜（含大黄、黄芩、黄连、黄柏）外敷胆囊区以局部导药治疗，因生大黄具有泻热毒、荡积滞、行瘀血等功能，现代研究认为其有消炎利胆作用，能增加胆汁分泌量，松弛奥狄氏括约肌，使腑气得通，气机得畅，疼痛随之缓解。临床观察所见，大黄使用后，便秘迅速解除，腹痛随之缓解，故可为首选和必用之品。

慢性胆囊炎多属肝胆郁滞，气机不畅，故治疗上宜疏肝利胆，理气解郁为主，方多选用柴胡疏肝散、四逆散、逍遥散，并根据辨证选加茵陈、金钱草、海金砂、鸡骨草等利胆药。

2. 止痛

疼痛是胆囊炎和胆石症的常见症状，亦是主要症状之一，胆绞痛往往较剧烈，且持续难忍，一般方法难以缓解，给患者带来了极大痛苦。本病的基本病机是肝胆湿热壅阻，气机不畅，"不通则痛，通则不痛"，故治疗上关键是"通"，通则不痛，腑气得通，痛随利减。梁老根据病情的不同阶段，常选用以下方法。

（1）舒肝利胆，理气止痛：用于慢性胆囊炎及胆石症见有慢性疼痛的患者，治疗宜在辨证论治的基础上重用舒肝利胆，理气止痛之品，药可选用柴胡、枳壳、白芍、青皮、川楝子、延胡索、木香、厚朴、香附、郁金等。病程较长，瘀血明显者，可加用三棱、莪术、桃仁、红花、川芎、赤芍等活血祛瘀止痛；偏阳虚者加细辛、附子、桂枝、干姜等以温经止痛；长期顽固性的疼痛，尤其合并胆结石者，亦可加用穿山甲、浙贝母、法半夏、牡蛎等以软坚散结治疗。无论用何法均应保持大便通畅，使腑气得通，则疼痛可止。

（2）酸甘缓急止痛："虫得酸则静，得辛则伏，得苦则下。"酸入肝胆，酸能制动，甘可缓急，酸甘合用可和缓气机，调逆止痛，首推芍药甘草汤，临床上胆囊炎急性发作、胆管感染引起胆管痉挛而致剧烈疼痛时，可在辨证的基础上加用芍药甘草汤，以缓急止痛，白芍可用至30~60克，甘草

10克。若胆管X线蛔虫所致剧烈胆绞痛时，可选用乌梅丸，另外可配合口服米醋30～40毫升，缓慢咽下。

（3）配合针灸治疗：急性胆绞痛可配合针刺治疗，穴位可选用：阳陵泉、足三里、胆俞，或加阿是穴。用泻法或加用电针，留针30分钟，慢性疼痛者可配合耳针或用王不留行籽耳压治疗，穴位可选用肝俞、胆俞、胰俞、神门等。双侧交替，每天不定时用手按压，每次15分钟，2天交换一侧。穴位注射治疗，穴位可选用阳陵泉、足三里或胆俞。

（4）治胆勿忘脾胃：脾胃气机升降与否是本病的发病关键之一，故在治疗中要时时顾护脾胃，湿郁是胆囊炎发病的关键病理机制之一，湿浊内盛，致脾胃气机升降失调而影响肝的疏泄和胆的通降。大部分慢性胆囊炎患者病程较长，反复发作，多表现为右上腹胀痛或胀满不适，时有恶心呕吐，不思饮食，舌苔厚腻，脉滑或弦滑等湿浊的表现，治疗时投以芳香化湿消滞，醒脾之药，如用平胃散加佩兰、藿香、白蔻仁、枳壳、布渣叶、莱菔子、法半夏等健脾化湿消滞，使湿浊得化，脾得健运，气机升降正常，肝气得舒，胆气得降，则诸症皆除。

急性胆囊炎或慢性胆囊炎急性发作者，多表现为湿热蕴阻，湿热中阻，腑气不通，胃气不降，可致肝失疏泄，胆失通降而致上腹疼痛连及右肩胛部，甚或黄疸，大便秘结，舌苔黄腻，脉弦滑等。因胆气以下行通降为顺，且胆随胃降，若胃失和降，必然会影响胆的通降而致病，所以治疗上除疏肝利胆、清热化湿外，更强调通泻胃腑，通过通泻胃腑而助胆气通降，则病可除，除用茵陈蒿、黄芩、山栀子、鸡骨草、金钱草等清热利胆外，加用大黄、虎杖、枳实、厚朴等以泻下通腑，使胃气得降，以助胆气通降则病愈。

对那些病程长，反复发作，攻伐太过，损伤脾胃的慢性胆囊炎患者，表现为胁肋脘腹隐隐作痛，或不痛，唯上腹不适或胀满不适，胃纳差，舌质淡，苔薄者，为脾虚肝郁，肝脾不调，治疗上主要以健脾益气扶正为主，但注意寓疏补中，佐以疏肝理气，以助胆气的通降，方可选用六君子汤加柴胡疏肝散，或加柴胡、青皮、木香、郁金等疏肝理气或用逍遥散加减。

（六）论水肿病（急、慢性肾炎）的辨证论治及用药

水肿是体内水液潴留，泛滥肌肤，引起头面、目窠、四肢、腹部甚至全身浮肿的一种疾患。本病在《黄帝内经》称为"水"，《金匮要略》称为"水气"。人体内水液的运行，依靠肺气之通调，脾气之转输，肾气之开合，三焦之决渎，才能使膀胱气化畅行，小便因而通利。故肺、脾、肾三脏功能障碍与三焦的决渎作用，对于水肿的形成有着极为密切的关系。实证（阳水）多为外邪侵袭引起，虚证（阴水）多为内伤阳衰引起。治法实证宜攻（祛邪），虚证宜补（扶正）。在《素问·汤液醪醴论》有"平治于权衡，去菀陈莝……开鬼门，洁净府"的记载；《金匮要略》水气篇也有"诸有水者，腰以下肿，当利小便，腰以上肿，当发汗乃愈"的论述，这给后人在治水方法上指出了原则。目前在临证上根据这些原则，主要有发汗、利尿、逐水，以及健脾益气、温肾化水等方法。而这几种方法或用一法，或数法合施，须视疾病的轻重和需要而选择应用。

在治疗水肿病时，梁老喜用五皮饮加减。华佗之五皮饮治水病肿满为经验之方，治水病肿满，上气喘急，或腰以下肿，系大腹皮、茯苓皮、陈皮、桑白皮、生姜皮等五味药物

组成。其中茯苓皮系茯苓削下之外皮，呈块片状，外面深褐色，有疣状突起，内面常常带有一些白色的茯苓，以云南野生者为佳。其性味甘淡平，入心、肺、肾、脾、胃诸经，有利水渗湿，补脾宁心之功用，主治小便不利，水肿胀满，泄泻、停饮、淋浊、惊悸等证。

陈皮又称橘皮、新会皮，因产于广东新会者最好，故有此称。橘皮放之陈久者良，陈则烈气消，无燥散之患。橘属芸香科，常绿小乔木，为栽培植物，果实之皮称橘皮，陈者称陈皮，今多以橘皮代之，实则有别。性味辛苦温，入脾、肺二经，有理气、健脾、燥湿化痰之功用，为脾肺气分之药，调中快膈，导滞消痰，利水宣通，皆取其理气燥湿之功。《本草备要》："多服久服，损人元气，入补养药则留白，入下气消痰药则去白，去白名橘红。"水肿用陈皮者，即取其入脾肺以理气行水，配桑皮、茯苓皮更好发挥通调行水作用。另有青皮一药，系橘未黄尚呈青色之果实，多由橘树坠落或淘汰的果实晒干而成。性味苦辛温，入肝、胆二经，有破气、散结、疏肝止痛的功用，主治胸膈气逆胀闷、胸胁疼痛、乳痛结癖等症。橘皮和青皮，本是一物。橘为成熟之果实，其幼小而未成熟者，呈青色，故名青皮。但由于老嫩不同，气味功用都因之而差异。橘皮味辛微苦而芳香，入脾、肺二经，有健脾、燥湿、化痰的功用。其性升浮，适宜于上、中二焦。青皮味苦微辛，入肝、胆二经，苦味能降能泄，其性较为刚悍，有疏肝、破气、散结的功能，适宜于中、下二焦。青皮古方未用，宋以后始与陈皮（橘皮）分用。

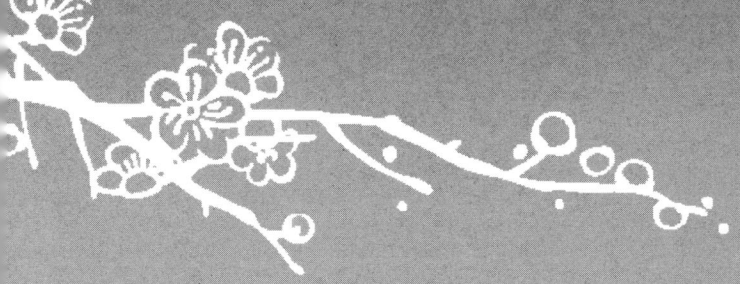

医

案

采

菁

一、痞 满

【案一】周某，男，65岁，广州大沙头客运航运公司干部。初诊。

病况摘要

主诉为胃胀反复5年，纳差、消瘦2个月。患者5年前因饮食不慎出现经常性胃胀痛，进食后明显。曾在中山二院做胃镜提示为慢性浅表性胃炎。口服维酶素等西药，效果不显，症状逐渐加重。纳差，近来与一年前相比体重减轻了5千克，一周前在本院行胃镜复查并活检，诊断为萎缩性胃炎伴肠上皮化生。现患者胃胀，纳差，消瘦，疲乏，口苦，舌暗红，苔黄厚，脉细弱。

诊断

中医诊为痞满。西医诊为萎缩性胃炎伴肠上皮化生。

辨证治疗

西医认为此属胃癌前病变，但治疗无特效药，多服维生素类及一些对症治疗的药物，但疗效并不佳。中医药治疗脾胃病有丰富的经验，主要是通过辨证施治。在这方面，较为突出的有李东垣的甘温健脾益胃法，还有叶天士的甘凉健脾养胃法。但后世认为，除了气、阴不足外，萎缩性胃炎伴有肠腺化生等，还与血瘀、气滞、湿停、热结等有关，这是因为病史长，气滞日久，久病入络，致瘀血内停。气滞在一定条件下，可化热、聚湿，所以久病除了虚的一面外，还有实的一面，辨证时要辨虚实。虚属阴虚、阳虚、气虚、血虚中哪几项，实属气滞、血瘀、热结、湿停中哪几项，本病例以胃胀为主，故属于中医"胃痞证"。从四诊所闻可知，此以脾胃气虚为本，气滞血瘀、湿郁化热为标实。故治疗着重清热祛湿，兼以健脾益气，待湿热已去则滋补通运法并举，守法守方，服药时间要长。处方：

黄芪30克	党参30克	白芍30克	白花蛇舌草30克
谷芽30克	麦芽30克	佛手15克	半枝莲30克
厚朴15克	乌梅15克	郁金15克	延胡索15克
三七末3克(另冲)		人工牛黄1克（另冲）	

7剂，配合胃乃安中成药。

此后随症加减，配合服用胃乃安胶囊，连服4年半，病人胃部症状消失，面色红润，体重增加6千克。后来复查胃镜及病理活检为慢性浅表性胃炎，嘱继续口服胃乃安胶囊以巩固疗效。

【案二】高某，女，58岁，广东海康县附城小学教师。1992年1月2日初诊。

病况摘要

主诉为胃胀，腹胀，大便烂硬交替3年。患者于1989年起因精神紧张而出现经常大便烂硬交替，胃胀，腹胀。近两年来先后两次做纤维胃镜及肠镜均诊断为浅表性胃炎和慢性结肠炎。首服维酶素、吗叮啉、补脾益肠丸等治疗，症状无好转，今来求诊。现大便硬，排不畅通，胃脘胀满，下腹胀，有时隐痛，症状于情绪不舒时加重，口苦，纳差，小便常，睡眠差。舌质暗红，苔黄略厚，脉细弱。查体显示：心肺正常，腹平软，无压痛，肝脾肋下未扪及，肠鸣音正常。

诊断

中医诊为胃痞，滞下。西医诊为非溃疡性消化不良，肠易激综合征。

辨证治疗

患者精神紧张，肝失疏泄，肝气郁结，肝脾胃不和，肝气犯胃，胃失和降，故胃胀，纳差。肝脾不调，脾失健运，大肠传导失司，故排便不畅，时硬时烂。肝气不舒，故睡眠不安。本病与肝、脾、胃、大肠诸脏腑有关，脉细弱为气阴不足，舌质暗红示有瘀热，证属肝胃气阴不足，气滞血瘀。故治以行气活血，通便消胀，兼益气阴。处方：

白芍30克	郁金15克	佛手15克	延胡索15克
香附15克	何首乌15克	甘草6克	三七末3克（冲）
麦冬15克	郁李仁15克	桃仁12克	太子参30克
沙参15克	瓜蒌仁12克		

7剂。

1992年1月9日次诊：患者仍胃胀，但腹胀减轻，大便比原易排，细条，胃纳一般，睡眠好转，舌暗红，苔略厚，脉细弱。守上方，去甘草，加石菖蒲12克，7剂。

1992年1月16日三诊：胃胀明显减轻，进食后少许胃胀，无腹胀，大便条状偏烂，日1次，少许排不尽感，胃纳睡眠可，小便常。舌暗红，苔薄白，脉细。考虑到大便不畅与结肠舒张功能、推进功能不协调有关，用僵蚕等祛风药，可起到调整作用，故守上方，去郁李仁、太子参，加僵蚕12克，7剂。调理1个月，胃胀、腹胀痛等症状缓解，大便正常。

【案三】花某，女，34岁，广州轻工业学校教师。1991年10月31日初诊。

病况摘要

主诉为胃胀，伴烧心感半年。患者于今年五月份起因工作紧张而出现经常胃胀，顶咽喉，并胸骨后烧心感，曾做纤维胃镜检查，诊断为"浅表性胃炎，食管炎"，曾服雷尼替丁、吗叮啉、维酶素等治疗不效，今来求诊。症见：胃脘胀顶咽喉，烧心感，胃纳欠佳，大小便正常。体温39℃，无明显伴随症状，口干，唇红，大小便常，无咳嗽，无腹痛，无头痛。舌质淡红，苔薄白，脉细弱。查体显示：心肺正常，腹平软，无压痛，肝脾肋下未扪及，肠鸣音正常，咽充血，滤泡多。

诊断

中医诊为痞满。西医诊为浅表性胃炎，食管炎（反流性）慢性咽炎。

辨证治疗

患者工作紧张，肝气失疏，肝郁气滞，横逆胃腑，肝胃不和，胃失和降，故胃胀作，胃气上逆，故上顶咽喉，气郁化热，故烧心感，胃不和降，故纳差。舌淡红，脉细弱为气阴不足之象。本病与肝胃咽有关，属肝胃气郁，气阴不足之证。故治以疏肝和胃利咽，益气养阴。处方：

郁金15克	佛手15克	延胡索15克	白芍30克
瓜蒌仁12克	僵蚕15克	牛膝15克	玄参30克
柴胡12克	黄芪30克	麦冬15克	沙参15克
蒲公英30克	鱼骨30克		

7剂。方中用鱼骨以制酸，防反流至食管。

1991年11月7日复诊：胃胀减轻，仍有烧心感，胃纳稍进，舌淡红，苔薄白，脉细。守上方，去柴胡、蒲公英，加蝉衣10克、太子参30克，7剂。

1991年11月14日三诊：胃胀及烧心感明显减轻，胃纳一般，舌淡红，苔薄白，脉细。守上方，去牛膝、蝉衣，加苏梗15克、枳壳15克，7剂。

二、胃　　痛

【案一】林某，女，47岁。1980年1月14日初诊。

病况摘要

主诉为上腹部反复疼痛7年。患者于7年前起上腹部反复疼痛，近半年内加剧，并出现灼热痛，口干、口苦，大便秘结，舌尖红，苔少，脉弦细。曾做胃肠钡餐透视，无异常发现。胃液分析结果为胃酸偏低。行纤维胃镜诊断为萎缩性胃炎。

诊断

中医诊为胃痛。西医诊为萎缩性胃炎。

辨证治疗

本病案属于"胃痛"之范畴。由于胃阴亏虚，津液不能上承而出现胃阴不足，阴虚内热之表现。根据叶天士"胃为阳土，宜凉宜润"，甘凉濡润之品，能益胃阴而助其降，胃气才不至上逆，不但治疗胃液不足者宜用甘凉以增其液，就是胃阴不足、阴虚内热者，也宜用甘凉以养其阴。辨证为胃阴不足，治法宜养阴益胃。处方以养胃汤加减：

沙参15克　　石斛15克　　天花粉20克　　郁金15克

佛手15克　　白芍20克　　甘草10克　　　　乌梅15克

木瓜15克　　五灵脂15克　青黛3克

按：方中用沙参、石斛、天花粉以养胃生津；白芍、甘草以酸甘养阴；郁金、佛手以疏肝行气，即在养阴益胃之中，少加疏肝利气之药。又用木瓜、乌梅、川楝子等酸甘化阴，用青黛防癌变。上方是用甘寒和酸甘的药物，达到养阴益胃生津的作用。

【案二】胡某，男，48岁。1980年12月27日初诊。

病况摘要

主诉为上腹部反复疼痛12年。患者于12年前起上腹部反复疼痛，近1个月内加剧，多为灼热痛，并有口苦，口腻，失眠，纳差，寒热皆不受，稍有反酸与嗳气，大便秘结，小便黄，舌质红，苔黄，脉弦数。经胃肠钡餐透视为十二指肠溃疡。

诊断

中医诊为胃痛。西医诊为十二指肠溃疡。

辨证治疗

此例由于热郁胃腑，故胃脘灼热痛；胃火炽盛故泛酸；火盛津亏则大便秘结、小便黄；口苦，舌质红、苔黄、脉数，皆为热盛之象。本病案属于胃痛之范畴，辨证为热郁胃腑，治法宜清热和中。故方药拟新订清胃汤加减：

蒲公英30克　　延胡索10克　　白芍30克　　郁金15克

天花粉30克　　五灵脂15克　　甘草10克　　佛手15克

海螵蛸20克　　瓦楞子30克

按：方中蒲公英苦而甘寒，苦能清胃热、消炎、止痛，甘寒不劫津，因此不似黄连苦寒伤津；天花粉苦寒微甘，清热生津，与蒲公英配合，清胃热而不伤胃阴；郁金、佛手以疏肝解郁；白芍、甘草酸甘养阴；延胡索、五灵脂以活血、祛瘀、止痛；海螵蛸、瓦楞子以制酸、保护胃黏膜。

【案三】刘文龙，男，28岁，任职于广州远洋公司海关。1991年3月21日初诊。

病况摘要

主诉为胃切除术后胃痛3年。患者于1988年因球部溃疡作胃大部分切除术，以后一直胃痛发作，以饥饿时多发，伴泛酸水，去年3月份做纤维胃镜显示为"吻合口溃疡"，服雷尼替丁，胃仙U等，症状不能缓解，今遂来求诊。现仍胃痛，饥饿痛甚，伴泛酸，口干，大便稍黑色，小便正常。舌红干，苔薄白，脉细弦。查体显示：心肺正常，腹平软，剑突下压痛，无反跳痛，肝脾肋下未扪及，肠鸣音正常。

诊断

中医诊为胃痛（阴虚虚热）。西医诊为残胃吻合口溃疡并上消化道出血。

辨证治疗

患者因手术而损伤阴血，阴虚则内热而生，胃中积热，气机不畅，故胃痛作，胃热伤络则血随大便溢下而见黑便。口干，舌红干，脉细为阴虚之象。本病位在胃，证属胃阴不足，胃中积热，热伤血络。治以行气止痛，养阴清热，处方：

郁金15克	佛手15克	延胡索15克	白芍30克
蒲公英30克	天花粉30克	茜草根30克	侧柏叶20克
沙参15克	太子参30克	麦冬15克	石斛15克
鱼骨30克			

7剂。

1991年3月28日复诊：胃痛减轻，少许泛酸，口干少，大便黄色，小便正常，舌红干，脉细。守上方，去掉侧柏叶，将茜草根减量为20克。7剂。

1991年4月4日三诊：无胃痛，精神胃纳可，大小便正常，舌红，脉细。守上方，去茜草根、天花粉。7剂。

三、嘈　杂

【病案】陈某，男，25岁，广州泡沫厂工人。1991年12月26日初诊。

病况摘要

主诉为胃空不适1年。患者于去年因工作紧张而出现饥饿时胃中不适，似饥似饿，似痛非痛，无嗳气泛酸，曾在中山医一院做纤维胃镜检查，诊断为"轻度浅表性胃炎"。服雷尼替丁治疗症状无好转，今来求诊。现病人仍空腹时胃中不适，进食后则症状减轻，口干，大便干结，小便正常，舌质红，苔少，脉弦细。查体显示：心肺正常，腹平软，无压痛，肝脾肋下未扪及，肠鸣音正常。

诊断

中医诊为嘈杂。西医诊为非溃疡性消化不良，浅表性胃炎。

辨证治疗

患者工作紧张，劳累损伤脾胃，脾胃气阴不足，中焦空虚，则肝气乘犯，故空腹时胃胀不适，进食后中焦得气，肝气不得乘犯，故症状减轻，口干，舌红苔少，脉细为阴虚之象，并有蓄热。本病与肝脾胃有关，以脾胃阴虚为本虚，以肝气犯胃，兼有虚热为标实。治以养阴益胃，行气清热，处方：

沙参15克	蒲公英30克	麦冬15克	石斛15克
赤芍15克	半枝莲30克	柴胡10克	郁金15克
佛手15克	延胡索15克	白芍30克	香附15克
鱼骨30克	何首乌15克		

7剂。

1992年1月2日复诊：胃不适稍减，饥饿时似痛，舌红干，脉细弱，加补中气药以阳中求阴。守上方，去半枝莲、柴胡，加黄芪30克、太子参30克。7剂。

继以上方调理1个月，症状缓解。

四、泄　痢

【案一】朱某，男，48岁，广东省汽车公司干部。初诊。

病况摘要

主诉为排黏液脓血便3年。患者于3年前因工作劳累、饮食不节出现经常排黏液脓血样大便，血呈暗红色，伴下腹隐痛，里急后重。曾在某院住院做肠镜检查诊断为"溃疡性结肠炎"，口服中西药（具体不详）治疗无效。一直排脓血便，时轻时重，复查肠镜，提示"结肠黏液糜烂"，遂来求诊。现症见：大便烂，带黄色黏液及暗红色血，每次量少，每日1～2次，伴下腹隐痛，里急后重，面色倦怠，精神疲倦，体型清瘦，舌淡红，边有齿印，苔微黄，脉细弱无力。多次大便检查找阿米巴原虫及培养志贺杆菌均为阴性。

诊断

中医诊为泄泻，下痢，便血。西医诊为溃疡性结肠炎。

辨证治疗

溃疡性结肠炎属于非特异性炎症，发病与免疫机制失调有关，但可与肠道感染的诱发有关。其可分活动与静止交替型，或慢性持续型，发病有缓有急，病情轻重不一。目前西医的诊断水平高，但治疗仍不理想。中医药治疗本病有丰富经验。

根据其症状特点，当属中医"泄泻"、"下痢"、"便血"等范畴。其病因病机不外乎素体脾虚，运化无力，或饮食劳累，损伤脾胃，或遭受湿邪，脾胃壅滞，或情志伤肝，木郁土壅等。这些因素均可致脾失健运，湿聚大肠，大肠气机阻滞，传导失调而致泄痢腹痛诸症。若肠道湿滞，与肠中秽浊之物相结，则大便带黏胶；若湿郁化热，湿热与气血相搏则化为脓血。若湿滞通运，则产生各种急重变证。本病例为慢性持续性黏液脓血便，伴腹痛。里急后重，属于中医的"痢疾"范畴。发病起因为劳累饮食，损伤脾胃，现面色苍白、精神疲倦、体瘦，舌淡、脉弱等症状皆为气虚之象，故以脾气虚弱为本。但大便脓血、里急后重、腹痛，又有标实，此为大肠湿热蕴结，气滞不畅，损伤肠络。故证属虚实夹杂，寒热错杂。治疗应扶正祛邪，但以清热祛湿，凉血止血为主，适当健脾益气。待标实有所缓和，则加强固本。处方：

地榆20克	槐花20克	败酱草30克	火炭母30克
薏苡仁30克	党参30克	黄连10克	木香10克
黄柏10克	白术15克	茯苓15克	枳壳15克

7剂。

另外，要结合灌肠，以使药力直达病所。灌肠方：

大黄30克 　　　黄连30克 　　　黄柏30克 　　　白头翁30克

秦皮30克

7剂，保留灌肠，每晚1次。

【案二】刘某，女，61岁，广州华南农学院退休教师。1991年5月2日初诊。

病况摘要

主诉为腹痛腹泻，恶心纳差2天。患者于昨日因进食过多肥腻之品后出现腹痛、腹泻，大便烂，有时呈水样，伴恶心，胃纳差，今日上午已排大便四次，今遂来来诊。现大便烂，腹痛，恶心，纳差，小便黄。舌红，苔微黄腻，脉滑。查体显示：心肺正常，腹平软，无压痛，肝脾肋下未扪及，肠鸣音亢进。

诊断

中医诊为泄泻。西医诊为急性肠胃炎。

辨证治疗

患者饮食不节，不洁，损伤脾胃，脾失健运，气机不畅，胃失和降，故腹痛，恶心。湿浊内阻，故腹泻，肠胃积滞，故胃纳差，小便黄为湿热之象，舌红，苔黄腻，脉滑，亦属湿热之象。本病在肠胃，证属湿热阻滞，以实证为主。治以清热祛湿，行气和胃，处方：

黄连10克 　　　黄柏12克 　　　藿香15克 　　　麦芽30克

延胡索15克 　　郁金15克 　　　佛手15克 　　　白芍30克

法半夏15克 　　竹茹15克 　　　橘红10克 　　　苏梗15克

谷芽30克 　　　木香12克（后下）

7剂。

1991年5月9日复诊：腹痛腹泻缓解，无恶心，但胃纳欠佳，舌红，苔薄黄，脉滑。守上方，去竹茹、橘红、法半夏，加鸡内金15克、布楂叶15克。7剂愈。

【案三】罗某，女，35岁，广州石油化工厂工人。1991年6月6日初诊。

病况摘要

主诉为腹痛，黏液血便1个多月。患者于1个月前因饮食不洁而出现下腹痛，大便硬伴黏液血，曾化验大便红细胞（++），白细胞（+++），未发现志贺杆菌及阿米巴，未做纤维肠镜检查，当地卫生所诊断为"结肠炎"，服消炎药症状无好转，今遂来求诊。刻下见症：左下腹疼痛，大便结，带黄色黏液血，胃纳欠佳，后重感，口干苦，小便正常。舌质红，苔白厚，脉细弱。查体显示：心肺正常，腹平软，左下腹压痛，肝脾肋下未扪及，肠鸣音亢进。

诊断

中医诊为痢疾（大肠湿热）。西医诊为结肠炎。

辨证治疗

患者饮食不洁，湿热之邪侵犯，由口、胃、肠而下走大肠，气机阻滞，湿热伤络，故腹痛，脓血便，湿黏滞，故排不畅，后重感，口干等，舌红苔厚，为湿热之象。脉细弱为素体气阴不足所致。本病在大肠，以实证为主，证属大肠湿热，阻滞气机，损伤血络。治以清热祛湿，调气止血。处方：

黄连10克	黄柏12克	甘草10克	藿香15克
佩兰15克	枳壳15克	郁金15克	太子参30克
佛手15克	白芍30克	地榆15克	延胡索15克
槐花15克	木香12克（后下）		

7剂。

1991年6月13日复诊：大便条状，每日2次，带少许黏液，无血，下腹痛减轻，舌质红，苔白略厚，脉细。继续前法，适当益气养阴以扶正。守上方，去地榆、槐花，加麦冬15克、谷芽30克、麦芽30克。7剂。

1991年6月20日三诊：大便正常，无黏液血，无腹痛，舌红，苔薄白，脉细。守上方，去甘草、谷芽、麦芽。7剂。

【案四】张某，男，50岁，广州冶炼厂干部。1991年9月18日初诊。

病况摘要

主诉为黏液血便反复6年，加重半个月。患者于6年前因饮食不节，工作劳累而出现腹痛，腹泻，黏液血便，里急后重，单位卫生院诊为痔疮，治疗不效，后往空军医院，中山一院，诊断为结肠炎，服用中西药不效，近半个月便血加重，排暗红色血便，带少许黏液，每日3~4次，左下腹隐痛，遂来求诊。现除便血外，下腹隐痛，里急后重，口干欲饮，疲倦乏力。舌淡红，苔微黄，脉弦滑数。查体显示：心肺正常，腹平软，无压痛，肝脾肋下未扪及，肠鸣音亢进。结肠镜检查显示：距肛门15厘米以下直肠黏膜普遍糜烂，散在出血点，并于13厘米和12厘米处见2个溃疡，取活检见黏膜上皮及腺体变性坏死，杯状细胞减少，消失，腺体萎缩，排列紊乱。

诊断

中医诊为下痢。西医诊为溃疡性结肠炎。

辨证治疗

患者饮食不节，工作劳累，损伤脾胃，脾失健运，湿浊内生，郁而化热，湿热蕴结大肠，传导失司，气滞不畅，故腹痛腹泻，热伤血络，故便血。湿热黏滞，泻而不爽，故里急后重，湿伤气，热伤津，气阴损伤，故疲倦乏力，口干欲饮。舌苔黄，脉滑数为湿热之象。本病与大肠、脾胃有关，证属大肠湿热，脾胃气阴受损。治以清热祛湿，凉血止血，后期则补气养阴。处方：

黄连10克　黄柏12克　白头翁15克　秦皮15克

地榆15克　槐花15克　茜草根20克　救必应30克

白芍30克　白术15克　藿香12克　　木香10克（后下）

7剂。

另用下列中药灌肠：

黄连20克　　黄柏20克　　　地榆20克　　　白头翁15克

秦皮15克　　金银花15克　　青黛粉10克

1991年9月25日复诊：便血减少，腹痛腹泻减轻，每日2～3次，仍里急后重感，舌淡红，苔薄黄，脉滑数。守上方，去藿香，加火炭母30克。7剂。

1991年10月2日三诊：腹痛腹泻好转，大便带少许黏液血，每日2次，轻微后坠感，仍疲倦，舌淡红，苔薄白，脉弦细，加补气健脾之剂。守上方，去黄柏、火炭母，加黄芪30克、党参30克、太子参30克、陈皮6克。7剂。

以上方加减治疗，配合保留灌肠，治疗至11月9日，便血消失，无腹痛，大便每日一解，条状软便，无黏液，无里急后重，复查肠镜显示直肠黏膜未见糜烂，原来两处溃疡愈合。

五、便　秘

【案一】关某，女，60岁，退休工人。初诊。

病况摘要

主诉为大便秘结反复4个月。患者近4个月来经常大便秘结，多日一行，状如羊粪，排便艰辛，常用便塞停口服及开塞露塞肛才能排便。伴腰酸膝软，头晕疲倦，口干纳差，舌淡白苔干少，脉细弱无力。纤维结肠镜检查未发现结肠器质性病变。遂来求诊。

辨证治疗

此为老年性便秘，要作此诊断，首先要做肠镜检查，排除结肠器质性病变（如肿物、息肉、炎症等）。本病过去普遍认为属于中医的虚秘。的确此以脾肾虚弱，大肠失司为多。但也有不少为虚中夹实，如兼肝气郁结或大肠热结。其病机为年老脾肾阴虚，大肠燥涩，热自内生，通运失职，导致大便秘结。或年老脾肾气虚，推动无力，气因而滞，肠失传送，致排便不畅。故大便结硬，排便艰辛者多为阴虚；大便不结，排便不畅者多为气虚。阴虚便秘常伴有燥热，气虚便秘常伴有气滞，气阴两虚则两者皆有，情形复杂，故以治虚秘着重辨阴虚、气虚、气阴两虚。本病案的诊断当属脾肾气阴两虚，大便气滞燥结，本虚而标实。治法宜健脾补肾，行气润肠通便。处方：

黄芪30克	白术30克	枳壳15克	熟地黄20克
肉苁蓉30克	杜仲15克	火麻仁30克	川续断15克
郁李仁20克	麦冬15克	大黄5克	太子参30克

7剂。通便后可去大黄。

【案二】朱某，女，36岁，广州南方大厦酒店服务员。1991年3月7日初诊。

病况摘要

主诉为便秘并黏液便1年多。患者于1年多前因精神紧张出现便秘，大便如羊粪状，多日一解，且伴乳白色黏液。大便质硬甚则排大便时伴有鲜血滴出，肛门疼痛，无明显腹痛，口干苦，胃纳如常，睡眠不安。曾做纤维结肠镜检查，诊断为"慢性结肠炎（直肠、乙状结肠）"，在其他医院服药（中西药）无效，今来求诊。刻下见症：大便干结，带黏液，无血，多日一解，口干苦，胃纳如常，失眠或梦多。舌质淡红，苔干少，脉细弦。查体显示：心肺正常，腹平软，无压痛，肝脾肋下未扪及，肠鸣音稍减弱。

诊断

中医诊为便秘。西医诊为慢性结肠炎。

辨证治疗

患者平素精神紧张，易肝失疏泄，肝气郁结，肝脾不和，脾失健运，湿浊内生，湿郁化热，气滞与湿热互结，气机不畅，大肠传导糟粕异常，分别停于肠间长久，故排大便如羊粪状，多日一解。湿浊内生，故随大便而出化为黏冻之状，口干苦为湿热伤津。肝气不和，则眠不安，舌淡红苔干少，脉细为气阴不足之象，综上所述，本病重在大肠，但与肝脾关系密切，本虚标实，以脾之气阴不足为本虚，以湿热气郁为标实。若病情进展，则肝郁日甚，终致郁证，病患难愈。治以益气养阴，清热祛湿，行气通便。处方：

太子参30克	沙参15克	麦冬15克	黄连10克
黄柏12克	大黄6克	秦皮15克	桃仁10克
郁金15克	佛手15克	延胡索15克	白芍30克

7剂。嘱患者多饮水，多食富含纤维素之食物，避免精神紧张。

1991年3月21日复诊：服上方后，大便变烂，每日1~3次，带少量红色黏液，仍口干苦，失眠，舌红，苔薄白，脉细。去通便之药，继续疏肝行气，清热祛湿，养心安神。守上方，去大黄、秦皮、桃仁，加藿香15克、木香12克、葛根

30克、珍珠母30克、石菖蒲15克。7剂。

1991年3月28日三诊：大便烂好转，稍偏烂，每日1~2次，少许黏液，可入睡，但梦多，口苦，舌淡红，苔薄白，脉弦。继续疏肝行气，清热祛湿，安神。守上方，加白术15克。7剂。

1991年4月4日四诊：大便条状，每日1次，无黏液，口干，睡眠梦多，舌淡红，脉弦。守上方，去葛根、沙参。7剂。

六、咳　喘

【病案】周某，男，80岁，退休工人。

病况摘要

主诉为咳嗽反复8年，加重6天。患者于8年前起因受凉出现经常性咳嗽，咳黄痰，上楼则伴气促，每遇天气受冷时发作或加重。曾在外院诊断为"慢性支气管炎，肺气肿"。服用西药治疗，不能根治。近周来受凉后咳喘加重。刻下症见：咳嗽，咳黄色稠痰，喘促，动则加甚，口干纳呆，小便黄，大便干结。舌红，苔剥少津，脉细滑数。查体显示：胸廓呈肺气肿征，双肺呼吸音减弱，下肺可闻及湿性啰音。心率90次/分，律整，未闻及病理性杂音。腹平软，无压痛及反跳痛，肝脾肋下未扪及。血常规检查显示：白细胞9.2×10^9/升，杆状细胞4%，分叶核细胞72%，胸片：肺气肿，双下肺感染。

诊断

中医诊为咳嗽，喘证。西医诊为肺气肿。

辨证治疗

患者以慢性咳、喘、痰为主症，当属于中医"咳嗽"、"喘证"范畴。其无肢体浮肿史，故与"肺胀"可鉴别。本病多因久咳伤肺，且年老肾虚，故肺肾两虚。肺不主气，肾不纳气，故喘促难愈。肺卫力弱，易受外邪，遇风寒热，失于宣肃，津液成痰，痰阻气道，咳喘加重。故病变多虚实互见，寒热错杂，以肺肾虚弱为本虚，以风寒热邪，痰浊困肺卫为标实。辨证着重辨肺肾气虚还是气阴两虚为本，辨风寒痰瘀还是风热痰瘀为标，辨标本之缓急轻重，相互关系。病变加重期，多有风寒痰火或风热痰阻肺；病变缓解期，则标实已除，本虚仍在，故治疗有所不同。本病例虽标实本虚，以痰热阻肺为标实，以肺肾气阴两虚为本虚，但标实为急，急则治其标，故以清热化痰，止咳平喘为主，兼以养阴。处方：

黄芩15克	鱼腥草30克	浙贝母15克	桑白皮15克
瓜蒌皮15克	苏子15克	桃仁12克	杏仁12克
款冬花15克	紫菀15克	沙参15克	麦冬15克

待痰热已除，以养肺补肾为主，益气养阴为固本。

七、颈岩痛

【病案】邓某，男性，53岁，华南计算机公司干部。1992年2月13日来诊。

病况摘要

主诉为右颈胀痛6个月。患者于1990年初因咳血痰在肿瘤医院诊断为鼻咽癌，并行放射治疗，以后一直无异常。但

6个月前出现右颈胀痛，并扪及不活动的硬结。患者前往原医院复诊，诊断为右颈淋巴结转移癌。遂来求诊。刻下症见：右颈胀大，热痛，颈部活动受限。口干，消瘦，咽中痰多且黏稠难咯。舌质暗红，苔白厚干，脉细数。查体显示：心肺正常。腹平软，无压痛，肝脾肋下未扪及，肠鸣音正常。右颈肿物大小约2厘米×3厘米，不规则，坚硬，欠活动，压之痛，表面暗红，呈灼热感。

诊断

中医诊为颈岩痛，单瘰疬痛。西医诊为鼻咽癌右颈淋巴结转移。

辨证治疗

患者平素工作紧张，情志不畅，肝气郁结，气滞不通，行积为痰，气滞痰阻，血行不畅，郁化热毒，气痰热毒，互结为瘀。阻滞经络气血流通，不通则痛，故出现颈部咽痛。痰瘀互结，致有形之物，故扪及颈部硬结，颈部肿胀。痰结于咽，故咽中不通，咯痰黏稠。病成之后，耗气伤津，故口干，消瘦。舌质暗红为瘀热之象。本病以热毒痰瘀互结为标实，以气血损伤为本虚，病多与肝、脾病切相关。治以清热解毒，化痰消结，兼以益气养阴。处方：

半枝莲30克　猫爪草30克　玄参30克　白花蛇舌草30克
浙贝母30克　胆南星15克　法半夏15克　莪术15克
穿山甲30克　地鳖虫15克　露蜂房15克　生地黄30克
太子参30克　麦冬15克　沙参15克　玉竹15克
7剂。

1992年2月20日复诊：右颈热痛稍减，但仍胀实，口干减轻，痰可咯出，舌质暗红，苔薄白，脉细数。守上方，去太子参、玉竹，加三棱15克、海蛤壳15克，7剂。

1992年2月27日三诊：右颈无热痛，但有胀实感，颈部活动受限，无口干，痰减少，舌质暗红，苔薄白，脉细。守上方，去露蜂房、海蛤壳，加全蝎10克、夏枯草15克，7剂。

按：癌肿成因，异常复杂，外感邪毒，情志所伤，饥饱劳累，脏腑虚损，气血亏虚，感可致癌。癌肿望之可见，切之可及，此为有形之物。观其病理特点，为湿聚痰凝，瘀毒互结，影响气机升降出入，阻滞经络气血流通，不通则痛，导致相应部位疼痛发作。癌肿成病后，本身耗伤气血津液，另又痹阻气血运行，均致脏腑经脉失养，由实致虚，虚实兼杂，使癌肿致病难治。所以，对本病宜早期诊断，尽快治愈，治病中缓解疼痛，减轻患者痛苦也实属必要。虫类中药既有抗癌作用，又有止痛功效。故在辨证基础上，适当配伍用之。本病案中医诊断为单瘰疬病，证型属痰瘀热毒互结，损伤元气真阴。治法宜清热解毒，化痰散结以治标，益气养阴以固本。

八、腰　　痛

【病案】陈某，女，55岁，广州机床研究所干部。初诊。

病况摘要

主诉为腰痛1年，伴双下肢牵引痛1个月。患者于去年初起因劳累后出现经常性腰痛，并向双下肢背侧放射痛、牵拉痛。曾做腰椎X线照片提示为腰椎骨质增生。外院诊断为坐骨神经痛。常服抗骨质增生丸、骨仙片等治疗无效，遂来求诊。现仍腰痛连及双下肢，二便正常，口稍干燥，睡眠正常，腰腿活动受限，行走不便。舌质暗红，苔薄白，脉弱。查体显示：心肺正常，腹平软，无压痛，肝脾肋下未扪及，肠鸣音正常，腰部弯腰受限，双直腿抬高试验阳性。

诊断

中医称为腰痛。西医称为腰椎骨质增生伴骨神经痛。

辨证治疗

患者年老，已过五旬，天癸尽，地道不通，肾精亏虚，稍加劳累，则越伤肾，腰为肾之府，一身之要，伤肾则经络不通，气血痹阻，故发为腰痛。肝主筋，肝肾同源，筋附于骨，腰痛日久，由经入络，病及肝脏，肝肾同病，筋骨失养，进而发为腰痛连腿筋。本病以肝肾阴虚为本，以气血不通为标实。治以补肾益精，壮腰强筋，行气活血，通补兼施。处方：

海风藤30克	独活15克	桑寄生30克	羌活15克
怀牛膝15克	杜仲15克	海桐皮20克	秦艽15克
威灵仙15克	全蝎6克	地龙15克	蜈蚣2条

7剂。

1992年1月30日复诊：腰痛连腿明显减轻，口稍干不适，行走比原来好转，舌质暗红，苔薄白，脉细。守上方，去牛膝，加养阴药生地黄。7剂。

按：本病多发于中老年。《黄帝内经》云："五八肾气衰。"中老年者肾虚居多，因劳累受邪，腰为肾之府，一身之要。肾虚者若有劳损邪犯，则经络不通，气血痹阻，发为腰痛。肾主骨，肝主筋，肝肾同源，筋附于骨，腰骨痛久，由经入络，累及肝脏，肝肾同病，筋骨失养，进而发为腰痛连腿。本病肾虚为本，邪客气滞血瘀为标。辨证着重辨肾之阴阳孰虚，邪属风寒湿热何种，气滞血瘀孰重。施治常通补兼施，行补肾填精，壮腰强筋，行气活血，祛邪通络之法。此时，可配伍蜈蚣、全蝎、地龙等虫类药以通痹止痛。本病属于腰痛、痹证的范畴，骨伤科也称为腰腿病。

九、头　痛

【病案】温某，女，32岁，暨南大学附属华侨医院职工。1991年6月6日初诊。

病况摘要

主诉为头痛1年。患者于去年开始因工作紧张出现经常性头痛，以右侧头痛为主。持续性精神紧张及月经期加重，伴易激动烦躁，服中药治疗无效。于上月在单位神经科住院，经颅部CT检查未发现异常，诊断为"血管神经性头痛"。经正天丸、川芎嗪、西比灵等治疗头痛未除。刻下症见：右侧头痛，持续性，烦躁，眠差，大便稍硬，小便正常。舌质暗红，苔薄白，脉弦。查体显示：颈软，心肺正常。腹部平软，无压痛，肝脾肋下未扪及，肠鸣音正常。

诊断

中医诊为头痛。西医诊为血管神经性头痛。

辨证治疗

本病属中医"头痛"范畴。古人云："巅高之上，惟风可到。"风上犯脑，清阳被扰，气血不畅，阻遏经络，头痛不已矣。风有外风、内风。风邪属外风，肝风为内风。因于外风为寒风所吹，因于内风为情志所伤。风善行数变，可化火、挟痰、致瘀。故辨治头痛，重辨风、火、痰、瘀、虚。患者平素工作紧张，肝气郁结，郁久化风，上扰清窍。肝郁气滞，血行不畅，气滞血瘀。风挟有瘀，阻遏脑脉，故头痛发作；气滞化火，内扰心神，故烦躁不安、眠差；火伤阴津，故大便干结。舌红脉弦，为郁火之象。舌暗为有瘀，病机属于肝风挟火，上扰清窍为主，兼气滞血瘀。治以活血通络，祛风止痛。处方：

蝉蜕15克	地龙15克	僵蚕15克	红花10克
桃仁12克	苏子15克	藁本15克	白芷12克
柴胡12克	桑叶15克	防风12克	枳壳15克

7剂。

1991年6月13日复诊：头痛明显减轻，无烦躁，睡眠安，舌质红，苔薄白，脉弦。守上方，去桃仁、防风，加菊花15克、麦冬15克。7剂。

十、喉痹

【病案】李某，女，49岁，新会县环城卫生院护士。1991年4月30日来诊。

病况摘要

主诉为咽痛反复5年。患者于1986年起因受凉后出现经常性咽痛，每次于受凉或进食辛燥之品后加重。发作甚时咽中有顶痛感，影响进食，伴气短。每日发作1~2次。现咽中顶痛，干燥，大小便正常。舌淡红，苔薄白，脉细。查体显示：咽充血，咽后壁淋巴滤泡增生，心肺正常。腹平软，无压痛，肝脾肋下未扪及，肠鸣音正常。

诊断

中医诊为喉痹。西医诊为慢性咽炎。

辨证治疗

本病属于中医"喉痹"范畴。咽喉外通口鼻，所属于肺。肺虚之人，更易受邪。邪以风多，且头燥热，壅灼咽喉，炼津为痰，痰阻气滞，血行不畅，痰瘀互结，致咽喉不利作痛。病情缠绵，再遇风燥热邪所犯，则急性发作，咽痛加重。所以对喉痹之辨证，分风、燥、热、痰、瘀五端。

本案患者感受风燥热之邪，壅灼咽喉，炼津为痰。痰阻气滞，血行不畅，痰瘀互结，故咽喉不利，不通则痛。肺阴不足，燥热易生，故咽干口燥，舌质红，脉细。本病以肺阴不足，风燥血热，痰结血瘀为病机。故治以疏风清热，化痰散结，兼以养阴。处方：

僵蚕15克	蝉蜕10克	瓜蒌仁12克	浙贝母15克
玄参30克	沙参15克	麦冬15克	牛蒡子15克
连翘15克	桔梗10克	桑叶15克	桑白皮15克

7剂。

1991年5月7日复诊：咽痛明显好转，但多说话则气短，咽部干燥，二便调，舌质淡红，苔薄白，脉细。守上方，去连翘、桑叶，加益气养阴药毛冬青30克、太子参30克。7剂。

1991年5月14日三诊：轻微咽干燥不适，无咽痛，舌质淡红，苔薄白，脉细。继守上方，7剂而愈。

十一、淋　　证

【案一】黄某，男，80岁，广州化工原料商店退休职工。初诊。

病况摘要

主诉为排尿困难10多年。患者于1980年起无明显原因出现排尿困难，以排尿不净为主。偶出现尿点滴不通，需插尿管导尿。曾多次行前列腺B超检查，诊断为"前列腺肥大"。服前列康等药治疗无效，近年来排尿困难加重，每月需插尿管1~2次，外科动员其行手术切除治疗，病人不接受，遂来求诊。症见：排尿点滴不适，下腹胀感，压之痛感，扣之实音，口干苦，大便秘。舌红苔黄干，脉细数。查体显示：心肺正常，下腹胀，压痛，肝脾肋下未扣及，肠鸣音减弱，双下肢无浮肿。

诊断

中医诊为淋证，癃闭。西医诊为慢性前列腺炎。

辨证治疗

本病以排尿不畅，甚至闭塞不通为主症，属于中医"癃闭"的范畴。若合并湿热下注，则尿痛，又可称为"淋证"。既往多认为由年老肾虚，无力气化，膀胱失司所致。但这还与"三焦"有关，尤以脾肾虚损为要。盖脾气虚弱，健运失职，痰湿内生，结于膀胱，影响气化，气滞血瘀，或肾之阴阳虚衰，气化不及州都，膀胱传导无力，湿浊内停，气滞血瘀，痰湿与瘀血互结膀胱，以致尿道不畅。辨治本病以化瘀活血，软坚散结为基本法，在此基础上辨标本缓解。标急者

岭南中医药名家梁乃津

178

有膀胱湿停化热，腑实不通。实证为多，治则利水通关，清热通腑。标不急者，虚实兼杂，当辨脏腑阴阳，肾阳虚衰当温补肾阳，行气利水；肾阴亏虚者当滋养肾阴，化气利尿；脾气虚弱者当益气升清降浊。

本病案标急为先，以膀胱湿热，瘀阻血瘀为标，以肾阴虚为本虚。故急则治其标。以清热利湿、化痰活血为先，适当通腑，并急行尿管以导尿。处方：

毛冬青30克	王不留行15克	丹参20克	鳖甲20克
夏枯草20克	浙贝母15克	桃仁15克	枳实15克
车前草30克	生地黄30克	大黄5克	黄柏12克

待湿热有减，则以滋养肾阴，活血软坚为法。

【案二】张某，男，42岁，广州远洋公司干部。1991年3月28日初诊。

病况摘要

主诉为尿频伴排尿不净感3年。患者于1988年起因性生活不节而出现尿频，排尿不净，淋漓不断感，往中山三院检查诊断为"前列腺炎"，服前列康等药治疗无好转，日夜尿多，易疲倦，头晕，腰酸软，遂来求诊。现仍尿频，夜尿多，排尿不畅，头晕，倦怠，腰酸膝软，大便正常。舌淡暗，苔白腻，脉无力。查体显示：心肺正常，腹平软，无压痛，肝脾肋下未扪及，肠鸣音正常，腰椎无压痛，双肾区无叩击痛。

诊断

中医诊为淋证（肾虚膀胱湿浊）。西医诊为慢性前列腺炎。

辨证治疗

患者年近半百，且房事不节，损伤肾气，肾虚不能主水道，气化无力，湿浊内停于膀胱，停久则化热，致膀胱湿热，气化更不利，故现尿频，排尿不畅，肾气气化无力，故入夜则尿多。头晕，腰酸，舌淡，脉弱，为肾气虚之象，舌黄腻为有湿。综上所述，本病以肾气虚弱为主，兼膀胱湿浊内停。治以补肾益气祛湿。处方：

金樱子30克	黄芪30克	茯苓15克	益智仁15克
山萸肉15克	党参30克	白术15克	补骨脂15克
王不留行15克	山药30克	泽泻15克	黄柏12克

7剂。

1991年4月4日复诊：尿频好转，夜尿次数减少，排尿转畅，头晕腰酸等减轻，舌淡，脉细。效不更方，继守上方7剂而愈。

十二、眩　　晕

【病案】 洪某，女，68岁，广州市建新百货批发公司退休职工。初诊。

病况摘要

主诉为头晕发作1年。患者于今年初起经常头晕发作，有时有天旋地转感，偶出现昏厥，无呕吐，无耳鸣，头晕经静滴葡萄糖后可缓解，曾在外院诊治，诊断为"脑动脉硬化"，服用脑络通等药治疗，症状不能缓解，经常头晕发作。现症状如下：头晕，肢体麻木，烦躁，眠差，口干，二便调，舌质红，苔薄黄，脉弦细。查体显示：心肺正常，腹部平软，无压痛，肝脾肋下未扪及，肠鸣音正常，血压：12/8千帕。辅助检查：动态心电图正常。颅脑CT提示：脑萎缩。颅脑多普勒超声检查提示：脑动脉硬化。X线颈椎片提示：颈椎退行性变。

诊断

中医诊为眩晕。西医诊为脑动脉硬化。

辨证治疗

本病以头晕为主症，属于"眩晕"范畴。但若病情发展，突发半身不遂，口眼歪斜，舌强语塞，则当属"中风"。其病理基础是肝脾肾虚，病变灶是邪风痰瘀阻滞脑脉。缘患者年老体虚，脾肾气虚，脉髓不充，气血不营，故致清窍失养，肝肾阴虚，阴不敛阳。肝阳张，虚风内动，风阳上扰，气血搏动，痰瘀内停，清窍失养。病变轻缓则眩晕，急重则中风。辨证考虑肝脾肾气虚还是阴虚，风痰还是瘀热。若脾肾气虚，痰瘀血瘀，治宜补气化痰活血；如脾气虚弱，营血亏虚，则宜益气养阴调营；若肝肾阴虚，风阳上扰，治宜滋阴养血，熄风潜阳。发展为中风，则急性期以风痰瘀痹阻脑脉为急，或风痰化热，或热毒上扰，或痰热阻闭，产生变证。

本病案病轻、缓，属于"眩晕"，病机为肝肾阴虚，风阳上扰。治宜滋养肝肾，祛风潜阳。处方：

怀牛膝15克	夜交藤20克	双钩藤15克	白芍30克
熟枣仁15克	山栀子15克	桑寄生30克	龟板20克
生地黄30克	天麻15克	石决明30克（先煎）	
牡蛎30克（先煎）		三七末3克（冲服）	

十三、痹　证

《黄帝内经》云："风寒湿杂至，合而为痹。"痹证，是因上述之邪侵犯关节，气血不通所致。临床所见，多为风湿性关节炎与类风湿关节炎，两者均可因风寒湿至后郁而化热，至关节红肿，但后者还可影响到肝脾肾致骨损筋挛肌萎，且湿停成痰，气滞致瘀，痰瘀互结，经络闭阻，加重病情。

所以，辨治痹证要辨有否化热，化热者为关节红肿热痛，或伴发热，舌红苔黄，脉数。此时治宜祛风除湿清热，方用四妙散加味，如知母、黄柏、车前草、秦艽、海风藤、海桐皮、防风、毛冬青、赤芍、牡丹皮、威灵仙等，若无发热则以祛风散寒除湿通痹，如用羌活、独活、威灵仙、麻黄、桂枝、黄芪、川芎、当归等。

除了辨有无热外，还要辨有无痰瘀互结，此当是关节膝形肿大，除用上述活血药之外，还要用走窜通络之品，如蜈蚣、全蝎、地龙、土鳖虫、红花、桃仁等，还要辨有无肝肾亏损，有者则有疲倦、头晕、腰酸、筋挛、肌萎、舌淡、脉弱等。治疗要兼补肾养肝，加用熟地黄、川续断、仙灵脾、骨碎补、桑寄生等。

【案一】马某，女，58岁，广州市轻工品进出口公司退休干部。初诊。

病况摘要

主诉为四肢关节疼痛反复发作10年。患者于1982年起因受凉后出现四肢关节疼痛，是以手指关节痛，活动不灵为主，以后发展到四肢关节痛。曾在外院多次住院，诊断为"类风湿性关节炎"。近10天伴腰痛连及右下腹，腰椎X线片显示"腰1~5椎体前缘唇样肥大增生"，遂来求诊。现症见：四肢关节痛，以指关节、肩关节、踝关节明显，十指关节呈梭形改变，无热感，活动受限，不能行走，无发热，疲倦乏力，大便正常。舌暗红，苔黄腻，脉弱无力。查体显示：心肺正常。腹平软，无压痛，肝脾肋下未扪及，肠鸣音正常，十指关节畸形，呈梭形，暗红。辅助检查显示：血沉增快，类风湿型因子阳性，抗"O"正常。

诊断

中医诊为痹证。西医诊为类风湿性关节炎。

辨证治疗

本病属于中医的"顽痹"范畴。其病之初，病在经络，无不以风寒湿热之邪，致气血痹阻，关节疼痛，屈伸不利。日久则由经入络，湿性聚积为痰，寒凝热郁为瘀，痰瘀聚结关节，致关节变形，难以屈伸。病来则耗蚀下元，累及肝肾，肝肾亏虚，精血匮乏，筋失所养，骨无以充，致筋骨拘急，肌肉萎缩，肢体废而不用。综观整个病程，以标实致本虚也，标实责之有风、寒、湿、热、痰、瘀，本虚责之于肝肾亏虚，精血不足。标实易治，本虚难愈。所以，要争取在病之初，正尚未虚之时，积极治疗。针对邪痰瘀阻，痹塞不通这一病机特点，行祛邪化痰，活血通痹之法，适当运用虫类药以通络开痹，使气行血活，经络通畅，风寒湿之邪给以外解之机。本病案四诊所闻，辨证为风寒湿化热，关节气血痹阻，兼气血损伤。治法以祛风散寒除湿通痹，佐以清热以治标，兼以补益气血以固本。处方：

海风藤20克	威灵仙15克	独活15克	羌活15克
海桐皮20克	当归15克	赤芍15克	秦艽15克
熟地黄20克	黄芪30克	党参30克	桑枝30克
薏苡仁30克	川芎10克	全蝎10克	蜈蚣2条
乌梢蛇12克			

【案二】张某，女，52岁。广州市电信工程公司干部。1991年8月1日初诊。

医案荟萃

岭南中医药文库

病况摘要

主诉为四肢关节疼痛3年。患者于3年前起因受凉后出现四肢关节疼痛，呈游走性，但以手指关节明显，发作时肿胀，多次查血沉，抗"O"增高，但类风湿因子阴性。在外院服用中西药治疗无效，遂来求诊。现仍四肢关节痛，以双手指关节疼痛明显，肿胀畸形，自觉手足心热，低热，口干，心悸，睡眠不安，二便调。舌质红干，苔黄厚，脉细数。体检显示：双手指呈梭状指，肿胀畸形，余关节未见异常。心肺正常，腹部平软，无压痛，肝脾肋下未扪及，肠鸣音正常。

诊断

中医诊为痹证。西医诊为风湿性关节炎。

辨证治疗

患者受凉后感受风寒湿邪，三邪合至为肢体关节，气血痹阻，故出现关节疼痛而成痹证。日久郁而化热，湿浊聚积为痰，寒热热郁为瘀，痰瘀胶结关节，故出现关节肿胀畸形。热郁灼伤阴津，故口干。阴虚内热，故手足心热，虚火内热，故心悸，睡眠不安。舌质红干，苔黄厚，脉细数为湿热内结，热伤阴津之象。本病在关节，证属风湿热痹阻肢体关节，兼损伤阴津。治以清热除湿，祛风除痹，兼以养阴。处方：

黄柏12克	知母12克	秦艽15克	威灵仙15克
防己15克	薏苡仁30克	桑枝30克	生地黄30克
独活15克	海风藤30克	石斛15克	海桐皮30克
桃仁12克	枳实15克	麦冬15克	

7剂。

1991年8月8日二诊：四肢关节疼痛稍减轻，但仍低热，手足心热，睡眠不安，口干，心悸减轻，舌质红，苔厚略干，脉细数。处方：

柴胡12克	蒲公英30克	玄参30克	秦艽15克
桑枝30克	海桐皮30克	防己15克	防风12克
红花10克	海风藤30克	枳壳15克	黄柏12克
知母12克	薏苡仁30克		

7剂。

【案三】杨某，女，59岁，华南农业大学教师。1991年2月13日初诊。

病况摘要

主诉为四肢关节疼痛反复30多年。患者于30多年前因受凉后经常出现四肢关节疼痛，每于天气变化时发作，已确诊为"风湿性关节炎"。曾用过抗风湿药治疗，症状不能缓解，关节痛呈游走性，无伴关节畸形，近日受凉后又出现双膝关节疼痛，手指关节疼痛，稍有热感，伴口干，心悸（早搏），无发热，二便正常。舌质淡红，苔薄黄，脉弱，结代。查体显示：双膝关节及指关节稍热感，无红肿，心率90次/分，早搏。双肺正常，腹部平软，无压痛，肝脾肋下未扪及，肠鸣音正常。

诊断

中医诊为痹证，心悸。西医诊为风湿性关节炎，早搏查因：冠心病？

辨证治疗

患者受凉后因风寒湿三气杂至，合而为痹，关节因邪所犯，气血痹阻不适，不通则痛，故作痹证。风善行数变，故关节痛呈游走性。无痰瘀胶结，故无关节畸形。风寒湿郁化热，故关节疼痛处有热感，热伤津液，故口干。年老心气不足，心失所养，故心悸。苔黄提示有热象，脉结代为心气不足，鼓动无力之症。本病病在关节，证属风寒湿痹化热，兼心气不足。治以祛风散寒，除湿清热，兼益气养心。处方：

羌活15克　　独活15克　　威灵仙15克　　桑枝30克
秦艽15克

7剂。1991年2月20日二诊：关节痛减轻，无热感，口干轻，心悸好转，舌质淡红，苔薄白，脉细数。处方：

羌活15克　　独活15克　　秦艽15克　　威灵仙15克
桑枝30克　　防风15克　　黄柏12克　　薏苡仁30克
知母12克　　党参30克　　麦冬15克　　五味子10克
7剂。

【案四】李某，男性，57岁，干部。1991年3月1日初诊。

病况摘要

主诉为双膝、右腕关节疼痛2年多。患者于1989年初因受凉后开始出现双膝关节和双腕关节疼痛，伴肿胀，但无甚热感。曾在东圃红十字会医院诊治，诊断为"风湿性关节炎"，服用中药治疗不能根治，遂来求诊。现仍双膝及右腕关节疼痛，呈游走性，受风吹或劳累后加重，恶风寒，无发热，疲倦乏力，面色㿠白。舌质淡红，苔薄白，脉沉。体检显示：心肺正常，腹部平软，无压痛，肝脾肋下未扪及，肠鸣音正常，四肢关节无红肿热。

诊断

中医诊为痹证（风寒湿痹）。西医诊为风湿性关节炎。

辨证治疗

患者受凉后感受风寒湿之邪，三邪杂至，合而为痹，致关节气血不足，痹阻作痛，故发痹证。风性善行，故关节痛游走性。病人体虚，卫阳不足，易受风吹或劳累后疼痛加重，且恶风寒。舌质淡、苔白、脉沉为内寒气虚之象。本病在关节，证属风寒湿犯，气血不足。治以祛风散寒，除湿通痹，兼以活血。处方：

羌活15克	独活15克	威灵仙15克	秦艽15克
防己15克	川芎10克	海桐皮30克	石楠藤30克
黄芪30克	党参30克	海风藤30克	当归15克
桂枝10克	白芍15克		

7剂。

1991年3月8日复诊：关节疼痛减轻，精神好转，不恶风寒，面色㿠白，舌质淡红，苔薄白，脉沉。守上方，去防己、秦艽、石楠藤，加防风15克、细辛6克、麦冬12克，7剂。

十四、胸　痹

【病案】陈某，女，63岁，广东省电力修配厂离休干部。

病况摘要

主诉为反复胸骨痛6年，加重半个月。患者于1984年始经常胸骨痛发作，呈压榨感，发作时疼痛持续几秒至1分钟，劳累后明显，休息时减轻或缓解。曾在外院诊断为"冠心病心绞痛"，常服用复方丹参片、冠心苏合丸等治疗。于半个月前因劳累而胸骨痛加重，步行则痛作，向背部放射。服用心痛定等药物无效而求诊。现症见：胸痛，劳则加重，无心悸气促，二便调。舌淡暗，苔黄厚白，脉细。查体显示：双肺正常。心率80次/分，心律正常，未闻及杂音。腹平软，无压痛，肝脾肋下未扪及，肠鸣音正常，体型肥胖。辅助检查：心电图提示"心肌劳损"。

诊断

中医诊为胸痹。西医诊为心肌劳损。

辨证治疗

本病属于"胸痹"范畴。因以"胸中痹痛"为主症，古人有"不通则痛"，"痛无补法"之论，故医者视心脉痹阻为关键，以宣痹通脉为要旨。此法之用，屡用屡效，确是良方。然而胸痹之发，老年居多，脏腑虚弱，无不相关。在辨证之时，既要重视痰浊瘀血痹阻心脉之病理特点，又要注意脏腑阴阳气血亏虚的病理基础，这就所谓"治病必求于本"。所以，辨治胸痹一证，要辨心脾肾虚，辨阴阳气血。本病多虚实夹杂，遣方用药要做到祛邪而不伤正，补虚而不碍邪。痰痹者，以瓜蒌薤白法半夏汤加枳壳为基础方；痹痛者以血府逐瘀汤加丹参为基础方；心阳不通者配苓桂术甘汤以温通心阳；心气虚弱者配黄芪汤以补益心气；心阴不足者配生脉散以益气生津；脾虚痰湿中阻者配陈夏六君子汤以健脾化痰；心脾两虚者配归脾丸健脾养心；心肾阳虚者配右归饮以益火之源；心肾阴虚者配天王补心丹以交通心肾。

本病案四诊合参，辨证为心之气阴不足，痰瘀痹阻心脉。治法宜益气养阴，化痰活血，行通补兼施。处方：

法半夏12克　党参30克　麦冬15克　丹参20克

瓜蒌皮15克　沙参15克　郁金15克　茯苓15克

五味子10克　薤白12克　枳壳15克　三七末3克（冲服）

吉林参10克（另炖）

7剂而愈。

十五、口　疮

【病案】饶某，男，72岁，深圳市南头区百德腰带手袋厂退休工人。1993年2月1日来诊。

病况摘要

主诉为口腔溃烂疼痛反复5年。患者于1988年起因进食辛燥之品过多而出现经常性口腔溃烂，疼痛，严重时影响进食及讲话，常伴大便秘结，服大黄30克仍不能通便，曾在多间医院诊治，疗效不佳，遂来求诊，现仍口腔及舌溃烂疼痛，影响进食，在某口腔医院注射激素治疗无效，伴大便秘结，口干，咽燥。现症见：舌暗红，无苔，脉弦。查体显示：口腔右腭黏膜及舌面见多个溃疡，各约0.3厘米×0.2厘米，中央凹陷，表披黄膜，周边充血，心肺正常，腹平软，无压痛，肝脾肋下未扪及，肠鸣音正常。

诊断

中医诊为口疮。西医诊为复发性口腔溃疡。

辨证治疗

患者年老体衰，肾阴不足，且食辛燥之品，伤阴加重。肾阴不足，虚火上火，灼津为痰，痰火内结伤膜，故口疮作。阴虚生内火，热移大肠，大肠燥热，传导失司，故大便秘结。阴虚津不上承，故口干咽燥，舌红无苔为阴虚内热之象。本病与肾关系密切，证属阴虚内热。治以养阴清热，散结通便。处方：

熟地黄25克　　　生地黄25克　　　沙参15克　　　麦冬15克

郁李仁20克　　瓜蒌仁12克　　僵蚕15克　　泽泻15克

山萸肉12克　　肉苁蓉30克　　茯苓15克　　玄参30克

甘草6克　　　牛膝15克

7剂。

1993年2月8日复诊：口腔溃疡好转，疼痛减轻，可进食半流体，口不干燥，大便似结，但较原易排，舌红少苔，脉细弦。守上方，去茯苓，加牡丹皮12克，7剂。

十六、汗　证

【案一】胡某，女，40岁，天河中心批发部干部。1991年11月7日初诊。

病况摘要

主诉为易汗出3年多。患者于1年多前因劳累后出现经常易汗出，稍为活动则浑身汗淋，曾做多方面检查，如T3、T4、心电图等检查未发现异常，服中西药等治疗不效，近年伴疲倦、思睡、口淡、气短、大便干结难排、小便清、无心悸，无烦躁。舌淡红，苔白略厚，脉细弱。查体显示：心肺正常，腹平软，无压痛，肝脾肋下未扪及，肠鸣音正常。

诊断

中医诊为自汗症。西医诊为植物神经功能紊乱多汗症。

辨证治疗

患者工作劳累，损伤中气、肺气，气虚卫外不固，营卫不和，故易汗出，且汗多。气虚故疲倦、思睡、气短、口淡。气虚为主，无阴虚，故无心悸，无烦躁。气虚大肠传递糟粕无力，故大便干结难排。舌淡脉细弱为气虚之象，舌苔厚为大便不适，大肠积滞所致。本病与肺脾有关，证属气虚为主，营卫不和，兼有大肠积滞。治以益气固表，收敛止汗，兼以通便。处方：

糯稻根30克	黄芪30克	党参30克	煅龙骨30克
煅牡蛎30克	白芍30克	大枣15克	大黄6克
浮小麦30克	枳壳15克	桂枝10克	肉苁蓉30克
炙甘草10克			

7剂。

1991年11月14日复诊：汗出减少，精神好转，大便通畅，但仍口淡，疲倦，气短，舌淡红，苔薄白，脉弱。继续原方治疗，去枳壳、大黄，加白术20克、防风12克，7剂。

【案二】谢某，男，4岁。1992年2月20日初诊。

病况摘要

主诉为夜间汗出1年。患儿于去年因患肺炎而用较长时间西药抗生素。肺炎已愈，但夜间汗出，湿透衣裤。曾在外院服中西药不效，遂来求诊。现仍夜间汗多，平时疲倦，少动，纳差，食少，面色不华，体疲，便溏，夜睡不安。舌淡，苔薄白，脉细弱。查体显示：营养欠佳，反应迟钝，心肺正常，腹平软，无压痛，肝脾肋下未扪及，肠鸣音稍亢进。

诊断

中医诊为盗汗症。西医诊为小儿营养不良。

辨证治疗

患儿病后服用较多抗生素，损伤气阴，气虚致卫外不固，阴虚致虚热内扰，故出汗多，湿透衣。肺脾气虚，故疲倦，少动，纳差，食少。水谷精微乏源，故面色不华，疲倦。脾失健运，故大便溏烂。心失所养，故夜睡不安。舌淡，脉细

医萃采菁

弱为气阴不足之象。本病与肺脾心有关，证属气阴两虚。治法宜益气养阴，收敛止汗。处方：

糯稻根30克　　浮小麦30克　　煅龙骨30克　　煅牡蛎30克
黄芪20克　　　太子参20克　　麦冬12克　　　五味子6克
白术15克　　　山萸肉12克　　炒山楂12克　　布楂叶12克
鸡内金15克　　谷芽30克　　　麦芽30克

7剂。

1992年2月27日复诊：盗汗稍减轻，精神好转，胃纳渐进，睡眠转安，舌质淡红，有剥苔现象，脉细。守上方，去白术、谷芽、麦芽，加沙参15克、山药20克、石斛15克，7剂得愈。

十七、胁　　痛

【案一】张某，男，54岁，海军干部。1991年2月28日初诊。

病况摘要

主诉为右胁顶胀痛2年。患者于1989年开始因工作紧张自觉右胁顶胀痛，当时行腹部B超提示"肝硬化"，但查A/G比例正常，无腹胀，无肢体浮肿，经常腹泻，大便烂，每日3~4次，有排不干净感，便意常急，在部队海军医院服药无效，遂来求诊。刻下见症：右胁顶胀不适，便溏，每日3~4次，便意急，伴不畅感。有肝炎病史。舌淡暗，苔薄白，脉细数。查体显示：心肺未见异常，肝脾肋下未扪及，腹部无压痛，肝区无叩击痛，肠鸣音稍亢进。

诊断

中医诊为胁痛（气滞血瘀，肝阴不足），泄泻（脾虚湿阻）。西医诊为肝硬化（早期），慢性结肠炎？

辨证治疗

患者工作紧张，肝气郁结，日久累及血分，气滞血瘀，故致胁顶胀痛。肝气横逆犯脾，脾失健运，湿浊内生，运化传导异常，糟粕传导异常，故致泄泻。舌淡暗为有瘀血表现，脉细数为阴虚有热。综上所述，本病与肝、脾相关，以肝阴不足、脾气虚弱为本虚，以气滞血瘀挟湿为标实。若病情进展，则阴虚火旺，肝火犯胃，火热伤络，致便血呕血。治宜行气活血，清热祛湿。处方：

延胡索15克	郁金15克	佛手15克	白芍20克
鸡内金15克	莪术15克	黄连10克	黄柏12克
半枝莲30克	厚朴15克	白术15克	

7剂。

1991年3月6日复诊：右胁顶胀痛减轻，大便每日1次，质烂，无腹痛，无黏液血，舌淡红，苔薄白，脉弦。处方：

莪术15克	土鳖甲15克	沙参15克	桃仁12克
丹参20克	土鳖虫20克	麦冬15克	玄参15克
白术15克	山药30克	白芍30克	郁金15克

7剂。

1991年3月14日三诊：无右胁腹胀痛，精神胃纳可，小便正常，每日1次，舌淡红，脉细。继守上方，7剂。

1991年3月28日四诊：患者无不适感觉，精神胃纳可，二便正常，舌质淡红，脉弱。阴虚内热已去，改用健脾益气、行气活血。处方：

土鳖甲15克　黄芪30克　党参30克　丹参20克

鸡内金15克　莪术15克　青皮10克　炒穿山甲15克

白背根30克　柴胡10克　川芎15克　三七末3克（冲）

7剂。

1991年4月4日五诊：病人无不适感，自觉良好，舌质淡红，脉弱。守上方，川芎减至12克，柴胡增至12克，7剂。

十八、内伤发热

【病案】蒋某，男，13岁，华南师大附中学生。1992年1月2日初诊。

病况摘要

主诉为发热反复3个月。患者于3个月前外出旅游后出现发热，体温最高达40 ℃，伴头痛，曾在省武警医院及省人民医院住院。查体显示：肝体稍大。但做胸腹CT检查、骨穿刺及有关化验，诊断不清，怀疑为恶性网织白细胞增生症，经大量抗生素、激素等治疗，发热不退，病人及家属遂来求诊。刻下仍发热，无明显伴随症状，口干，唇红，大小便正常，无咳嗽，无腹痛，无头痛。舌质绛红，少苔，脉细数。查体显示：体温39 ℃。颈软，心肺正常，腹平软，肝脾肋下约1～2厘米，质中，无压痛，未扪及包块及淋巴结，肠鸣正常。血常规检查显示：白细胞2.5×10^9/升,中性细胞0.7。

诊断

中医诊为外感发热（风湿）。西医诊为发热查因。

辨证治疗

患者外出旅游，劳累受凉，感受风热之邪，由卫入气，因治之不当，热已入血分，故邪难于外出，邪正交争，故高热难退。热伤阴津，故口干。血分有热，故唇红，舌绛。舌苔少，脉细数为阴虚有热之象。本病在血分，证属血分热盛，损伤阴津，本虚标实。治法宜凉血清热，兼以养阴。处方：

赤芍15克	牡丹皮12克	红花10克	半枝莲30克
连翘15克	柴胡15克	沙参15克	生地黄30克
玄参30克	麦冬15克	石斛15克	太子参30克

7剂。继续用西药抗感染。

1992年1月9日复诊：服药后体温有所降低，为37.5℃，无高热作，精神好转，舌质红干无苔，脉细数。守上方，去半枝莲，将柴胡减至12克、红花减至6克，同时加当归15克，7剂。

1992年1月16日三诊：低热为主，37.3℃，复查血常规白细胞上升至3.2×10⁹/升，动则汗出，夜间盗汗，胃纳欠佳，舌绛红，苔薄白，脉数。守上方，去当归、连翘、柴胡，加浮小麦30克、牡蛎30克、鸡内金15克以增助运敛汗之效。7剂。

十九、低　　热

【病案】钟某，男，10岁，小学生。1991年9月26日初诊。

病况摘要

主诉为低热2个月。患者于2个月前无明显诱因出现低热，体温在37.1～37.5℃，伴有咽不适感，异物感，伴恶心，大便烂，每日2~3次，无黏液血，曾在多间西医大医院行各项检查，未发现明显异常，诊断为"慢性咽炎急发"，肌注青霉素等治疗，症状无好转，仍一直低热不退。今来求诊，现低热，体温37.5 ℃，有痰阻咽喉感，有时恶心，大便烂，每日3次，小便常，胃纳可。舌质红，苔黄略厚，脉细。查体显示：咽充血，无滤泡，心肺正常，腹平软，无压痛，肝脾肋下未扪及，肠鸣音亢进。

诊断

中医诊为内伤发热，泄泻。西医诊为慢性咽炎，慢性结肠炎？

辨证治疗

患者年幼，脾常不足，脾失健运，湿浊内生，阻滞气机，大肠传导失司，清浊不分，故泄泻。脾不布津，上润咽喉，虚火上灼，咽喉不利，故咽不适。湿结成痰，痰阻咽喉，亦致咽不利，痰火内扰，故见低热。本病以痰火内扰，以大肠湿热为实，阴津不足为本虚。治以清热化痰，养阴利咽。处方：

火炭母30克	黄连10克	黄柏12克	藿香15克
法半夏15克	橘红10克	竹茹15克	柴胡12克
生地黄30克	苏梗12克	玄参30克	牛膝15克
枳壳15克	红花10克		

7剂。方中柴胡、红花为治不明原因低热的常用药。

1991年10月10日复诊：无低热，但咽有痰感，恶心，鼻塞，有慢性鼻炎史，大便条状，舌红苔薄白，脉细。守上方，去藿香、枳壳，加辛夷花15克、苍耳子15克，7剂。其中辛夷花、苍耳子是梁老治鼻塞的必用药。

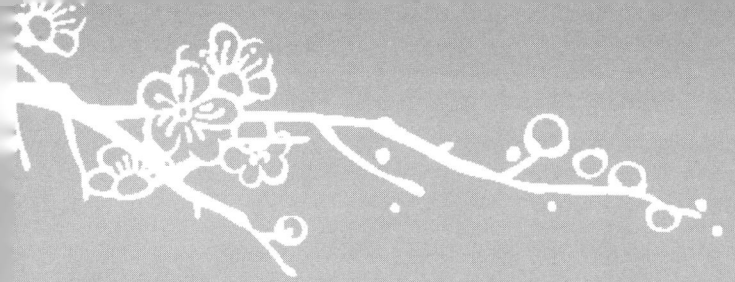

验方撷英

一、口疮验方

【组成】玄参30克，麦冬15克，瓜蒌仁12克，僵蚕15克。

【功效】养阴清热，化痰散结。

【主治】心脾实热，阴虚火旺之口疮，相当于西医复发性口腔溃疡。

【用法】3碗水煎至大半碗，服时口中稍停片刻，徐徐饮下，每日1剂。

【辨证加减】心脾实热者加山栀子、连翘、生石膏、蒲公英，并大便秘结者加大黄；阴虚火旺者加生地黄、知母、黄柏、牡丹皮、泽泻、金樱子、山萸肉。

【医案选录】谭某，男，41岁，广东省邮电技术中心干部。以"口腔溃疡伴疼痛反复发作3年"于1991年9月12日初诊。

患者于1988年因工作紧张而经常出现口腔溃疡发作，多因工作劳累而发，伴咽干痒痛，烦躁，睡眠不安，大便常不畅通，先硬后烂。口腔溃疡每月发作1~2次，曾服用中药无效。外院诊断为"复发性口腔溃疡"，遂来求诊。现仍有口腔溃烂2处，疼痛，影响进食，烦躁，眠差，大便不畅，口干，咽痒痛，舌红，苔薄黄，脉弦细。

查体显示：口腔右腭黏膜可见2个溃疡点，约0.3厘米×0.4厘米，中央凹陷，表面黄膜，周边充血。心肺正常。腹平软，无压痛，肝脾肋下未扪及。诊断为口疮（复发性口腔溃疡）。辨证为阴虚痰火，上炎灼膜。本病案病程较长，久病必虚，症舌脉象，均以阴虚内热为主，兼有脾胃积热，故治疗以养阴清热、化痰散结为法，在验方基础上，加滋养阴津降虚火之药，热退时撤掉清热药物以存阴。处方为：

瓜蒌仁12克　玄参30克　麦冬15克　山药30克
生地黄30克　僵蚕15克　泽泻12克　沙参15克
金樱子30克　牛膝15克　大黄6克　熟地黄30克
牡丹皮12克

连服7剂，口疮愈合，大便通畅，但仍口干咽燥，夜寐难寝，去大黄，加五味子10克，调治两个月无口疮复发。

按：此当属中医"口疮"范畴。口疮一症，多认为实证因于心脾积热，虚证因于心肾阴虚。但临床所见，纯虚证纯实证少，经常复发者尤其如此。经常复发者，其内因于心脾肾阴不足，虚火灼津为痰，痰火内结伤膜，每外因于风燥热之邪而发。所以，梁老主张以养阴清热，化痰散结之法治疗本病。常用验方有四味药：玄参、麦冬、瓜蒌仁、僵蚕。用玄参清热降火，麦冬滋阴生津，瓜蒌仁化痰清热，僵蚕祛风散结。四药相伍，共奏其功。运用此方时，要结合辨证，着重辨实热、虚热，以哪个为主，以哪个为重。本病例病程较长，久病必虚，症舌脉象，均以阴虚内热为主，兼有脾胃积热，故在验方的基础上加强养阴泻虚火。7剂而愈，连服未发。

二、牙痛验方

【组成】细辛6~10克，石膏30克（先煎），露蜂房15克，生地黄30克。

【功效】清热止痛。

【主治】风热、胃热、虚火牙痛，相当于西医牙周炎、牙髓病、龋齿等以牙痛为主症者。

【用法】3碗水煎至大半碗，服时口中稍停片刻，徐徐饮下，每日1剂。可复煎漱口。

【辨证加减】风热牙痛加金银花、连翘、牛蒡子、桑叶等以疏风清热，胃热牙痛者加黄连、大黄、芦根、蒲公英等以清胃泻火，虚火牙痛者加知母、黄柏、泽泻、牡丹皮、麦冬等以滋阴降火。

【医案选录】王某，男，53岁，广州半导体研究所干部。以"牙痛反复发作1年"于1992年2月13日初诊。患者于去年起经常牙痛发作，多因受风吹或辛燥热食后多发牙痛。曾在口腔科检查，诊断为"牙周炎"。服用抗生素药治疗后可缓解，但发作反复，难于根治，遂来求诊。现症如下：右牙侧疼痛，影响咀嚼，不能食用硬物，伴咽干微痛，口苦，大便秘结，尿黄。舌红苔薄黄，脉弦细。查体显示：咽部充血，右下颌1~3磨牙牙龈处见充血、肿胀。心肺正常。腹部平软，无压痛，肝脾肋下未扪及，肠鸣正常。

诊断：牙痛（牙周炎）。辨证分型属胃肾阴虚，风热挟胃火上冲。治以疏风清热、泻火止痛，兼以养阴。处方：

生地黄 30 克　细辛 10 克　牛蒡子 15 克　玄参 30 克

露蜂房 15 克　蝉蜕 10 克　怀牛膝 15 克

生石膏 30 克（先煎）　薄荷 6 克（后下）　大黄 6 克（后下）

连服 7 剂，牙痛缓解，口干咽痛减轻，大便通畅，舌红苔干，脉细。大便通畅后可去大黄。热有所去，则以养阴为主，去石膏、露蜂房、细辛，加牡丹皮、泽泻、山萸肉各 12 克，并服用六味地黄丸或知柏地黄丸等调治。

按：牙痛之症，有风热、胃火和虚火之分。梁老认为此多合而发病，皆为火热上蒸，伤及龈肉，气血不通。所以，治疗以清热泻火止痛为要。常用验方的药有：生地黄、生石膏、细辛、露蜂房，其中生地黄配生石膏，虚实之火热皆可清泻。配伍细辛、露蜂房取其止牙痛力专。虽然后两味药虽性温，但有前两味之寒性制约，全方之性仍属寒性，更有辨证加味，皆为清热降火之品。使用之时，要结合辨证。风热牙痛者加金银花、连翘、牛蒡子、桑叶等以疏风清热；胃热牙痛加黄连、大黄、芦根、蒲公英以清胃消火；肾阴虚，虚火炎者，加知母、黄柏、泽泻、牡丹皮、麦冬等以滋阴降火。本病例虚中有实，实中有虚，痛发之时以实火为主，故行疏风清胃，泻火止痛为先。风热胃火得以清泻，牙痛缓解，则滋阴清热以治本，以知柏地黄汤为基础方。先治标后治本，牙痛止无再发。

三、瘾疹验方

【组成】荆芥 12 克，防风 12 克，白鲜皮 15 克，地肤子 15 克。

【功效】祛风止痒。

【主治】风寒湿热，气血阴虚诸型瘾疹，相当于西医的急、慢性荨麻疹。

【用法】3 碗水煎至大半碗，饮服。可复渣再煎外洗患处。

【辨证加减】因风热者加桑叶、菊花、蝉蜕、牛蒡子、牡丹皮等以疏风清热凉血；风寒者加桂枝、白芍、大枣、生姜等以祛风寒热调营卫；因湿热者加黄芩、山栀子、茵陈、滑石等以清热祛湿；因气虚者加黄芪、党参、白术、茯苓以健脾补肺；因血虚者加熟地黄、当归、何首乌、川芎以养血祛风；因阴虚者加生地黄、沙参、麦冬、赤芍等以养阴祛风。

【医案选录】吴某，男，42 岁，广东省中医院干部。因"四肢皮肤起风团并瘙痒反复 10 年，发作 1 天"于 1992 年 2 月 2 日就诊。

患者于 10 多年前起皮肤经常容易起风团，瘙痒，多因劳累或冷风吹，饮食异常而发作，在皮肤科就诊，诊断为"荨麻疹"。但其对赛庚啶等药过敏，求诊梁老，需要中药治疗。今日早上受风寒吹后，全身皮肤又风团突起，瘙痒甚，以肢体为多。舌质淡红，苔薄白，脉迟弱。查体显示：双上肢皮肤较多风团样皮疹，色苍白，胸腹及下肢则见散在的病变。

诊断：瘾疹（寒冷性荨麻疹）。本病例本虚标实，以肺卫气虚、风寒外侵、营卫不和为主。辨证为肺卫气虚，风寒外袭，营卫不和。治以益气固表，祛风散寒，调和营卫。处方：

荆芥 12 克　　防风 12 克　　黄芪 30 克　　地肤子 15 克
白术 15 克　　茯苓 15 克　　大枣 15 克　　白鲜皮 15 克
党参 30 克　　桂枝 9 克

并结合穿衣避风寒。仅服 1 剂，风团消散，毫无痒感。并嘱咐以后每于冬季，用玉屏风散和桂枝汤调治以求根治。

按：本病有起病突然，时隐时观，风痰而痒，风团形如豆瓣，堆雪成片等临床特点。古籍述之为"风瘰"、"风疹块"等，此病发多与风有关，然风有外风与内风之分，因外风者多有肺卫气虚，因内风者有阴血不足，所以，梁老认为治疗以祛风止痒为要法。

本方中，荆芥、防风味辛性温，祛风以祛周身之风为主，且以性温止痒；地肤子及白鲜皮味苦性寒，止痒力强，且能胜湿。四味相配，寒热并用，共奏祛风除湿止痒之力，适用于各种证型之瘾疹。运用时应辨风寒湿热孰实，阴阳气血孰虚，以本方为基础，随症加味。

本病例虚实复杂，本虚标实，治以扶正祛邪，标本同治，以验方合四君子汤，玉屏风散，桂枝汤化裁，用药之效，如鼓应槌。

四、汗 证 验 方

【组成】糯稻根 30 克，浮小麦 30 克，锻龙骨 30 克，锻牡蛎 30 克。

【功效】收敛止汗。

【主治】气虚或阴虚之自汗、盗汗，相当于西医的植物神经功能紊乱多汗证。

【用法】3 碗水煎至大半碗饮服，每日 1 剂，可复渣再煎服。

【辨证加减】肺气虚者加黄芪、党参、白术、防风等以补肺益气，固表止汗；阴血虚者加熟地黄、山萸肉、麦冬、白芍、五味子、阿胶等以滋阴养血，收敛止汗。

【医案选录】颜某，女，24 岁，中国信托华美广州分公司职工。以"夜寝汗出 10 天"于 1991 年 9 月 26 日初诊。

患者于 10 多天前因工作劳累后出现夜间汗出，半夜汗湿透衣，醒时收身凉，常睡眠不安，梦多易醒，平时倦怠气短，口干咽燥，二便调。舌质红苔干少，脉细弱。查体显示：甲状腺无肿大。心肺正常。腹平软，无压痛。肝脾肋下未扪及，肠鸣音正常。实验室检查：T3、T4 正常。

诊断为盗汗证（植物神经功能紊乱性多汗症）。辨证为肺肾气阴两虚，虚火迫津补泄，治以益气养阴，收敛止汗。处方：

糯稻根 30 克　黄芪 15 克　锻龙骨 30 克　锻牡蛎 30 克
太子参 20 克　白果 20 克　浮小麦 30 克　生地黄 20 克
熟地黄 20 克　麦冬 15 克　山萸肉 15 克　五味子 10 克

玄参 20 克

连服 7 剂，夜汗明显减少，睡眠安静，精神转佳，口不干燥。再服 7 剂，无夜汗发作，一切如常。

按：过去说汗证，多说自汗为气虚，盗汗为阴虚。梁老认为自汗盗汗皆有阴阳气血之别，此确与虚有关，故治疗以收敛止汗为要。梁老常用验方为：糯稻根、浮小麦、煅龙骨、煅牡蛎等。方中糯稻根、浮小麦味甘，能益气生津，养心健脾且收敛止汗力专，龙骨、牡蛎味涩，平肝潜阳，煅用则功擅收敛固涩，止汗力强。四味相配，共奏收敛止汗之功。临床运用，要辨气虚？阴虚？气阴两虚？在验方基础上结合调节阴阳，阳气虚者宜补宜固，阴血虚者宜养宜敛。

本病案属于盗汗之范畴，气阴两虚，以阴虚为重，气虚为次，治则滋阴敛汗为主。验方中加熟地黄、麦冬、白芍、山萸肉、五味子等，并佐以黄芪、太子参以补气固表，实卫止汗。梁老说，阴阳互根，无论治阴虚阳虚，都要阴阳兼顾。方中以一派阴柔之品的养阴药为主，再用少量补气药，使其阴长阳生，有流动生机，泉源不竭。相反，假若病人纯属气虚之证，就要在补气之时兼以养阴，因为阳以阴为物质基础。这是阴阳互根，不论治阴虚阳虚，都要阴阳兼顾。

五、胃病专方（二则）

（一）小四味

【组成】郁金 15 克，佛手 15 克，延胡索 15 克，白芍 30 克。

【功效】行气止痛。

【主治】气滞之胃胀、胃痛、腹痛，相当于西医慢性胃病及结肠炎。

【用法】3碗水煎至大半碗饮服，每日1剂，可复渣再煎服。

【辨证加减】痛甚者，可加香附15克，乌药15克，梁老称之谓"六味"。其中延胡索、乌药、香附为加味乌药汤的主要成分，具有行气止痛作用。胀甚者，加白背根30克，以行气消胀。

（二）大四味

【组成】黄芪15克，党参15克，沙参15克，麦冬15克。

【功效】补气养阴。

【主治】气阴两虚之胃胀、胃痛，相当于西医慢性胃病及结肠炎。

【用法】3碗水煎至大半碗饮服，每日1剂，可复渣再煎服。

【辨证加减】中气下陷者，加升麻、柴胡升阳举陷；口干者，加白芍敛阴。

按：梁老擅治脾胃病。临床上可见脾胃病者既有气滞、气虚，也有阴虚。气滞者常用佛手、郁金，气虚者必用黄芪、党参，阴虚者必用沙参、麦冬。也有病人表现为脾气虚，胃阴虚，可数味通用。治慢性胃病须标本兼顾，具体而言，"小四味"偏于治标，"大四味"为治本而设。

此外，以上几味经验小方必须在辨证论治的指导下使用，当然，也可配合病名及辨证论治来使用。常用加减如下：气虚者，加党参、黄芪；阴虚者，加沙参、麦冬、石斛；湿热者，酌情加黄芩或黄连，用量宜小；大便秘结者，加川厚朴、枳实，甚者加大黄；虚秘者，加黄芪、白术，用量宜大，可达 30 克。具体病例请参照前文各病案。

六、建中调肝方

【组成】黄芪 20 克，党参 20 克，沙参 20 克，麦冬 20 克，郁金 15 克，佛手 15 克，延胡索 15 克，白芍 20 克。

【功效】健脾养胃，调肝理气。

【主治】肝胃不和之胃胀、胃痛，相当于西医的功能性消化不良。

【用法】3 碗水煎至大半碗饮服，每日 1 剂，可复渣再煎服。

【辨证加减】泛酸者，加乌贼骨 30 克、珍珠层粉 1~2 克；嗳气者，加苏梗 12 克、沉香 6 克；伴恶心或呕吐者，加橘红 10 克、竹茹 15 克；口苦、舌红苔黄者，加蒲公英 20 克、黄芩 15 克；纳差、舌苔厚腻者，加厚朴 15 克、谷芽 30 克、麦芽 30 克。

按：中医认为本病属于"胃痛"、"胃痞"等脾胃病的范畴。梁老认为脾气胃阴不足，纳化失常，易感湿热，或肝疏泄失常，肝胃不和，均可致胃中气机壅滞，不通则痛，不降则痞，上逆则嗳气、恶心、呕吐等。本病发病与肝脾胃三脏相关，虚实夹杂，本虚标实，以脾气虚弱，胃阴不足，肝疏泄失常为本，以胃中气滞、热郁、湿阻为标。梁老采用健中调肝方治疗许多患者，取得显著疗效。

方中黄芪、丹参补中健脾益气，沙参、麦冬养阴益胃生津，四药相配，可健脾益胃并举，阴中求阳，阳中求阴。郁金、延胡索善入肝经，辛散苦降，疏解肝气，行气活血，佛手亦入肝经，功专理气快膈，唯肝脾胃气，滞者宜之，白芍主入肝经，以敛阴柔肝见长，取酸以抑肝之旺，四药相伍，辛散解郁且酸柔敛肝，刚中寓柔，疏敛并用，调肝疏泄，全方正谓"大四味"、"小四味"，诸药合用，共奏健脾养胃，调肝理气之功效。肝脾胃功能健全且协调，胃自安和，胃痛痞满诸症得除。

附：健中调肝方治疗功能性消化不良的临床疗效观察
黄穗平

功能性消化不良（简称FD）是消化内科常见的疾病症候群，主要表现为上腹部的疼痛或饱胀、嗳气、泛酸、恶心呕吐等。笔者在跟随导师梁乃津教授临证中深深体验到本病的基本病机是脾胃气阴不足，肝脏功能疏泄失常，导致脾胃功能失调。本研究采用由黄芪、党参等组成的健中调肝方治疗非溃疡性消化不良30例，并与西药对照组15例进行疗效比较，取得较为满意的疗效。现在将其报告如下：

1. 资料与方法

（1）一般资料

本临床研究共观察非溃疡性消化不良45例，均为门诊病人，其中男性19例，女性26例，其中工人17例，农民5例，干部21例，其他工种2例。年龄在20~29岁者18例，30~49岁者22例，50岁以上者5例。

（2）研究方法

1）诊断标准

参照 1989 年芝加哥国际胃肠病学术会议制定的标准：

A. 慢性上腹部疼痛、饱胀、烧心、泛酸、嗳气、恶心或呕吐等症状单独或综合出现反复两年以上；B. 纤维胃镜检查提示未发现胃十二指肠黏膜异常或排除胃、十二指肠球部黏膜糜烂、萎缩、溃疡、息肉、肿瘤等器质性病变；C. 相隔半年以上第二次或多次胃镜复查，仍未发现胃十二指肠器质性活动性病变；D. 实验室、B 超、X 线检查排除肝、胆、胰、脾等疾病患者。

2）中医分型

按照中医辨证分为肝胃不和、脾气虚弱和胃阴不足 3 种基本证型，若同时具有两种症候者称为复合型。辨证标准参考《实用中医内科学》（方药中等主编，1985 年版）胃痛、胃痞等章节。

3）分组情况

按照随机方法分为中药组和西药组。结果中药组 30 例，西药组 15 例，中药组中辨证分型为复合型 11 例（其中肝胃不和合脾气虚弱 2 例，肝胃不和合胃阴不足 5 例，脾气虚弱合胃阴不足 4 例），单纯肝胃不和 6 例，脾气虚弱 8 例，胃阴不足 5 例。

4）治疗方法

中药组：口服健中调肝方（黄芪 20 克、党参 20 克、沙参 20 克、麦冬 20 克、郁金 15 克、佛手 15 克、延胡索 15 克、白芍 20 克），每日 1 剂，连服 3 周。

加减法：泛酸者加乌贼骨 30 克，珍珠层粉 1~2 克；嗳气者加苏梗 12 克，沉香 6 克；伴恶心或呕吐者加橘红 10 克，竹茹 15 克；口苦、舌红苔黄者加蒲公英 20 克、黄芩 15

克；纳差、舌苔厚腻者加厚朴15克，谷芽30克，麦芽30克。

西药组：按照西医常规治疗，口服维酶素、谷维素、B族维生素等。饱胀为主者加服吗丁啉，饥饿痛者服雷尼替丁，幽门螺旋杆菌试验阳性者加服得乐片，精神紧张者服舒乐安定，同样服药3周。

5）疗效标准

本病为上消化道功能性疾病，故主要观察其主要症状，如上腹痛、饱胀感、嗳气、泛酸、恶心或呕吐等。疗效分为四级：

A. 近期治愈：临床症状消失；B. 显效：临床症状显著减轻；C. 有效：临床症状有所减轻；D. 无效：临床症状无减轻或加重。

2. 结果

（1）两组疗效统计比较

中药组30例，近期治愈19例，显效6例，有效3例，无效2例，总有效率为93.9%；西药组15例，近期治愈6例，显效3例，有效1例，无效5例，总有效率为66.7%。两组总有效率经 X^2 检验，差异有显著性意义（$P<0.05$），表明健中调肝方治疗非溃疡性消化不良疗效优于西药。

（2）两组治疗前后主要症状的变化

健中调肝方对患者上腹痛、饱胀感、嗳气等症状的改善优于西药对照组，详见表1。

（3）健中调肝方疗效与中医证型的关系

经健中调肝方治疗的30例本病患者，其疗效与中医证型的关系见表2。表2资料统计学检验，各型有效率差异无明显显著性意义（$P>0.05$），表明以健中调肝方治疗各型的非溃疡性消化不良无差别。

表1 两组患者治疗前后主要症状的变化

例

		上腹痛	饱胀感	嗳气	泛酸	恶心或呕吐	烧心感上腹痛
中	治疗前	24	20	15	7	6	2
药	消 失	15	13	9	5	4	1
治	减 轻	8	5	5	2	1	1
疗	无变化	1	2	1	0	1	0
组	有效率	95.8%	90%	93.3%	100%	83.3%	100%
西	治疗前	10	9	6	4	4	1
药	消 失	4	3	3	2	2	0
治	减 轻	2	3	1	1	1	1
疗	无变化	4	3	2	1	1	0
组	有效率	60%	66.6%	66.6%	75%	75%	100%

验方撷英

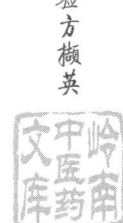

表 2　健中调肝方疗效与中医证型的关系

例

疗　效	中医证型				
	肝胃不和型 (6)	脾气虚弱型 (8)	胃阴不足型 (5)	复合型 (11)
近期治愈	4	4	3	8
显　效	2	2	1	1
有　效	0	1	1	1
无　效	0	1	0	1
总有效率	100%	87.5%	100%	91%

3. 讨论

非溃疡性消化不良是指上消化道症状而未发现胃、十二指肠器质性活动性病灶，并排除食管、肝、胆、胰等疾病者。由于过去完全依赖纤维胃镜检查的诊断，不结合临床病史，故有不少此类病者被诊断为"慢性浅表性胃炎"、"十二指肠球炎"等。但是，事实上有不少无症状的志愿者经胃镜检查也可发现有轻微炎症存在，正所谓"胃镜所及，无处不炎"。而且，人们还发现患者上消化道症状轻重与胃镜、组织学改变的程度关系并不相平衡，即使抗炎治疗后症状也不一定能改善。因此，近年来国际胃肠病同行提出了 NUD 概念，且新近逐渐为国内同行所接受。西医认为此发病可能与消化道运动功能障碍、精神障碍与应激以及合并的幽门螺旋杆菌感染等有关，然而使用新兴的促胃动力药如吗丁啉，或抗幽门螺旋杆菌药如得乐药，或抗精神障碍药如安定等，也不能很好地解决患者的上消化道症状，所以，西医认为治疗本病在某种意义上来说比治疗器质性消化道疾病如溃疡还要困难，中医认为本病属于"胃痛"、"胃痞"等脾胃病的范畴。作者认为其主要病因病机是脾气胃阴不足，纳化失常，易感湿热，或肝疏泄失常，肝胃不和，均可致胃中气机壅滞，不通则痛，不降则痞，上逆则嗳气、恶心、呕吐等。本病发病与肝脾胃三脏相关，虚实夹杂，本虚标实，以脾气虚弱，胃阴不足，肝疏泄失常为本，以胃中气滞、热郁、湿阻为标。据此，作者采用健中调肝方治疗本病患者 30 例，并取得较为显著的疗效。方中黄芪、党参补中健脾益气，沙参、麦冬养阴益胃生津，四药相配，可健脾养胃并举，阴中求阳，阳中求阴，郁金、延胡索善入肝经，辛散苦降，疏解肝气，行气活血，佛手亦入肝经，功专理气快膈，唯肝脾胃

213

气，滞者宜之，白芍主入肝经，以敛阴柔肝见长，取其酸以抑肝之旺，四药相伍，辛散解郁且酸柔敛肝，刚中寓柔，疏敛并用，调肝疏泄，全方正谓"大四味"、"小四味"，诸药合用，共奏健脾养胃，调肝理气之功效。肝脾胃功能健全且协调，胃自安和，胃痛、痞满诸症得除。至于本方的现代药理疗效学基础是否与调整上消化道运动功能，改善机体精神状态，增强胃黏膜防御能力，抑杀幽门螺旋杆菌等有关，这有待于进一步研究。

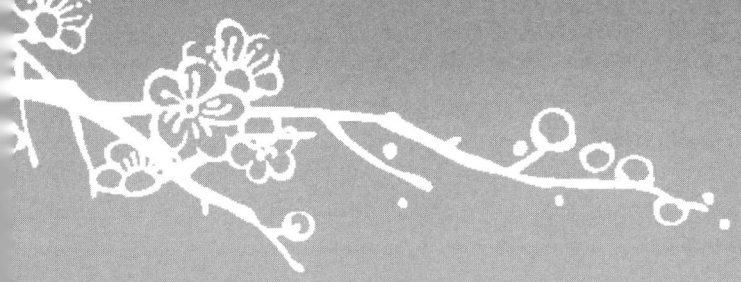

诊余医话

一、中医经典性著作是中医学术上的突破

（一）关于中医经典性著作

20世纪50年代全国创办中医学院时，把《神农本草经》（以下简称《本经》）、《黄帝内经》（本文中以下简称《内经》）、《伤寒论》、《金匮要略》（以下简称《金匮》）各开一门课。不久，《本经》与中药合为一科。这几门课，除《内经》外，实际上既是理论基础，也是临床基础的学科。

现存《内经》，是《素问》、《灵枢》的合称。《伤寒论》与《金匮》都是张仲景的著作。温病学代表著作主要有叶天士《温热论》（又称《温证论治》）、《三时伏起外感篇》（又称《幼科要略》），吴鞠通《温病条辨》和王孟英《温热经纬》。本草是医药史中最早的一门学问，《内经》是理论基础，仲景著作是"医方之祖"。温病是对伤寒补充发展的重要学科，这些都是中医学承前启后的代表作，因而也就可以称得上中医经典性著作。

从传统观点看，《本经》、《内经》、《伤寒论》、《金匮》被认为是中医的经典性著作，大概没有多少异议。叶天士的

《温热论》作为温病学的经典性著作，温病学家大致也异议不多，但其他温病学的著作也称为经典性著作，有些人特别是伤寒学家就会有不同意见了。其实，同是叶天士著作的《三时伏起外感篇》，有许多具体而实用的创见，是学习温病不可少的名著，王孟英说："《幼科要略》为叶先生手定……徐氏以为字字金玉，奈大方家视为幼科……不甚留意，幼科谓此书为大方之指南，更不过而问焉。"这是旧时代许多医生读书狭隘之故。《温病条辨》有粗有精，后世医家异议颇多，但从温病学源流看，它是温病学中较系统而实用又影响较大的著作。《温热经纬》收集最有价值的温病学资料，加以王孟英的创见，是温病学中比较完整的著作。如果要从"粗"的方面看，《本经》、《内经》、《伤寒论》、《金匮》又何尝没有？这是在当时条件下不可避免的局限性，有些人认为中医经典性著作全部都是金科玉律，连分析一下都说是"歧视中医"，这是"曾经圣人手，议论安敢到"的新版。既然是两千多年前的著作，今天来看有精华有糟粕自不待言。但是这些都确实是学习和研究中医必不可少的巨著，是中医学发展史上的几座光彩夺目的丰碑，也是奠定中医理、法、方、药的代表性著作，因而称之为经典性著作是当之无愧的。

（二）中国社会大变革与中医经典性著作

我国历史上有几个社会大变革时期，与医学密切相关。认识这一点，不但对认识我国医学的发展很重要，对学习中医也很重要。

我国几个社会大变革时期，一是殷周之际，是从奴隶社会过渡到封建领主经济社会时期；二是春秋战国之际，是从封建领主经济过渡到地主经济时期；三是明末清初之际，就是从明正德、嘉靖到清康熙、乾隆之间，是资本主义萌芽时期；四是明末民初之际，就是从鸦片战争到五四运动，是从半封建半殖民地社会到旧民主主义革命时期；五是从五四运动到新中国成立，是新民主主义革命到社会主义胜利的时期。后两个时期，医学上经历了从西医较大量地传入到中西医论争再到中西医并存的新的阶段。后两个时期，本文不作讨论。前三个时期，是中医经典性著作诞生的重要阶段，也是医学成果集中表现的时期。

殷周之际是本草学从经验积累到奠基时期。春秋战国之际是《汉书艺文志》（以下简称《艺文志》）四家医学从发生、发展到成型时期。早期的也是现存的《内经》第一部分，是战国时成型，到汉代进一步系统化并加以发展的成果。张仲景的著作是在经方家基础上与医经家部分结合，是本草、经方、医经三家医学的继承和发展。温病学是明清之际因应社会大变革时期反映到医学方面的需要而产生的。下面分别讨论这几个问题：

1. 殷周之际为本草学奠基时期

殷周时期农业已开始发展。早期的本草是从发展农业中"尝百草"，逐步积累经验而成"本草学"。《周礼·天官》说："医师掌医之政令，聚毒药以供医事"，"（疾医）以五味、五谷、五药养其病。"这说明药学已有专业工作人员。《周礼》这部书非成于周代，其记载周代制度文物，经近人考证，虽有些出于理想，但还有些是周事的纪实，不能说所记周代的事实一点影子也没有。郑康成注五药云："草、木、虫、石、谷也，其治合之剂则存乎神农、子仪之术。"章太炎《论本草不始于子仪》说："据《说苑》：子仪为扁鹊弟子，扁鹊与赵鞅同时，《诗》载许穆夫人已知贝母愈思，卫人之妇已知萱草解忧，《春秋传》载申叔展已知麦曲、山曲愈腹疾。逮医缓治晋景公，则言药不至焉，臧武仲言孟孙之恶我，药石也。许悼公饮太子止之药卒，论语亦记康子馈药。唯许止季康子与赵鞅同时许穆夫人、卫人妇、申叔展、医缓、武仲皆在前，《周书·王会》乃更远，则识药效知处方者必不始于子仪。"据此，则本草治病西周东周已成常识，可谓源远流长。谓殷周之际为本草学奠基时期，有事实可据。

本草成为一门学问，首见于《汉书·郊祀志》："成帝建始二年（公元前81年）诏罢……候神仙方士使者付佐，本草待诏七十余人皆归家。"《平帝纪》："元始五年（公元5年）征天下通知《逸经》古记、天文、历算、钟律、小学、史篇、方术、本草以及《五经》、《论语》、《孝经》、《尔雅》教授者，遣诸京师，至者数千人。"本草与天文、历算、钟律（音乐）、小学（文字学）、史篇、方术以及五经等同列并举在当时知识分子"数千人"之内，可知本草在当时已经成为"学"了。现在所见的《本经》，可能成书于后汉甚至稍后，但《本经》是根据前代的本草学而成的，不可能是一人一时之作，本草学其来有自，《本经》才能记录了那么多实践经验，经得起时间考验。

2. 关于《内经》

经过春秋战国之际的社会大变革到战国时代，我国从政治经济到学术文化各领域都出现了许多新气象。杨宽说："战国时代是我国历史上文化思想百家争鸣、群星灿烂的时期，又是科学技术上取得光辉成就的时期，同时也是生产力有了大发展的时期。"（《战国史》第2版第3页）《艺文志·方技门》记载了医经、经方、房中、神仙四家医学共881卷，这881卷医学著作也就是这四家医学都是在战国时开始建立而成型的。医经家主要是理论医学结合针灸技术，经方家则将临床医学从单味本草发展到复方诊治疾病，《周礼》中把这两家叫做"疾医"。房中、神仙两家素来是半真半假若明若暗为封建社会上层人物服务的东西，内容大多数讳莫如深，也不适于人民大众的需要，后来与道教合流，逐渐湮没了。

《内经》是医经一家，现存的《内经》包括《素问》、《灵枢》两部分。《黄帝内经》这部书名，首见《艺文志》。原书早已散失，到晋皇甫谧《针灸甲乙经·自序》说："按《七略艺文志》、《黄帝内经十八卷》，仅有《针经》（《针经》即《灵枢》）九卷，《素问》九卷，二九十八卷，即《内经》也。"《素问》、《针经》即《内经》之说自此始。在此之前，仲景《伤寒杂病论》自序说："撰用《素问》、《九卷》、《八十一难》。"这里的《素问》是第一次被称引的书名，《九卷》即《灵枢》，因为同举的其他各书都未有卷数，当时不但没有《灵枢》的名称，可能连《针经》的名称也没有，只有九卷的书，因此就叫做九卷。这也不奇怪，马王堆出土的许多帛书就是如此，许多书名是出土后整理者加上去的。不过这里面倒有一些问题。虽然根据其他方面的资料，皇甫氏"《素问》、《针经》即《内经》"这个观点是可信的。其中的一些问题却要进一步说明一下：《艺文志》是《汉书》著者根据刘歆《七略》做底本的。《方技门》有些著作是成帝河平三年（公元前26年）"求遗书于天下"由李柱国校订来的。刘歆卒于地皇四年（公元28年），班固的《汉书》写成于章帝建初七年（公元82年）。由于班固是冤死狱中的，他的《汉书》后来由其妹班昭补成，全书传世当更晚。皇甫氏的《针灸甲乙经》编于魏甘露中（公元256~259年），距班固的《汉书》面世已有100多年。这期间正是战乱频繁，书籍容易散乱的时候，所以记载中长时间没有提到《黄帝内经》。《隋书经笈志》收载古书目较多，只有《素问》、《针经》，没有《内经》，可推知《素问》、《针经》很长时间是分开的。11世纪中期，宋朝高葆衡、林亿等校正医书时，《素问》据王冰注本校正，现存的《素问》就是这个本子。当时《针经》已不复存在而有王冰首次提出书名的《灵枢》，据考，他们所见的《灵枢》也有残缺。现在则他们所见的《灵枢》亦不可见，现存的《灵枢》是宋哲宗元祐八年（公元1093年）高丽献来医书里的一部九卷《针经》。后人把王冰注的《素问》和这本《针经》合称《黄帝内经》。

总的来说，现存的《内经》大体可分四个部分。第一部分也是最主要的部分，内容最多的部分，是我国现存最早的医学著作。内容丰富而又系统，言简义丰，假如没有了这一部分著作，我国医学当然还是发展的，是否如现在的情况就很难说了。这一部分保存了许多古代医学的成就，综合当时医学理论和有关针灸的重要资料加以发展，奠定了两千年来医学的发展方向。中医学主要理论体系，思想体系和临床实践的基础，如阴阳五行，养生学说，脏腑经络，病因病理，诊断治疗等，都是以这一部分为主而加以发展的。它总结了前代医学的成就。第一次构成中医学的系统结构，把我国医学理论和针灸技术推向一个新的阶段，是我国医学的突破。第二部分是比五运六气理论早，但在时代上又明显不是第一部分的，如《灵兰秘典》之类。第三部分是讲五运六气的部分。第四部分是《素问遗篇》。第一部分的原始资料，主要来自春秋战国，到战国形成雏形，到西汉前期约在淮南王刘安时完成，第二部分成于曹魏以后，第三部分成于南北朝到隋以前，最迟是隋至初唐之间。第四部分成于唐以后。

上面所以不嫌辞费，说明《内经》各部分的成书年代，是因为当我们研究中医学术时，在许多方面都要对《内经》进行探索，若把相差千数百年的东西笼统混淆，则有许多理论是搞不出原著的真正意义的。除第四部分外，一、二、三，特别是一、三两部分，都是承前启后的划时代的学说，但是用后期的学说解释前期的著作，有些是可以的，有些则可能越说越不明白，如拿五运六气之说解释前期《内经》和仲景著作就多有不合之处。学术是有继承性的，有的可能后者的学说来自前者的启发，因而可以用来说明前者的若干意义。就整个系统来说，若谓前期《内经》和仲景著作在五运六气的结构下写成，而且认为是前期《内经》和仲景著作的真义的所在，就有点"宋版康熙字典"了。

3. 关于张仲景著作

张仲景著作现有《伤寒论》和《金匮》，据张仲景自序，两者原为一书，名《伤寒杂病论》，是我国兼有妇科等内容的第一部内科全书。

仲景著作是经方派的发展，他吸收了医经家的成就而不泥其说。在经方家和医经家成就的基础上，把两者结合起来，加上自己的经验，"造成概念及理论"构成一个六经和杂病与阴、阳、寒、热、表、里、虚、实及风、寒、暑、湿等及其相互关系的理、法、方、药系统。仲景这些贡献，又是中医学术上一个阶段性的飞跃。

中医药治学的发展史，是从单味药到复方，从复方到辨证论治，单味药不断增加，复方不断多样化，辨证论治不断发展，从而不断总结其规律，千多年中医学药物疗法，基本上是在这样的模式下前进的。其间虽有插进一些新见解、新经验，如吴又可、王清任等，他们的学说虽然在某些方面对中医学有所促进，那些新理论，也是他们在新时代下思想解放的结果。然而，他们的处方用药仍然不出仲景模式的辨证论治范围。他们的新理论和新方法，在中医学药发展史上，不过是一曲交响乐中主旋律的变奏，不是中医学传统的主流，他们那些理论和观点，只有在现代自然科学的条件下，才能进一步深入研究得到成果。仲景著作的六经、脏腑、阴阳、寒热、表里、虚实的内容，是渊源有自的。这些内容战国后期医经家已初步建立了雏形，早期《黄帝内经》就是这方面的明证。仲景撰用《伤寒杂病论》其学说来源于《内经》而不同于《内经》。这不单是经方和医经有所不同，仲景是生活于一个战乱频繁的时代，疫病流行，荒年饥饿纷至沓来，伤寒、杂病伤害了上下层人士的生命。仲景的主要贡献在于把经方家和医经家的成就总结起来，加上自己的实践和探索，集中了一些人力物力，从理论到临床，有机地构成一个对伤寒和杂病证候、诊断、治疗严密而实用的系统。在"勤求古训，博取众方"的过程中，从单味药到复方，从复方到辨证论治的资料中，理论紧密联系实际，初步创立了一个伤寒杂病相结合的理、法、方、药系统，在中医学术史上是一个继往开来的突破，总的来说，到现在还是作为中医特色的重要内容居于主要部分。当然，这个系统还是有补充、有发展的。到清代温病学的产生，就是这方面的充实和发展。

4. 关于温病学

温病二字从字面或定义看，可谓源远流长。从《内经》

到《伤寒论》，下至晋唐宋元诸家，对伤寒温病的讨论，都占很大篇幅。但很长时间以来，伤寒温病两者并未截然分开，温病在广义伤寒之中。温病之为学，"附庸蔚为大国。"真正成为一门学科的，到明末清初才开始。康、乾期间温病学名家辈出，才创造出内容新颖而又丰富的温病学说。这是我国医学史上的又一个飞跃。

为什么在这个时期出现温病学说？就医学言医学，当然是温病学家辛勤劳动，好学敏求的功绩。探求其所以然，则是时代发展的产物。

明末清初是我国社会又一次大变革，从社会形态来说，明末清初是我国封建社会的衰老期，到明中叶，资本主义开始萌芽，手工业、商业进一步发展，知识分子也比较活跃。在这个时代，名流学者著书言事，从统治者看来，是"处士横议"，从文化学术史角度看，是一次新的百家争鸣。

交通发展，是中外贸易和文化往来的重要因素。郑和下西洋（不是现代意义的西洋）说明我国当时有充分的海上交通力量。郑和第一次出海，60艘大船，每船平均坐400多人，总共27 000左右。与更后的哥伦布、麦哲伦的航海每次三四艘船共百把人相比，真是大巫见小巫。就在此时不久，海外侵略者相继东来，与传入麻醉人民思想的宗教的同时，附带带来欧洲的一些自然科学知识和"制器尚象"的东西，其中还有些医学著作。

就是在这样的环境下，我国人口日益集中，交通日益频繁，贫富更悬殊，生活上普遍有相当大的改变。吴晗《明史述要》说："明朝人认为嘉靖以前和嘉靖以后是两个不同的时代，有不少著书的人指出正德嘉靖以后社会风俗的变化……从吃饭、娱乐到家庭用具都不像过去了。"

当时的政治和军事局面，北方有蒙古作乱，南方有倭寇，内地有农民起义，手工业工人和工商业者也有反矿税反盐税的斗争，再加上国库空虚，明朝统治逐渐显得中枢失灵，手足无力了。

在这样变革的时代，人民的力量显得更强了。文化科学也有相当大的发展。当时疫疠的流行，则为医学的发展提供了针对对象。据陈邦贤《中国医学史》初步所得记录，从永乐六年（1408年）至崇祯十六年（1648年）大疫流行39次，在清朝则有328次之多，这当然是粗略统计，实际上还不止此数。由于时代的需要，以传染性热病和感染性热病为主的温病学便应运而生。叶天士、吴鞠通、王孟英的著作是其中的代表作。叶天士的《外感温热篇》、《三时伏气外感篇》，吴鞠通的《温病条辨》，王孟英的《温热经纬》是温病学的主要著作，合观温病诸家著作，不但对温病，而且对杂病，都走上了一个新的阶段。

后人汇编的叶氏医案《临证指南》以及吴鞠通和王孟英的医案，明显地包括许多温病以外的杂病，他们这些医案，理、法、方、药都开一代新风，有许多新观点、新理论、新方法。这些理论和方法，都与温病和杂病相一致的，所以后来许多温病学家，所治的不限于温病，而是以既治温病也治杂病出名的。

概括地说，温病学家的主要贡献有：

（1）在理、法、方、药上明确地提出，温病与伤寒有所不同，对烈性传染病，依稀认识到致病原因与六气、人体、独特的病原三者都有关系。在烈性传染病中，独特的病原尤为重要，所以在注意传统观点的六气、人体的同时，寻求对病原的特异疗法。

225

（2）对最常见的急性传染性热病和感染性热病（包括烈性传染病），总结出一般疗法的普遍规律及其理、法、方、药的原则，这就是卫、气、营、血和三焦，及救阴救阳的疗法。在这些普遍法则中，温病家们是有理论根据，并有实践经验的，如叶天士提出：①"温邪上受，首先犯肺，逆传心包。肺主气属卫，心重血属营，辨营卫气血虽与伤寒同，若论治法则与伤寒大异也。"②在卫，汗之可也，到气才可清气，入营犹可透热转气，入血就恐耗血动血，直须凉血散血。

吴鞠通的三焦辨证纲领也很重要，他说："病温者始于上焦在手太阴，肺病逆传则入心包"，"上焦不治则传中焦胃与脾，中焦不治即传下焦肝与肾也"。他提出三焦的治疗原则是："上焦如羽，非轻不举"，"中焦如衡，非平不安"，"下焦如权，非重不沉。"

吴鞠通的理论，虽大体上是源自叶天士，但在具体方药和若干治疗原则上，从《温病条辨》和《吴鞠通医案》看，他显然对叶氏有所发展。王孟英的《温热经纬》虽是集前人之说"述而不作"，但他对温病源流的认识和许多诊疗经验，体现在《温热经纬》按语和医案中，说明他有一个在温病学共同基础上自己体会的理、法、方、药思想。此外，温病学在诊断上用药也有不少创获，如舌诊、齿诊以及若干病种的明确界限等。

以上这些都是伤寒及此前诸家所没有或者没有那么明确的。《伤寒论》行世已千多年了，新的疾病在产生，人的体质也不能完全一致，"古方不能治今病"虽然有些说得过于偏颇，但是也不能说古方可以全治今病。《伤寒论》和《金匮》虽是划时代的巨著，就当时来说也不是全无缺陷的，因而历代医家不断补充，不断发展。温病学家对此贡献最大，许多理、法、方、药对伤寒和杂病来说，都起到匡补斡全的作用，是急性热病的突破，也是整个中医学术诊疗体系的突破。

这个突破当然主要是温病学家，尤其是叶、吴、王等。上面说过，这是时代需要的产物。当时除上述几个温病学家外，不同地区的医家，也有许多不约而同地学说，从《吴医汇讲》可以看到这样一个侧面。从温病学来说，康、乾、嘉、道是温病学的繁盛时代，也是中医又一个飞跃时代。

（三）结语

上述所举事实说明，中医经典性著作的产生，主要是时代发展的结果。经过若干人的努力，在前人成就基础上，创新论，立新法，承前启后，把中医学推向一个新的阶段，这是中医经典性著作的共同性。

中医经典性著作，从理论到实践都是伟大的。但这不等于说，经典性著作之外，其他就不那么伟大了。中医范围内，特别是许多具体的技术性问题，不少是经过后人陆续补充和充实的。在一般情况下，中医学仍是一代一代的发展，一个一个医家和学者的积累，从而使整个医学一步一步地提高。到了一定程度，在新时代的要求下，才出现阶段性的飞跃。前者是后者的源泉，后者是前者的发展。中医经典性著作在中医学的作用，主要是后者。所以我们说，中医经典性著作是中医学的突破，并无夸大。

我国是世界文明发源四大中心之一。据近年地下发掘的可靠资料，至少从夏代起就入奴隶社会、"唯殷先人有册有典"到春秋时代已有许多文化典籍。科学文化，宋以前一直居于世界的前列。在医学领域里，从本草，《黄帝内经》，张仲景到温病学，两千多年来，自其变者而观之，医学名家辈出，代有新人新贡献。医学文献，到新中国成立前止，将近有万种，这都是在历史长河中不断发展的结果；自其不变者观之，则经典性著作沿袭百代，千数百年中，理、法、方、药、针，都沿着每一个飞跃前进。学习和研究中医学，通过中医经典性著作打下基础，从经典性著作起步，联上联下，一个问题一个问题深入下去，边学边实践，许多问题就迎刃而解了。

中医学除了有文献可考的著作外，还有不少实践经验积累在一代一代的从医者身上，即使现代真正有学问有经验的医家，除了来自指导学习和实践的老师外，更主要的是自己的努力。学习，实践，再学习，再实践，才能闯出新路子，取得新成绩。经得起时间考验如经典性著作的成就，从来就是靠学习、实践和观察中创造出来的。抛除门户之见，坚定方向，开展学术上不同见解的争鸣、多种模式的实验，古今中外的学问，要取得成绩莫不如此，伤寒温病是明显的例子。《内经》、《本经》其实何尝不是如此。我们今天处在这样一个新时代，要使中医学开创新局面，既不能割断历史，离开现实，也不应只唱一个调子，只走一条路子，否则又何来突破？

中医经典性著作诚然是中医学术上的突破。追查一下经典著作的发展过程，放眼世界，追查一下一些科学文化的发展过程，从历史事实中可以得出如上的结论。邓小平同志教导我们说，要"培养好的学风"，中医学要发展必须如此。

二、论中医与西医结合

中西医结合的提出由来已久，到目前已取得了巨大成就。从取得成就者的情况看，多为五六十年代西医脱产学习中医者，有基础研究，如血瘀证、脾虚证、肾虚证的研究，又有临床研究，如中西结合治疗某某病。从寄望中西医结合看，基础研究多研究证，没有与病结合，但临床上看单纯的证不一定符合临床患者的证，所以，今后在证的研究应与对病的研究相结合，如胃痛病人脾虚证与眩晕病人脾虚证有否异同等。临床研究多从中西医两套治疗方法同时治疗病人的临床疗效去观察。重复的、双重的治疗疗效当然较单纯一种治法为好，但费用成本较多，甚至有的根本不需要如此重复的检查与治疗。所以，临床的研究重点应放在单纯用中药或西医均疗效不著的难治之症上。而且，临床的研究不能单纯在治法上，还有必要在病理病机上作中西医贯通，两方面都能讲通，这有利于中医的现代化进程。但病因学上中医的邪气与西医的致病微生物，中医的脏腑虚损与西医的人体体质学说、机体免疫力、内分泌状态等，这些内在的联系都是可以通过研究加以阐明的。中医的诊断目前仍不规范，多以症状诊断，不利于阐明其病理特征，也不利于明确西医的诊断目的。故诊断也要中西医结合，可选用西医病名，后加用中医病名，一目了然，如脑肿瘤、头痛与血管神经性头痛，虽同为头痛，但病变截然不同。

中医传统医学与现代医学结合，互相促进，共同提高，产生了具有传统特点和现代化水平的新医学。但中西医结合并不是简单的中药加西药，这在上次已经讲到。除了上次已讲到中西医结合的思路外，在治疗上可充分发挥两种医疗体系特长的结合形式，如中医调整体，西医治局部，中医治缓，西医救急。这样不管是提高疗效，为病人提供最佳的医疗服务，还是扬长避短，都有积极意义。

例如，对慢性阻塞性肺气肿并急性感染者，当出现呼衰、肺心衰等，以西医兴奋呼吸、纠正心衰等以救急，兼以输氧气、吸痰、超声雾化吸入等治疗局部。当然此时结合中医药治疗固然为好，但就不必要又静滴或肌注中药制剂——抗菌药，如双黄连针、鱼腥草针，只宜口服中医辨证论治所开的中药煎剂。待急性期过，感染已经控制，呼衰、心衰纠正，则停用所有西医，以中医辨证论治治疗。辨其肺脾肾虚弱，痰湿属寒热，行培土生金、金水相生、固肾纳气、益气调肺、化痰、祛寒、清热等，从扶正以治本、祛邪以治标出发。

中医急症基础理论研究不足，中药急用剂型跟不上，以致中医急症滞后客观存在，其水平无法与现代医学相比。随着人们对中医急症的重视，将来会有所改观，但在目前相当一段时间，中医救急比西医优越是不可能的。

三、论常用中药

黄芪：味甘性微温，入脾、肺经，炙用补气升阳，治内伤劳倦，脾虚泄泻，以及中气下陷，脱肛等。《金匮要略》

黄芪建中汤，由小建中汤加黄芪而成，功用温中补虚，缓急止痛，主治脾胃虚寒所致的脘腹疼痛，或虚劳发热等。《汤液本草》称黄芪"治气虚盗汗并自汗，即表皮之药……又治咯血，柔脾胃，是为中州药也……又补肾脏元气，为里药，是上中下内外三焦之药"。临床上消化科多见脾胃气虚、久病气血两虚之证，可出现胃脘痛、纳呆、便溏、乏力等症状，在辨病辨证的基础上，正确施用黄芪，对于改善气虚、血虚症状有明显的疗效。但是本药作用缓和，用于补益虚损，需久服多服，方能收到理想的效果。与白术相伍，补气健脾的功效更显著。

白术：味甘、苦，性温，入脾、胃经，为补脾益气、燥湿利水之主药，用于脾虚失运，水湿停聚之痰饮、水肿等。《本草从新》曰："白术，甘补脾，温和中，苦燥湿，本善补气，同补血药用，亦能补血。无汗能发，有汗能止。补脾则能进饮食，去劳倦……和中则能止呕吐……燥湿则能利小便，生津液，止泄泻，化胃经痰水……"健脾燥湿多炒用，常配伍苍术、法半夏、砂仁；焦白术、土炒白术长于健脾止泻，多与人参、党参、干姜同用。

白术与参、芪均能补气，但白术偏于健脾补中以生气，属缓补者。参、芪不仅健脾，且直接大补脾肺元气，可峻补以固脱救急。

白术与苍术虽同为健脾燥湿要药，但白术苦甘性缓，补多于散，善守而以补脾益气为主，并能止汗。苍术辛苦芳香，性质燥烈，散多于补，善走能升阳散郁，以燥湿运脾为主，且能为汗。故脾胃虚弱，多用白术以健脾；湿郁阻滞，多用苍术以运脾。若脾虚湿困，欲补运兼施，则宜二术同用。但白术终属温燥，能耗伤津液，凡热伤津液，口干舌燥，烦渴引饮，便秘溲赤，或阴虚内热者，皆不宜应用。

党参：味甘，性平，入脾、肺经，功能补中益气。本品不燥不腻，善能益气健脾，又有益气养血的功能。与黄芪相伍，有补脾肺的功效，可治脾肺气虚、气短乏力、食少便溏等；与茯苓相伍，取党参益气养血，茯苓补脾宁心，合用则补气血、益心脾之效更显著，用于心脾两亏证；与白术相伍，益气健脾燥湿之效更强，常用于治脾胃虚弱之证。

山药：味甘性平，入脾、胃、肺、肾经，功能补气养阴，补脾肺肾，止泻涩精。本品甘平质厚，不燥不腻，既能补气，又能益阴，长于滋脾肺，兼能补肾固精，为补气益阴、涩精止泻的常用药，多用于脾胃虚弱证。常与茯苓、党参配伍使用，共达益气健脾之效。

扁豆：味甘性微温，入脾、胃经。功能和中化湿，消暑止泻。本品甘温和缓，补脾和胃而不滞腻，消暑化湿而不燥烈，为脾虚泄泻和伤暑吐泻的常用药。与山药配伍能加强健脾止泻之功，并常与白术、茯苓合用，如参苓白术散。

木香：味辛、苦，性温，入脾、胃、大肠、胆经。功能行气、调中、止痛，适用于脾胃气滞，胸腹胀满，呕吐泄泻，下痢腹痛，里急后重，寒疝等，有"治气总药"之美称。张元素言木香"散滞气，调诸气，和胃气，泄肺气"。朱震亨言其"行肝经之气，煨热实大肠"，并说"调气用木香，其味辛，气能上升，如气郁不达者宜之，若阴火冲上者，则反助火邪，当用黄柏、知母，而少以木香佐之。"《本草纲目》言木香"乃三焦气分之药，能升降诸气"。《本草求真》载木香"下气宽中，为三焦气分之要药。然三焦则又以中为要，故凡脾胃虚寒凝滞，而见吐泻停食；肝虚寒入，而见气郁气逆，服此辛香味苦，则能下气宽中矣。中宽则上下皆通，是以号为三焦宣滞要剂"。临床上使用此药应注意入汤剂不宜久煎。木香与槟榔合用能消积导滞、行气止痛，治胃肠积滞、脘腹胀满疼痛、大便干燥等症；与春砂仁合用，木香长于健脾理气，砂仁长于开胃消食，合用则和中理气、消食化滞的功效更好，治气滞、食停所致的脘腹痞满胀痛、食欲不振、恶心、呕吐及痢疾里急后重等症；与白术相伍，能健脾胃、消食滞止痛，治食欲不振、脘腹胀痛；与郁金相合，木香善理三焦之气，行脾胃气滞，郁金优于入血而破瘀行气，相伍则有破瘀行气、健脾止痛的功效，常用于气滞血瘀的胁肋疼痛、胸腹胀满等症。

砂仁：味辛性温，入脾、胃经。功能温中开胃，行气消食。本品辛温行气宽中，芳香醒脾开胃，为脾胃虚寒气滞之脘腹胀满、食积不消、呕吐、下痢的常用药。常与陈皮相伍，相须为用，有健脾理气消食之功，用于脾胃虚弱的食积不消、脘腹胀满、纳呆、吐泻等；与枳实相伍，砂仁长于开胃消食，枳实善于破气消痞，合用则功著，常用于气滞食积的痞满胀满，若加木香、白术，用于治胸膈胀满、气滞、食积、呕吐、便泄、纳呆等症。

茯苓：味甘、淡，性平，入心、脾、肺、肾诸经，甘则能补，淡则能渗，功能利水渗湿，又可补脾宁心，为治脾虚湿困、痰饮、泄泻常用之品。《本草纲目》论述茯苓时，列有赤茯苓、茯苓皮、茯神、神木四种分述。茯苓利而兼补，性质和平，补而不峻，利而不猛，既能扶正，又能祛邪，对脾虚而有湿邪者，尤为常用之品。治脾虚不能运化水湿，食少腹胀，大便泄泻，多与党参、白术、山药等同用。与法半夏相伍有除痰止呕作用，若加陈皮健脾理气除痰，则效更佳；与木香相伍，两者皆有止泻作用，茯苓的止泻在于脾胃渗湿，木香之止泻在于在于和胃理气，合用能和脾胃、行气止泻，用于水湿泄泻、肠鸣等症。

法半夏：味辛性温，有毒，入脾、胃经，辛散温燥，具有燥湿化痰，降逆止呕，消痞散结的作用。半夏有清半夏、姜半夏、法半夏、半夏曲、生半夏之分，梁老常用姜半夏取其止呕之效，法半夏燥湿和胃之效，半夏曲化痰消食之效。《药性论》对半夏的功效进行了精辟地论述："消痰涎，开胃健脾，止呕吐，去胸中痰满，下肺气……"陈无己分析半夏的作用说："辛者散也，半夏之辛以散逆气，以除烦呕。辛入肺而散气，辛以散结气，辛以发声音。"突出论述了其辛散特性。张元素认为半夏："治寒痰及形寒饮冷伤肺而咳，大和胃气，除胃寒，化痰，益脾胃气，除胸中痰涎"，且"热痰佐以黄芩，风痰佐以南星，寒痰佐以干姜，痰痞佐以陈皮、白术"，以治不同类型的痰证。《本草纲目》进一步分析了半夏的药理作用："半夏能主痰饮及腹胀者，为其体滑而味辛性温也，涎滑能润，辛温能散亦能润，故行湿而通大便，利窍而泄小便，所谓辛走气能化痰，辛以润之是矣。"

薏苡仁：味甘、淡，性微寒，入脾、胃、肺经。功能健脾补肺，利湿清热。本品甘淡微寒，既能渗利，又能清热，且有健脾补肺的功能，专治脾虚湿困之证。本品生用则利湿热优，炒用则止泻痢佳。常与蔻仁、白术合用。

厚朴：味苦、辛，性温，入肺、胃、大肠经，功能燥湿消痰，下气散满。本品辛温燥湿散结，苦能下气行滞，以行气滞、燥湿除胀为长，多用于食积气滞、胸腹胀满、大便燥结、呕吐泻痢。

枳实：味辛、苦，性微寒，入脾、胃、大肠经，功能破气消积，化痰除痞，主治气滞，食积痰癖，便秘，胸腹痞满胀痛，下痢后重，胃下垂，脱肛等。因其味苦，专主降气，长于破气滞，行痰湿，消积结，除痞塞，为脾胃气分药。故凡积滞内停，气机受阻，而见痞满胀痛、便秘及泻痢后重之症，不论气血痰食，皆可配用。《本草纲目》言枳实"治里急后重"。临床使用需注意区分枳实与枳壳，两者实为一物二种，枳实为幼果，枳壳为成熟果实，均有苦降下行之功，然枳实性烈，枳壳性缓，所以消积除痞，导滞通便多用枳实，理气宽中，消除胀满多用枳壳。枳实与川厚朴合用行气散结，消痞除满，常用于治气滞食积的痞满胀痛等症；与白术相配有健脾胃、消痞满作用，若再配法半夏、麦芽之类，偏用于湿痰食停者；与白芍相配伍，为《金匮要略》之枳实芍药散，两药一散一敛，相反相成，有行气和血、破积止痛的功效，常用于治气血积滞的腹痛。

陈皮：味辛、苦，性温，入脾、肺经。功能理气健脾，燥湿化痰。本品辛散苦降，其性温和，燥而不烈，入补药可使补而不滞，入降泄药则能行气。与生姜相配则健脾和胃，降逆止呕的功效较强，治胃气不和、气逆呕吐等症；与白术相配则有补脾胃、理气机的效能，且补而不滞，行而不散，常用于脾虚湿滞的胃纳不佳等症；与厚朴相配则健脾理气燥湿之功较强，常用于气滞湿郁，脾胃运化不健之痞满、不思饮食、反胃恶心等；与木香相配则能行气宽中、开胃止痛，若加砂仁行气和中，其效更好，用于脾胃气机呆滞、脘腹胀满、纳呆、吐泻等。

郁金：味辛、苦，性寒，入心、肺、肝经，功能凉血活血，破瘀行气。本品能入血行气，可用于气血不畅所致的疼痛症状。

延胡索：味辛、苦，性温，入心、肝、脾经，功能活血散瘀，行气止痛，既入血分，又入气分，既能行血中之气，又能行气中之血，以入血分为主，故有"血中之气药"之称，为活血利气止痛之良药，凡一身上下诸痛，属于气滞血瘀者，均可使用。张元素《医学启源》谓延胡索"治脾胃气结滞不散……"。《本草纲目》中载"延胡索能行血中气滞，气中血滞，故专治一身上下诸痛"，为"活血化气第一品药也"。

柴胡：味苦、微辛，性微寒，轻扬宣散，以透为主，透中有清，有良好的和解泄热之效。为疏肝解郁要药，并多酒炒或醋炒以增强疗效，常与香附、当归、白芍组方；有升阳举陷，以治气虚发热及中气下陷诸证，需同参、芪等补中益气药为伍始毕其功。使用柴胡时需注意，若患者兼有阴虚证，用量宜小，防其升火助热劫阴。柴胡量大则散，量小性升，其升阳之效与升麻相似，故常相配伍。柴胡善升达肝胆生发之气，亦能疏理气滞，振奋中土以升提脾胃清阳，而升麻重在升提脾胃清气。

白芍：属补血药，味苦、酸，性微寒，入肝、脾、肺经，功能养血敛阴，柔肝止痛。本品酸寒敛阴，苦寒泄热，为柔肝养血、止痛之常用药。《伤寒论》之芍药甘草汤，芍药酸寒，甘草甘平，二者相配取其甘酸化阴，以敛阴养血，达到缓急止痛的效果，常用于气血不和的腹痛。白芍与木香相配，则行气和血、缓急止痛，用于治疗气血凝滞的腹痛下痢。

槟榔：味苦、辛，性温，入胃、大肠经，功能杀虫消积，下气通便，利水消肿，用于虫积腹痛，食积痰滞。《医学启源》曰："槟榔治后重。"芍药汤，取槟榔行气导滞，以除气滞后重，体现了"调气则后重自除"之意。《本草纲目》曰："槟榔治泻痢后重，心腹诸痛，大小便气秘……"

《辨药指南》曰："槟榔体重而实，味厚而沉，沉重主降，专坠诸药，以导中焦下焦结滞之气也。"

葛根：味甘、辛，性平，轻扬升散，主入脾、胃二经，尤以阳明胃经为主。梁老常用，取其生津止渴、升阳止泻之功。治脾虚泄泻者，多配党参、白术；属湿热下痢者，常配伍黄芩、黄连。如《伤寒论》之葛根芩连汤，治表证未解，因误下而成胁热下利，重用葛根为主，既取其解表退热，又可内走脾胃而止下利，辅以黄芩、黄连，清理肠胃湿热，止痢止泻，合用甘草，四药配伍，有清里解表之功，后世常用此方治热泻、热痢。张元素《珍珠囊》指出葛根"升阳生津，脾虚作渴者，非此不除。"李东垣《用药法象》谓："其气轻浮，鼓舞胃气上行，生津液，又解肌热。治脾胃虚弱泄泻。"

白头翁：又名野丈人、胡王使者、白头公，味苦性寒，入大肠经，能入血分，清肠热，善除肠中热毒蕴结而凉血止痢，为治疗热毒下痢之要药，有"治痢专药"之称。《本草正义》载："白头翁味微苦而淡，气清质轻……今以通治实热毒火之滞下赤白，日数十次者，颇见奇效，向来说者皆谓苦泄导滞，专以下行为天职……唯何廉臣独谓其气质轻清，为升散肠胃郁火之良药……其主热毒滞下，虽曰苦固能泄，而升举脾胃清气，使不陷下，则里急后重皆除，确是此药之实在真谛……"《纲目拾遗》载："去肠垢，消积滞。"

四、论常用古方

梁老在临床上选用的古方，亦是密切联系各脏腑的生理及病理特点，结合"三因制宜"的原则。下面列举几个梁老常用的古方：

四君子汤：参苓术草合为方。方中以人参（现临床多用党参代替，因其价廉易取）为君，甘温大补元气，健脾养胃；以白术为臣，苦温健脾燥湿；佐以茯苓，甘淡渗湿健脾，与白术合用，健脾除湿之功更强，促其运化；使以炙甘草，甘温调中。全方配合，共奏益气健脾之功。此方能使脾胃之气健旺，运化复常，滋生气血，故为补气的基本方，后世以补气健脾为主的许多方剂，多从本方发展而来，如下面将要讨论的香砂六君子汤、柴芍六君子汤等。张璐《名医方论》言："气虚者，补之以甘。参、术、苓、草，甘温益胃，有健运之功，具冲和之德，故为君子。若合之二陈，则补中微有消导之意。盖人之一身，以胃气为本，胃气旺，则五脏受荫；胃气伤，则百病丛生，故凡病不愈，诸药不效者，唯有益胃补肾两途，故用四君子随症加减，无论寒热补泻，先培中土，使药气四达，则周身之机运流通，水谷之精微敷布，何患其药之不效哉？是知四君、六君为司命之本也。"本方功能益气健脾，主治脾胃气虚，面色萎白，语声低微，四肢无力，食少便溏，舌淡，脉细缓。香砂六君子汤则在四君子汤的基础上加用陈皮、法半夏、砂仁、木香，功能健脾和胃，理气止痛，主治脾胃气虚，寒湿滞于中焦，纳呆，嗳气，脘腹胀满或疼痛，呕吐，泄泻等。而柴芍六君子汤，则是在四君子汤的基础上加用陈皮、法半夏、柴胡、白芍，全方疏肝解郁，健脾和胃，令中焦得运，气血生化有源。柴胡疏肝解郁，白芍养血柔肝，党参、白术、茯苓健脾渗湿，使运化有权，气血有源，陈皮、法半夏健脾和胃，炙甘草益气补中。

参苓白术散：本方以四君平补脾胃为主，配以扁豆、薏苡仁、炒山药之甘淡，莲子之甘涩，辅助白术，既可健脾，又能渗湿而止泻。加砂仁之辛温芳香醒脾，佐四君更能促中州运化，使上下气机贯通，吐泻则止。功能益气健脾，渗湿止泻，主治脾胃虚弱食少，便溏，或泻，或吐，四肢乏力，形体消瘦，胸脘闷胀，面色萎黄，舌淡苔白，脉细缓或虚缓无力。

　　补中益气汤：本方以黄芪益气为君，人参、白术、炙甘草健脾益气为臣，共收补中益气之功；配合陈皮理气，当归补血，均为佐药；升麻、柴胡升举下陷清阳，为补气方中的使药。综合全方配伍大意，一是补气健脾以治气虚之本，一是升提下陷阳气，以求浊降清升，于是脾胃和调，水谷精微生化有源，脾胃气虚诸症可以自愈，中气不虚，则升举有力，凡下脱、下垂诸症可以自复其位。功能补中益气，升阳举陷，主治脾胃气虚证。

　　增液汤：方出《温病条辨》。方中以玄参咸寒润下为君，伍以麦冬之甘寒滋润，生地黄之滋阴壮水。三者均属质润多汁之品，合用共奏滋阴清热、润燥通便之功。用于热邪、久病伤津，无水舟停所致之大便秘结。《温病条辨》曰："此方……妙在寓泻于补，以补药之体作泻药之用，既可攻实，又可防虚。"临床上亦多用于老年性便秘者，常配伍行气药、润肠药等。

　　乌贝散：由海蛤壳与浙贝母组成，具有制酸止痛，收敛止血之功，常用于胃痛泛酸，胃及十二指肠溃疡。

　　平胃散：方出《太平惠民和剂局方》。方中重用苍术为君药，以其苦温性燥，最善除湿运脾；以厚朴为臣，行气化湿，消胀除满；佐以陈皮，理气化滞；使以甘草，甘缓和中，调和诸药，姜枣调和脾胃。诸药相合，可使湿浊得化，气机调畅，脾胃复健，胃气和降，则诸症自除。功能燥湿理脾，行气和胃，主治湿滞脾胃证。《医方考》曰："湿淫于内，脾胃不能克制，有积饮痞满膈中满者，此方主之。此湿土太过之证，经曰敦阜是也。苍术味甘而燥，甘则入脾，燥则胜湿；厚朴味温而苦，温则益脾，苦则燥湿，故二物可以平敦阜之土。陈皮能泄气，甘草能健脾，气泄则无湿郁之患，脾强则有制湿之能，一补一泄，又用药之则也，是方也。"《景岳全书》之柴平散，由小柴胡汤与平胃散合而为用，功能和解少阳，祛湿和胃，主治湿疟（素多痰湿，复感外邪，湿痰阻于少阳所致）。

小柴胡汤：方出《伤寒论》，方中之柴胡，乃少阳专药，轻清升散，疏邪透表，为君药；黄芩苦寒，善清少阳相火，为臣药，与君药相配，一散一清，共解少阳之邪；法半夏和胃降逆，散结消痞，参草为佐药，助君臣药攻邪之用。全方配合，以祛邪为主，兼顾正气，以少阳为主，兼和胃气，故可使"上焦得通，津液得下，胃气因和，身濈然汗出而解。"功能和解少阳，用于伤寒少阳证，临床上多用于内伤杂病而见少阳证者。临床使用时，当注意叮嘱患者煎煮汤药时加入生姜数片、大枣数颗，使其为使，益胃气，生津液，和营卫，既扶正以助祛邪，又实里而防邪入。

四逆散：方出《伤寒论》，由柴胡、白芍、枳实、甘草组成。本方用炙甘草甘温益气以健脾，柴胡透邪升阳以舒郁，枳实下气破结，与柴胡合而升降调气，白芍益阴养血，与柴胡合而疏肝理脾，四味互配，使邪去郁解，气血调畅，清阳得升，四逆自愈。功能透邪解郁，疏肝理脾，主治阳郁逆厥证，亦用于肝脾不和，胁肋胀满，脘腹疼痛。

逍遥散：方出《太平惠民和剂局方》。方中柴胡疏肝解郁，使肝气条达为君药；当归、白芍养血柔肝，肝和则血和，血充则肝柔，使肝气得疏，肝血得充，益于发挥肝之疏泄作用，又符合肝体阴而用阳之旨，二药相互为用共为臣药；配伍白术、茯苓以健脾气，使脾强而肝不能乘之，乃"见肝之病，当先实脾"之意，又有干姜温中散寒、扶脾健胃，三者共为佐药；加入少许薄荷，助柴胡疏泄条达之力，与炙甘草调和诸药共为使。诸药合用使肝郁得解，血虚得养，脾虚得补，诸症自愈。功能疏肝解郁，健脾和营，主治肝郁血虚证。在此方的基础上加减，尚有常用之丹栀逍遥散与黑逍遥散。

痛泻要方：方出《景岳全书》，原名"白术芍药散"，张景岳称之为"治痛泻要方"，故有今名。痛泻是由土虚木乘，脾受肝制，升降失养所致，《医方考》曰："泻责之脾，痛责之肝，肝责之实，脾责之虚，脾虚肝实故令痛泻"，其特点为泻必腹痛。本方由防风、白术、白芍、陈皮组成。白术燥湿健脾，白芍养血泻肝，陈皮理气醒脾，防风散肝舒脾，四药相配，可以补脾土而泻肝木，调气机以止痛泻。功能补脾泻肝，主治痛泻。《谦斋医学讲稿》秦伯未曰："因为肝旺脾弱，故用白芍敛肝，白术健脾，又因消化不良，腹内胀气，故佐以陈皮理气和中，并利用防风理气疏肝和脾，散气滞。肝旺脾弱的腹泻多系腹内先胀，继而腹痛泻下不多，泻而舒畅，反复发作，脉多弦细，右盛于左，表现为木乘土位。"

四神丸：方出《证治准绳》，由五味子、吴茱萸、肉豆蔻、补骨脂组成。方中补骨脂辛苦性热而补命门，为壮火益土之要药，故为君药；肉豆蔻温脾肾而涩肠止泻；吴茱萸暖脾胃而散寒除湿,并为臣药;五味子为温涩之品,生姜散寒行水,大枣滋养脾胃,并为佐使药。诸药配伍,则温肾暖脾,大肠固而运化复,自然泄泻止,诸症皆愈。功能温补脾肾,涩肠止泻,用于五更泄泻或久泻不愈属命门火衰,火不生土者。

归脾汤: 方出《济生方》,本方以人参、黄芪、白术、甘草、生姜、大枣甘温补脾益气,当归甘辛性温养肝而生心血;茯神、枣仁、龙眼肉甘平养心安神,远志交通心肾而定志宁心,木香理气醒脾以防益气补血药滋腻滞气,有碍脾胃运化功能。全方功能益气补血,健脾养心,用于心脾两虚证。

三黄泻心汤: 方出《金匮要略》,由大黄、黄连、黄芩组成,方中黄芩泻上焦火,黄连泻中焦火,大黄泻下焦火。功能泻火解毒,燥湿泄热。主治邪火内炽,迫血妄行,吐血、衄血,便秘溲赤;三焦积热,眼目赤肿,口舌生疮,外证疮疡,心胸烦闷,大便秘堵;湿热黄疸,胸中烦热痞满,舌苔黄腻,脉数实者。此方药苦寒,不可常用,中病即可,以防损伤正气。

枳实消痞丸与香砂六君子汤之比较: 治疗痞满,常用枳实消痞丸、香砂六君子汤加减。

枳实消痞丸出自李东垣的《兰室秘藏·心腹痞门》:失笑丸,一名枳实消痞丸,治右关脉弦,心下虚痞,恶食,懒倦,开胃进饮食。能行气消痞,健脾和胃,主治脾虚气滞,寒热互结证,症见心下痞满,不欲饮食,倦怠乏力,大便失调。方歌:枳实消痞四君全,麦芽夏曲朴姜连,蒸饼糊丸消积满,消中有补两相兼。组方:人参,茯苓,白术,甘草,麦芽曲,半夏曲,厚朴,枳实,黄连,干姜。

香砂六君子汤出自清朝罗美的《古今名医方论》:香砂

岭南中医药名家梁乃津

六君子汤，治气虚肿满，痰饮结聚，脾胃不和，变生诸症者。能益气化痰，行气温中，主治脾胃气虚，湿阻气滞证，症见呕吐痞闷，不思饮食，脘腹胀痛，消瘦倦怠，或气虚肿满。组方：人参，白术，茯苓，甘草，陈皮，法半夏，砂仁，木香，生姜。

两方比较，在组方上共用四君子汤，配伍行气药，均有健脾益气之效。枳实消痞丸用行气药配伍益气健脾，佐以苦寒辛温之品，故主治脾虚气滞，寒热互结证。香砂六君子汤为补气药配伍行气化痰药，使补气而不滞气，消除痰湿的停留，促进脾胃的运化，故主治脾胃气虚，湿阻气滞证。两者选用的行气药有异，枳实消痞丸选用枳实配厚朴，偏于行气，燥湿之力稍弱；香砂六君子汤选用陈皮配木香、砂仁，偏于化痰燥湿。

临床上，两种证型皆常见，在辨证方面强调：脾胃气虚之象两者均可见，关键在于把握寒热、痰湿之偏重。寒热互结证型患者常诉不能进食热性之品，亦不能进食寒凉之品，欲饮水却不能多饮，观之舌象多舌淡红、苔薄白均匀；痰湿阻滞证型之患者则常诉自觉舌面粗糙，胃纳减，少饮，观之舌象多为舌淡红胖嫩，舌边有齿印，苔白厚腻。把握了寒热、痰湿之偏重，则可辨证施药，每每奏效。

五、谈调气法之运用

人身以气为用，呼吸之出入，阴阳之升降，卫气之运行，经脉之流通，脏腑之相生，无不赖于气之推动。故气和则安，气乱则死。故调气之法，非常重要。"行医不识气，治病从何据"。

气病的范围广泛，归纳起来不外气逆、气滞、气郁、气虚，故要针对之治以降逆、行滞、开郁、益气治法。

降逆，即降上逆之气。临床多用于肺气、胃气、肝气之上逆。如肺气以清肃下降为顺，若有六淫侵袭，或瘀痰内饮，痹阻肺气，失其肃降，则出现气逆、喘息，故要降逆和喘；胃为纳腑，以降浊为和，若外邪犯胃，或胃中积饮，虚冷寒凝，湿热中阻，脾气不升，皆又可致胃气不降而上逆；肝喜条达升发，但若因情志升发太过则致气逆。所以，治以降逆为主，并针对其上逆之因同治。

行滞，即使气行而通畅。气滞表现在肺为咳而不畅，胸闷闭阻，故以宣肺治之；表现在胃肠为胃胀、嗳气、大便不爽、里急后重、腹胀等，故以行气消滞治之，必要时兼以通下。

开郁，郁为气聚不能发越。气郁以肝脾为多，可致食积、停湿、生痰、血瘀、化热等，故治以疏肝理气、运脾开郁、调和肝脾，并适当施以消食、化湿、祛瘀、活血、清热等。

益气，即调补正气。气虚之证可有肺气虚、脾胃气虚、肾气虚、心气虚等。益气之时要辨脏腑，分而治之。但有时可同治多病，故要兼顾。脾胃为后天之本，气血运化之源，故补气之中，以健脾养胃为要。

六、谈内伤杂病的辨证

中国医药学在临床上的特点是辨证论治。但中医的辨证论治内容错综复杂，名目繁多，有时令人目眩神迷，难及其要。如有八纲辨证，六经辨证，三焦辨证，卫气营血辨证，脏腑辨证经络辨证等等。但辨证宜看外感、内伤之病，若属内伤杂病，当以脏腑辨证与八纲辨证合参为宜。这是因为内伤病多从内生，主要病在脏腑，而脏腑有阴阳表里寒热虚实。因此，要以这两种辨证为要。

心肝脾肺肾为五脏，而六腑从属于五脏，故要首先弄清五脏的生理病理特性，以及哪些主症属于何脏所管。目前有的医书就是以心、肝、脾、肺、肾诸病进行分类目录的，这有助于病位的定位，便于脏腑的辨证。如咳嗽、喘证等列为肺系病；泄泻、呕吐、胃痛等列为脾脏病；水肿、淋证、癃闭等列为肾脏病；胁痛、黄疸、眩晕等列为肝脏病；心悸、胸痹、不寐等列为心脏病等等，都说明以脏腑辨证为宜。

在定了病位之后，就要根据八纲辨证进行定性。八纲之中以阴阳两纲统领全部，其中阴阳又包括了气血，气属阳，血属阴。阴阳有虚实，寒热有虚实，表里有寒热，八纲之中互相交错，综合出现。

有了定位定性，辨证基本确定，遣方用药有了法则，根据辨证选用归经、性味、功效相对应的药物，并根据经验，选用一些对症效果良好的中药，还可依据五脏相关，虑及脏腑子母关系，协调各脏腑。

七、谈辨证与辨病结合

中医的特色是辨证论治，这是无可置疑的，但是有的人以为光辨证，不辨病就已经掌握中医了，我认为这是不够的。中医临床的对象是患者，患者患的是病，而不是证，所以，要在辨病的基础上再行辨证，患者的主要症状就是辨病的基础。如以胃脘疼痛者属于中医的胃痛，多饮多食者，属于中医的消渴病，这些都是中医的病。当然，在现代科学发达的今天，能够结合西医的病名诊断就更加完善、全面。

在强调辨证的同时，又重视辨病，这是因为没有病的证，对临床指导作用确实不大。而且，能够辨清楚病，就能认识到机体的主要病理机制所在。如胃痛的机制是胃中气机不畅，不适则痛，这就为临床施之以行气为主的治疗提供了依据，又如消渴病的机制是三焦的阴虚燥热，这就为临床行以养阴生津的治疗提供了依据。在此基础上，再辨其导致病理变化的基础是什么，并采用相对措施，也就是治本之法。

因此，在强调辨证施治的同时，千万别忽视了辨病的作用。临床之要，辨病为先，病之辨清，才知预后，用药有方，结合辨证，方出神效。

八、谈中药专方验方

毋庸置疑，辨证施治是中医特色之一，但单纯辨证论治往往缺乏针对性，除症难效，而专方专药则针对某一病症，或某一证型疗效显著。故产生所谓专方验方，其实这多是以某一症状为主，以对症治疗为特点。但是若不辨证运用，就难以充分发挥其应有的疗效，从而出现显效重复性不高的情况。所以，在专病专方的运用过程中，一定要与中医辨证施治结合起来，否则，疗效不佳。如自制的胃乃安也只适用于气虚型的胃痛，而对阴虚者则不宜。金佛止痛丸以行气止痛为主，虽可适用于所有胃痛证型，但单纯使用与辨证论治结合使用的效果比较，则以辨证结合使用疗效好。因此说，任何专方专药都不如与辨证同用，所谓的系列中成药就是为解决这一矛盾而设，故我们也要开发胃病的系列中成药。各个系列除了证型的系列，还要针对不同的症状为主的系列，如针对病为主，恶心呕吐为主，胃纳差为主等，同时搭配2~3种药，这样就会大大地提高疗效。

专方验方不是天生就有的，这是人们在长期实践中总结出来的，所以，并不是一成不变。作为医生要在挖掘旧有经验的基础上不断提高，在临床上加以观察研究和总结，最好结合药理实验，这就能创造出新的比原来效果更好的专方验方。

九、谈学习中医经典著作及各家学说

以往我们学中医先要学习中医经典，如《黄帝内经》、《神农本草经》、《伤寒论》、《金匮要略》等，因为这四大经典是中医理论的代表作及起源，以后的著作均是在此基础上产生。

由于历史的原因，经典性著作中的内容不全是精华，也有糟粕，更有不尽之处，这就需要后世医家在实践中不断认识，加以修正、补充、完善和提高。特别是宋金时期之后，学术争鸣日烈，从而名家辈出。如北宋庞安时认为病由寒毒而起，金元四大家的刘完素则认为病因火热而发，张元素认为是脏腑之病变，李东垣认为是脾胃气虚，朱震亨认为是阴虚有火，到清代又有四大家，叶桂、薛雪、吴瑭和王孟英等，在刘完素的火热论上有所发挥。前人的也就是传统的各家学说推进了中医事业的发展，到现代，更应将这种精神推演下去。比如现代也涌现了一批各家学说，有痰饮论，有瘀论，有脾虚论，有肾虚论，有阴虚论等，这都是从各个方面不断深入。所以除了学医经外，更要学习各家学说，中医的很多精华就在于各家学说，希望现代的中医师们要多看些医案医书，如《临证医案指南》等。

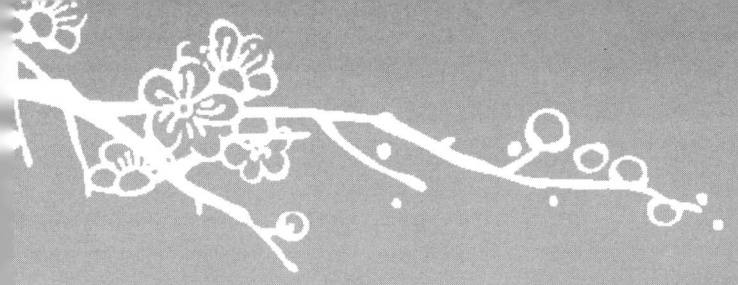

薪

火

相

传

一、传 人 选 介

（一）黄穗平简历

　　黄穗平，男，医学博士、主任医师、教授，广州中医药大学博士生导师。1986年9月，开始在梁乃津、余绍源等教授指导下攻读广州中医学院中医内科学硕士研究生。1989年7月，留任广东省中医院消化内科住院医师。1991年成为全国首批名老中医梁乃津学术经验继承人。现任广东省中医院消化内科主任，国家中医药管理局"十一五"重点专科脾胃病专科建设单位学科带头人，国家消化药品（中药）临床试验基地负责人，并担任中华中医药学会脾胃病分会副主任委员、广东省中医药学会消化病专业委员会副主任委员兼秘书长、广东省中西医结合学会脾胃病专业委员会常委、国家中医药管理局中医药科技咨询与评审专家、国家新药药品评审专家、国家自然科学基金项目评审专家、《世界中西医结合杂志》与《现代消化及介入诊疗杂志》编委等，2006年被确定为广东省百名优秀中医临床人才培养对象，2007年荣获"中华中医药学会首届学术继承高徒奖"。曾在国家级医学期刊发表《动力障碍样消化不良中医虚实证候的胃窦G、D细胞定量分析》《基于数据挖掘的中医证候规范化研究方法学的建立》等论文多篇，主编《中西医结合治疗胃肠病》、《消化系统专科专病中医临床诊疗》等专著多部，作为主要撰写人参与了全国中医药院校统一教材《中医内科学》《中西医结合内科学》的具体编写。

主要研究方向为中医、中西医结合消化系统疾病的临床和基础研究及消化内镜诊治技术研究。现承担主要承担课题有"'脾虚失运'的胃肠起搏Cajal间质细胞机制研究"（国家自然科学基金项目）、"溃疡性结肠炎临床路径建立与评价的示范性研究"（国家中医药管理局2007年公益性行业课题）、"从胃起搏细胞的角度探讨脾虚证'脾虚失运'的发生机制"（国家中医药管理局课题）、"脾气虚证胃动力障碍型与ICC细胞相关性及健脾中药干预研究"（广东省自然科学基金课题）、"溃疡性结肠炎中医优化治疗方案疗效评价及肠涤清灌肠液开发研究"（广东省科技计划项目）、"应用代谢组学探讨'脾在液为涎'理论实质"（国家自然科学基金项目）等。其中"胃炎清胶囊治疗HP相关性慢性胃炎的临床与实验研究"分别于1998年和1999年获得广州中医药大学科技进步二等奖及广东省中医药科技进步二等奖，"慢性胃炎脾胃虚实证与幽门螺旋杆菌及胃肠动力的相关性研究"获2003年广州中医药大学基础研究二等奖。此外，还多次应邀参加国际传统医药大会（中国）、中日肛肠疾病学术交流大会（中国）、欧洲消化病年会（奥地利）、欧洲小肠镜学术会议（德国）、美国消化病年会（美国）、亚太地区消化病年会（菲律宾）等国内外学术会议并宣读论文。

（二）黄穗平治疗脾胃病验案举隅

黄穗平长期从事脾胃消化病的临床工作，致力于运用中

251

医辨证论治治疗脾胃系统的疾病，临证思维和遣方用药，多受梁老影响，颇多奇效。

1. 通补兼施治疗萎缩性胃炎

【病案】李某，女，62岁，退休干部，因胃脘疼痛反复10年于2005年12月10日初诊。患者10年前因情绪不畅而经常胃脘疼痛，餐后明显，呈顶痛感，时伴嗳气，常服西药及中药煎剂治疗（具体不详），但症状无减轻。近来胃脘疼痛加重，时有灼热感，口干。经胃镜与病理活检检查，诊断为萎缩性胃炎伴肠上皮化生。舌质暗红少津，苔少，脉细。中医诊断为胃痛。辨证属气滞血瘀郁热，胃阴不足。治以行气祛瘀，养阴清热。

回想梁老在治疗萎缩性胃炎之胃痛或痞满时认为多因病久郁而化热，热可伤津，出现胃脘痞满疼痛、疲倦纳呆、口苦而干、舌质淡而苔微黄腻等寒热错杂、虚实互见之症候，喜用温清并用法。温补辛开可健脾运脾，苦降清泄可解除郁热。在配伍清热药方面常选用柴胡、黄芩、黄连、蒲公英、人工牛黄等。但他常告诫后辈：本病郁热多在气滞血瘀、脾胃虚弱的基础上产生，过用苦寒之品势必损伤脾胃。治疗应在行气活血、健脾益胃的前提下使用清热药，且要适可而止。遂处方：

太子参30克　　白芍30克　　麦冬15克　　五灵脂15克

蒲公英30克　　山楂15克　　郁金15克　　佛手15克

延胡索15克　　沙参15克　　血竭3克　　三七末3克(另冲)

水煎服，每日1剂。连服7剂，胃痛减轻，无灼热感，胃纳增进。此后用原方加减化裁调治1年，诸症悉除，复查胃镜与病理活检诊断为"浅表性胃炎，未见胃腺萎缩与肠上皮化生"。

按：萎缩性胃炎多由慢性浅表性胃炎迁延不愈演变而成。本病胃痛乃因饮食、情志、劳倦异常，导致肝、脾、胃皆病。肝气犯胃，脾失健运，胃气郁滞，不通则痛。且因气滞日久，累及血分，气血壅塞致胃络瘀阻。另外本病发病还与先天禀赋不足密切相关，还往往因日久不愈，水谷难化，精微乏源，后天失养，致阴阳气血益发亏虚。梁老治本病在通的同时，必施补法，寓补于通，通补兼施。胃为阳土，喜润恶燥。本病阴阳之虚所偏，以阴虚为多，患者常表现为口干，舌苔少或无，脉细。故常选用沙参、麦冬、石斛、白芍、玉竹、乌梅、五味子等以生发胃阴，濡润胃络，缓急止痛。因阴阳互根，胃之阴津有赖于脾气健运才得以生化，故梁老常加用太子参、党参或黄芪以益气生阴。本病按照梁老的思路进行处方用药，果获良效。

2. 健脾养胃，行气活血清毒治疗老年消化性溃疡

【病案】许某，男，70岁，退休工人。于2005年6月27日因胃脘胀痛反复2个月来诊。患者2个月前因饮食生冷后出现了胃脘胀痛，以餐后或下午多发，伴嗳气，无泛酸，偶尔出现呕吐胃内容物，神疲乏力，口淡不欲饮水，胃纳差，大便溏，舌质淡暗，苔薄腻，脉弱无力。胃镜显示：胃体有2厘米×3厘米凹陷性溃疡。病理活检提示：慢性溃疡病，未见恶性变。中医诊断胃痛、痞满。初诊辨证属脾胃气虚。治以健脾益气。处方：

黄芪30克	党参30克	白术6克	茯苓6克
枳壳6克	郁金6克	砂仁6克	

经服5剂，胃胀痛无明显减轻。思考梁老在治疗本病时，曾说过，消化性溃疡病常兼夹气滞血瘀为标，多是继发于脾胃虚弱，通过温补脾胃，振奋元气，可畅通气机，推血运

行，甘温益气寓于行气活血之内。但对于气滞血瘀证重者，这些补虚行气化瘀之法尚不足用，还要兼以行气活血，标本同治，常加用延胡索、香附，川芎、五灵脂、三七、蒲黄等。后依据此法加减诸症明显减轻，调治2个多月后，复查胃溃疡已愈合。

按：本病的发病基础为脾胃虚弱，或气虚，或阴虚，或气阴两虚。然而，"气为血帅"，"气行则血行"，老年胃溃疡之血瘀病机除与脾胃虚弱，升降失常，气机不畅有关外，更重要的是因老年形气俱虚，无力推动血行，或因老年阴血亏虚，脉络枯涩不畅，以致出现后期的胃痛持续，痛有定处，伴有黑便，舌质紫黯，脉涩等血瘀见症。这是因虚致实，本虚标实的病理过程。气虚阴虚导致气滞血瘀是本病病机的主要环节。部分患者可因气郁日久化热，血瘀日久结毒，病情加重，发生变症。治疗上，当行气活血，标本同治。在选理气药方面，因脾升胃降赖肝气冲和而顺达，常选用入肝经、辛散苦降且能行血中之气药，如郁金、延胡索、香附等。因脾胃升降影响中焦气机出入，故常选用调节气机药，如脾虚下陷者加柴胡、升麻等以升清，胃失和降者加陈皮、法半夏等以降浊。在选活血药方面，除常用行气活血之郁金、延胡索外，还根据血瘀寒热属性选用其他药物，如瘀热者选赤芍、牡丹皮，阴虚内热者配生地黄、玄参等，血瘀寒凝者用川芎、五灵脂等，脾胃虚寒者，配桂枝、干姜等。因三七、血竭较为平和，祛瘀且止血，故临床最常用。本例病人能取良效，全在于师意。

3. 养脾阴益脾气治疗津亏肠涩之便秘

【病案】叶某，男，63岁。于2006年12月18日以"便秘反复12年，加重2个月"初诊。患者平素嗜食煎炸辛燥之品，近2年来常便秘，服用泻药或用开塞露才能畅排大便。近2个月来便秘加重，每周才排1次大便，量少质硬，排便艰辛，有时致肛裂出血，伴口干欲饮，无腹痛胀，舌红，苔薄黄干，脉细数。查体显示：心肺正常，腹部无异常体征，结肠镜未发现大肠异常。诊断为单纯性便秘。处方：

生地黄30克	黄芪30克	熟地黄20克	厚朴15克
火麻仁30克	玉竹20克	柏子仁15克	杏仁15克
郁李仁15克	麦冬15克	玄参15克	枳壳15克
木香10克(后下)			

水煎服，每日1剂。服药1周，大便较易排出，三日一解，再以原方加减治疗半个月，大便始转为软条状，口干减轻。继用益胃汤、沙参麦冬汤、地黄汤等加减调治而愈。

按：梁老认为阴津亏虚之便秘主要病机为脾阴不足，大肠津亏，小肠液涸。病因除肝肾之水不足，脾阳亦虚外，还可因饮食不节、忧思劳倦而耗伤脾胃之气阴。正如《脾胃论》云："大肠主津，小肠主液，大肠小肠受胃之营气。若饮食不节，胃气不及，大小肠无所禀受，故津液涸竭焉。"治疗此类型便秘，一方面要用甘寒（或甘凉）滋养脾阴，药用生地黄、麦冬、玉竹、石斛、天花粉等增液行舟；另一方面要参考《伤寒论·辨阳明病脉证并治》的脾约证治，方用脾约丸(即麻子仁丸)润肠通便。因脾阴与脾气关系密切，气津同源，故养脾阴之时可兼益脾气，加用黄芪、党参、太子参等以求益气生津。本案证属年老肾水亏虚，水不济火，再因嗜食辛燥，灼伤胃津，波及脾阴，肠涸干涩致大便秘结。故按梁老教导治以滋阴润肠，增水行舟，并酌加少量行气药，使气机流动，便秘得通。

中医学是一门实践性很强的科学，以经验医学著称，没有广泛的临床、没有名师指点，很难体会到个中深奥微妙。师承名师，学习老一辈中医学家独特的经验和诊疗技巧，通过朝夕临诊，耳濡目染，口授心传，耳提面命，衣钵相传，弟子才可以逐步领会和较快掌握，少走弯路，缩短成才的周期。

从上我们可以发现梁老的经验在弟子黄穗平身上得到了很好的继承和发扬，主要体现在临证思维，遣方用药等方面。

临证思维方面，梁老治疗疾病，其特色是重视人体后天之本，时时注意顾护脾胃之气。而调理脾胃，用药贵在升降和合，无使其偏。因此临床必须维持中焦升降、纳化、润燥平衡。黄穗平在诊疗思路上也继承了这一理念，以人为本，攻不使其偏，补不使留邪。

选方用药时做到执简驭繁，用药精当，四两拨千斤。梁老用药讲究精当，药物简单明了，君臣佐使一目了然，理当效果独特。黄穗平在临证中一脉相承，药量当轻则轻，当重则重，用药简单，讲究炮制。

此外，梁老的弟子们不仅学习了梁老医术，还受梁老高尚医德的影响，把医德放在第一位。因为梁老曾经教导过，医德为行医之本，医者治病救人，要精诚为一，德艺双全。

二、跟师日记选摘

编者按：黄穗平教授于1991年成为全国首批名老中医梁乃津学术经验继承人，并在1991~1993年紧随梁老身畔，受教颇深。兹将其在此期间的跟师日记选录于此，一睹前辈先贤的风采。

1991年1月5日

今日在广东宾馆举行了广东省继承名老中医药专家学术经验拜师大会，会议由广东省中医药局主办。上午举行了拜师仪式，有关领导讲话，内容是有关抢救老中医经验的重要意义。下午分三组讨论，一组是继承人，二组是名中医药专家，三组是各单位的领导。作为继承人，我和罗振华医生被选为跟师梁乃津教授，这让我俩既感到光荣，又非常兴奋。在会上，我们畅谈了体会，决心要跟好师，继承好老师的学术经验。参加这次会议的医院领导有张状战副院长，凌露明科长等。

1991年1月8日

拜师大会后，今日下午我们师徒三人与医院领导讨论了跟师工作。因梁老年事已高，故安排我们每周跟师门诊3天，除了学习老中医经验外，还要协助导师看病，照顾导师上班路途的安全及关心导师的身体健康状况。梁老当场表态要带好徒，毫不保留地传授经验，徒弟也决心不辜负领导的期望，接好班。

1991年1月12日

今天是跟师门诊看病第一天，梁老的名气确实大。挂号的病人如涌，除广州的外，还有不少是珠江三角洲一带的病人，甚至部分来自港澳台。这些病人大多数是脾胃病患者。梁老先让我们在旁随诊，问病史，望舌，切脉，写病历，开处方。

1991年1月16日

梁老在诊病上重视四诊合参。问诊很强调主症，一定要弄清主症是什么，并不象有的医生只顾切脉，猜测症状。他认为，四诊手段不能缺一。主症是开方的首要依据。否则，就难于遣方用药，开方无目的性、针对性。

1991年1月20日

近几次随诊，确认梁老是以主症开专方专药的。比如，对胃脘病患者，必开郁金15克、佛手15克、延胡索15克、白芍30克这一基础组方。梁老说这就是经验方金佛止痛丸的主要组成药物，治疗胃病真是屡用屡效。这既可治胃炎者，也可治溃疡病者。复诊病人多数说服用这基础方的处方，疗效明显，胃痛减轻，或可缓解。

1991年1月24日

梁老治疗很注意固本。认为慢性杂病多有本虚。这要靠辨病人全身，尤其舌、脉而定。然后在针对主症的专方专药上，结合辨证加味用药。如阴虚者加养阴药，阳虚者加补阳药，气虚者加益气药。他说，这比单纯用专方专药效果好。否则，病人服用治标药太过，不加以扶正，就会出现头晕、短气、疲倦等现象，影响病人服药治疗的决心。

1991年2月1日

胃脘痛患者不少是属于肝胃郁热者，主要看舌象为淡红，苔黄，脉有力或弦数，全身壮实，无虚象。对这种病人，梁老最常用小柴胡汤。尤其喜用柴胡、黄芩两味，再加蒲公英。此方加金佛止痛丸，用于热证胃痛效果显著。今日不少复诊病人属于这类型，多见于青壮年男性。

1991年2月5日

热证慢性胃痛者，虽常用清肝胃之热方药，但个别病人服后诉少许头晕、疲倦。梁老认为，对这种病人，应适当扶正，但不要用燥热之品，而要用清润之品。如选用沙参、麦冬或太子参，补而不燥，又可防止理气药之辛燥伤阴。这种病人之热象多是阴虚基础上产生的虚热，不宜过于苦寒。

1991年2月8日

在选用滋阴药治疗阴虚胃热的胃病问题上，请教梁老，能否选用生地黄、玄参增液汤等。梁老说，生地黄过于滋腻，胃虽喜润恶燥，但脾胃关系密切。滋胃要顾及脾，过于滋腻则碍脾，影响脾的运化，故治疗肝胃阴虚宜选用沙参、麦冬、白芍等。

1991年2月12日

梁老为病人着想的思想真的很崇高。今日病人很多，所以有不少外地慕名来诊的病人因来迟挂不上号。梁老不想病人白来一趟，便乐意加号约病人。我建议梁老不要过于疲劳。梁老说这并不是为了挂多点号，赚多些钱。医生的名气是靠病人口耳相传的，我们行医者不为病人着想，也很难成为名医。

1991年2月16日

来就诊的病人确实以脾胃病为多，这可能跟梁老胃乃安献方人的宣传及其治胃病的名气有关，前来看咳喘的病人也不少。对于慢性咳喘，梁老常用紫菀、款冬花、百部、杏仁、苏子、葶苈子，或麻黄、细辛等。急性咳喘者则常用桑叶、枇杷叶等。热象明显，痰黄稠，舌红，用鱼腥草、黄芩，阴虚用沙参、麦冬。

1991年2月20日

医治咳嗽，梁老自觉有把握。他辨证思维与治胃病相似，即是在基础方上根据辨证加减。基础方是紫菀、款冬花、百部、杏仁等。若阴虚，加沙参、麦冬、石斛等；气虚加党参、黄芪等；痰湿加法半夏、橘红等；哮鸣加炙麻黄、地龙、细辛等；痰热加瓜蒌皮、桑白皮、葶苈子、黄芩、鱼腥草等。

1991年2月25日

今日就诊的病人有几个是十二指肠球部溃疡活动期的，但病人舌淡脉弱。梁老处方并没有开什么蒲公英、柴胡、黄芩等清热药，反而是黄芪、党参等。问之何故，活动期不是与热有关吗？梁老述之，中医要辨证施治，不能与西医的病名画等号。溃疡活动期不一定就属于中医的热证，相反，非活动期有热象者，如舌红苔黄脉数，也要用清热药。

1991年2月28日

中气虚的胃病，主要表现为食后胃胀，面色㿠白，舌淡脉弱。梁老最常用补中益气汤原方加金佛止痛丸。黄芪、党参常用量均为30克，柴胡10克，升麻6克，陈皮6克，白术15克。可见梁老推崇李东垣的补气升提法。

1991年3月2日

在治胃病用古方问题上，梁老常用的有几条方。中气不足者用补中益气汤；肝胃郁热者用小柴胡汤；胃阴不足者用沙参麦冬汤；血瘀者用失笑散；呕吐者用小法半夏汤、橘皮竹茹汤、旋覆代赭汤；脾胃虚塞者，用黄芪建中汤、理中汤。

1991年3月7日

前来诊病的胃病病人，不少是萎缩性胃炎者。这类病人多有虚象，或气虚或阴虚。从西医角度看，胃腺萎缩，属于缺乏胃酸。故梁老治这类病人多用益气或养阴法，并适当加用助酸开胃、消滞之品，如乌梅、山楂、谷芽、麦芽等。当然，有胃胀者要用理气止痛消胀药，如郁金、佛手、延胡索、白芍等。

1991年3月10日

萎缩性胃炎的治疗比一般胃炎难治。在辨证用药的基础上，梁老常用些比较特别的药，如人工牛黄1克，血竭3~6

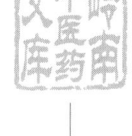

岭南中医药名家梁乃津

克，三七末3克，可起清热消炎、敛疮生肌、活血祛瘀的作用。梁老认为，胃腺萎缩除了气阴虚之外，还与血瘀有关，故常用上述几味活血祛瘀药。

1991年3月13日

溃疡病合并上消化道出血，表现为反复排黑便者，梁老认为此多属于胃热伤络，血分有热。故在辨证用药的基础上，常用茜草根20克，仙鹤草30克，侧柏叶15克，白及15克，三七末3克（冲服）。舌红者，加赤芍15克，牡丹皮12克，柴胡12克。即使是气虚者，在使用黄芪、党参的基础上也可加用上述凉血止血药。胃中积热，大便秘结者，则用三黄泻心汤，尤其宜用大黄，但不能用黄芪、党参，以防助胃火。

1991年3月17日

梁老医治脾胃病以慢性胃病及结肠炎为多。常用的四味药是郁金15克、佛手15克、延胡索15克、白芍30克，谓之"小四味"，不但用治胃病，还用于腹痛。有时加香附15克，乌药15克，称之谓"六味"。其中延胡索、乌药、香附为加味乌药汤的主要成分，具有行气止痛作用。

1991年3月20日

临床上可见脾胃病者既有气虚，也有阴虚。气虚者必用黄芪、党参，阴虚者必用沙参、麦冬。有的病人气阴两虚，表现为脾气虚兼胃阴虚，这就同用黄芪、党参、沙参、麦冬，梁老称之为"大四味"。这"大四味"为治本而设，而"小四味"为治标而设，治慢性胃病要标本兼顾。

1991年3月24日

梁老治胃病除了必用"小四味"和辨证加味外，还重视兼症的选药治疗。如对恶心呕吐者加法半夏、橘红、竹茹、旋覆花、代赭石等；嗳气者加苏梗、香附等；泛酸加鱼骨、瓦楞子、浙贝母等；积滞者加厚朴、枳壳、谷芽、麦芽等；纳差加鸡内金、谷芽、麦芽、山楂等。

1991年3月28日

慢性胃病，尤其是慢性胃炎者，不少人并无胃痛，而是餐后胃有饱胀感或气顶感，这也用"小四味"。这除了行气止痛治疗胃病外，还可调肝理气，调和肝胃。肝疏泄正常，则胃自和降，胀气自消。此外，梁老还常用白背根30克以治胃胀、腹胀，他认为白背根除胀功效好。

1991年4月1日

胃下垂的病人，并不是都适合用补中益气汤。因为此方偏温燥，而部分胃下垂病人是属于胃阴虚的，故梁老对这类病人则用沙参麦冬汤。此外，在不用党参、黄芪等的情况下也可用柴胡12克、升麻6克来升提胃腑。必要时，如病人消化差，舌苔厚腻，还用厚朴、枳壳、法半夏等以降浊，升气降浊同用以治胃下垂。

1991年4月4日

梁老治胃病常参考西医诊断所提供的资料开处方。如消化性溃疡，多属于胃酸高，故常配用鱼骨、瓦楞子以制酸；萎缩性胃炎多胃酸缺乏，故加乌梅、山楂以助酸。即使是无溃疡的胃炎，有的也是胃酸高，表现为空腹痛作者或尤其伴有泛酸者，宜加制酸药。

1991年4月9号

不少胃病者，常伴咽喉气顶不适感，查咽部无慢性炎症表现。此为慢性咽炎，故梁老常用瓜蒌皮、玄参、蝉蜕、僵蚕等祛风化痰以利咽。他对凡觉咽不适者，常用手电筒检查病人咽喉，多发现咽充血，咽后壁滤泡增生等，这些均是慢性咽炎的体征。

1991年4月13日

前来就诊的也有不少是慢性结肠炎患者。这些临床上常难于诊断是特异性还是非特异性的，甚至难于区别是真正的结肠炎还是神经功能性引起的。主要症状为腹痛、便溏、黏液便等，个别伴里急后重。梁老认为，此病属于滞下、下痢、泄泻的范畴，可参考这些病症治疗。

1991年4月18日

对慢性结肠炎的病机，梁老认为主要是大肠湿热、气滞而致。故他常用川黄连10克、黄柏12克、苦参15克、郁金15克、佛手15克、延胡索15克、白芍30克。同样是用"小四味"以治腹痛，若大便烂，则加用白术15克、山药30克以实大便。因为这类病人的泄通常不显水样，故较少用利尿法以利小便来实大便。

1991年4月22日

大便次数多，但每次量少，排便不畅，或有排不净感和腹胀，这并不是泄泻。尽管大便烂，梁老也认为应以通为主，尤其对于舌苔厚腻浊者，这时可用小承气汤，即大黄、厚朴、枳实等，涤畅大肠，则大便次数减少，排便后无后重刺激大便感。

1991年4月25日

梁老曾讲述一病例情况。这病人有慢性结肠炎多年，经常找梁老看病。有一次病人出差到海南，船上晕船严重，腹泻，呕吐。但此后腹泻、里急后重感、腹痛症状反而少发了。梁老认为胃肠属腑，宜通不宜止。故肠道空通了，症状也就好转了。可见，治疗胃肠不忘通，非泄泻滑脱不可收敛。

1991年4月29日

很多慢性结肠炎病人表现为腹泻里急后重，伴黄色黏液或带血，但查不到阿米巴及志贺杆菌等。梁老认为，其实不少是慢性特异性感染引起，尤其因饮食卫生差引起。故除用川黄连、黄柏、苦参外，还用白头翁15克、秦皮15克等，脓血多则加地榆15克、槐花15克、败酱草30克、火炭母30克等。

1991年5月2日

结肠炎除了大肠湿热、气滞等标实病机外，也有不少兼有本虚的。如气虚为舌淡、脉弱；阴虚为舌红、脉细数。前者可加黄芪、党参，后者则用沙参、麦冬。一时难辨清气阴的则用太子参30克，若气阴两虚的则用"大四味"。

1991年5月6日

便秘患者经纤维结肠镜检查为"慢性结肠炎"者，梁老同样用"大四味"及川黄连、黄柏、苦参，问之是否川黄连会燥湿使大便更实，梁老认为取川黄连清大肠热，而配用大黄、枳实等以通腑，则可通大便。

1991年5月10日

梁老治便秘方，常参考专方"枳术丸"，即白术大量些，用量20~30克，加枳壳15克、肉苁蓉30克、郁李仁20克，再用"小四味"。此方尤适用于老年人便秘。若气虚，舌淡脉弱，加黄芪、党参；阴虚，舌红苔干脉细，加沙参、麦冬、生地黄，兼热加生姜6~10克。

1991年5月15日

梁老在指导后辈学习时，常嘱要在学好医经、打好中医基础的前提下，多看前人医案，尤其是名医家自己的。但很多医家忙于临证，无暇作著，这就要看名医家门人所写。他常说多看《临证指南医案》很有益处。

1991年5月19日

对于胃痛、腹痛，尤其伴有腹部有物隆起，时聚时散，经一般行气止痛药治疗症状不减者，梁老常用全蝎6~8克，地龙15克，或僵蚕15克等以祛风解痉止痛。他认为这些症状是胃肠平滑肌痉挛或收缩太过引起，而这些动物类解痉药有解痉止痛作用，对于溃疡病或结肠炎引起的痉挛痛效优。

1991年5月23日

萎缩性胃炎有的属于阴虚内热，尤以内热为主，表现为口干甚，舌红干无苔，脉细数。梁老用增液汤，用生地黄30克、玄参30克、麦冬15克，还用赤芍15克、牡丹皮12克以入血分凉血，用天花粉以生津。对这类病人不能过用苦寒，因苦则燥，伤阴日甚，要通过滋水灭火而起效。

1991年5月27日

梁老的著名胃药胃乃安胶囊组成是：人参、黄芪、人工牛黄、白芍、珍珠层粉、三七末。

金佛止痛丸主要组成是：郁金、延胡索、佛手、白芍、三七末、姜黄、甘草。

这二药均由梁老提供处方，广东省中医院牵头科研，广州中药一厂制出。

1991年5月30日

梁老较常用大黄治便秘。对于大便秘结，多日不解，但虚象不重者，无论虚实，梁老都用大黄，但还要按照辨证再行加味。如气虚加黄芪、党参、肉苁蓉，阴虚加生地黄、熟地黄、沙参、麦冬。有时再加润物之品，如郁李仁。在治疗同时，最好配合行气药，如枳壳等。

1991年6月3日

梁老很喜欢用行气消导药。无论任何疾病，凡见舌苔厚腻者，均用枳实（或枳壳）、厚朴、谷芽、麦芽、鸡内金等。但苔过于厚燥，湿热伤阴者，则可用或不用厚朴，以防伤阴加重，反而可在消滞药基础上加少许养阴药，但又不能过于滋腻助湿，可用天花粉、麦冬等。

1991年6月7日

对肺热咳嗽，梁老认为主症应见痰黄、舌红、脉有力。同样用紫菀、款冬花，但要加强清热化热，配用黄芩、鱼腥草、瓜蒌皮、桑白皮、浙贝母、枇杷叶、冬瓜仁、桔梗，偏阴虚加沙参、麦冬，必要时冲服川贝末。伴有气促者，加葶苈子以泻肺平喘。

1991年6月10日

临床上，部分病人为寒咳，表现为咳嗽反复多年，以冬天多发，咳痰稀白，量多，舌质淡，并无黄苔，脉不数。这类咳嗽，梁老肯定用紫菀、款冬花、百部、杏仁等止咳，且加炙麻黄10克，细辛3~6克，干姜10克，甚或制附片10~15克，并用法半夏15克，橘红10克，白芥子15克等以化寒痰。

1991年6月14日

梁老善治咳喘，前来看咳的患者也有。小儿脾常不足，常夹食滞，治咳不忘消滞。对小儿咳嗽除用常用的几味止咳药及辨证加减外，梁老常加谷芽、麦芽、莱菔子、鸡内金、枳壳等消滞，有时还用独脚金、灯心花等。

1991年6月17日

老年病不少是心、脑、血管病。梁老认为此多为肾虚，且以肾阴虚为多，故常用六味地黄汤为基础方。如脑动脉硬化，或高血压病眩晕，常用生地黄、熟地黄、山萸肉、茯苓、泽泻、牡丹皮、川芎、天麻等，舌苔厚加厚朴、枳壳、石菖蒲等；舌红去熟地黄，加柴胡、双钩藤、石决明、草决明等；烦躁加白芍、龙骨、牡蛎、珍珠母等；记忆力差加益智仁；气虚加黄芪、党参、白术等。

1991年6月21

梁老辨眩晕，认为属本虚标实，虚实夹杂。虚以肝肾不足或脾虚为多，肝肾不足，阴虚血黏不畅，虚风上扰，脾气虚失健运，痰湿内生中阻，气虚行血无力，均可致瘀，故标以风、痰、瘀为多。故辨治应权衡标本虚实，治标？治本？标本兼顾？孰先孰后？

1991年6月25日

很多病均可引起头痛，如外感诸病、高血压病，最常见的是查不出原因的神经血管性头痛，还有颈椎性头痛。无论什么头痛，梁老除了辨证外，还常用引经药。非偏头痛者用藁本、蔓荆子、全蝎、地龙等，偏头痛用柴胡、川芎等，后枕连颈背痛加葛根、独活等。

1991年6月29日

心血管病的胸臆症状，梁老常用瓜蒌薤白汤治疗，必用瓜蒌皮或仁、枳壳、薤白、丹参、法半夏、郁金等。伴心悸加党参（或太子参）、麦冬、五味子生脉散；气虚加黄芪、党参、白术等；阴虚加沙参、麦冬等，甚或六味地黄汤；痰湿重则加石菖蒲、胆南星、厚朴、枳壳等；大便不通加肉苁蓉、郁李仁或大黄等。

1991年7月2日

腰痛以慢性腰肌劳损，腰椎骨质增生为多。梁老必用杜仲15克，川续断15克，桑寄生30克，狗脊15克，独活15克，即杜仲寄生汤加减。再结合辨证论治，以肾虚为多，则配以六味地黄丸加减；骨质增生则加骨碎补30克以补肾；腰肌劳损则加当归12克、三七末3克以活血；舌苔厚腻，加厚朴15克，枳壳15克，谷芽、麦芽各30克以消滞；中气虚加黄芪30克，党参30克。

1991年7月6日

近来有几位因慢性荨麻疹求诊的病人。梁老着重从风、从湿论治。处方必用荆芥12克，防风12克，白鲜皮15克，地肤子15克，这与其止痒特效有关。然后按照辨证论治加减，如气虚加黄芪30克，党参30，白术15克；如阴虚，加生地黄30克，麦冬15克，沙参15克，玄参15克，有时配以凉血活血之牡丹皮12克，赤芍15克，气阴两虚则两种药均用，并加熟地黄30克。

1991年7月10日

不但荨麻疹用专方，梁老对一些风吹后脚趾瘙痒者也用上方。今日接诊一位舌淡、脉细弱病人，梁老处方为：

白鲜皮15克	防风12克	荆芥12克	白术15克
地肤子15克	黄芪30克	沙参15克	麦冬15克
太子参30克	甘草6克		

复诊时瘙痒缓解。

1991年7月13日

治胃肠病之痛者，梁老常用一些虫类祛风药。尤其腹部时有物隆起，时现时隐，此为平滑肌痉挛引起，故用虫类药，如干地龙、全蝎等，可舒张平滑肌以解痉止痛。很多病者之病因胃肠平滑肌运动功能紊乱引起，尤其过亢，故用之可起效。

1991年7月17日

今日遇一胃中火烧样痛的患者，舌淡脉细数。此为胃阴不足，胃中有热，梁老处方为：

天花粉30克	石斛15克	沙参15克	麦冬15克
蒲公英30克	白芍30克	郁金15克	佛手15克
延胡索15克	柴胡12克	黄芩15克	鱼骨30克

此方功效为养阴清热、理气止痛，养阴加制酸药对胃中火热感者有效。

1992年3月9日

肝肾不足与中气虚弱在同一病人可同时出现，这与老年脾肝肾俱虚有关。在标方面，可风、痰、瘀、热一起存在。当原来舌红干少的病人，出现舌苔厚腻浊，且头晕、肢体麻木等症状加重时，更应注意此时应治标为先，以祛风化痰活血为法，适当选用走窜通络之药。最好结合滴注川芎嗪，血栓通等中药制剂。另外，中药方调理脾胃，如枳实、厚朴、谷芽、麦芽等也常用。

1992年3月13日

脑动脉硬化的常见急性并发症是脑梗塞，此属于卒中、中风。梁老认为，病机主要是痰阻血瘀风动，急性发作以治标为先。但与脏腑气血失调如何联系？梁老认为此多因为脾虚生痰湿，兼气虚推运无力，而致血行不畅成瘀，或肝肾阴亏，肝风内动，加上肝疏泄失常，气滞而血流失畅致瘀。痰阻血瘀风动，导致中风发生。故肥胖人，多见气虚—痰湿—血瘀—中风。体瘦人，多阴虚—风动—痰湿—中风。痰湿郁则可化热。故风、痰、瘀、热在中风急性期常常伴有，安宫牛黄丸最适用。

1992年3月16日

老年人出现便秘，首先要排除结肠器质性病变，其余更多的属于老年性便秘，此是功能性病变。梁老认为，老年性便秘多由于脏器虚弱引起，或有脾肾虚弱、大肠无力推动，或由脾肾阴虚，大肠燥结，也有部分以实证为主，属于大肠热结。这主要辨舌苔脉象，舌苔厚腻黄或脉实者多为大肠热结，其余则多为虚证。故首辨虚实，再辨阴阳之虚。

1992年3月20日

对于大肠腑实、大肠秘结，虽然是老年人，梁老同样用泻下法。方用小承气汤：大黄、厚朴、枳实，但要适当配伍扶正而不燥热的药物，如太子参、沙参、麦冬等。泻下药物使用时还要注意适可而止，待舌苔浊厚改为请润之法。如改用川黄连、黄柏清大肠热，但要加润燥药，以防苦寒伤阴。

1992年3月23日

有人认为，常用大黄治疗便秘会扰乱大肠气机，用之只图一时，故不主张用。但梁老认为，燥热之结不解除，病情难有转机。大黄滥用，确弊不少，但与其他药配伍，如与益气养阴药物配伍，则可减少大黄用量及不良作用，对大肠腑实型则更加放心使用。由于老年人大肠反应性较敏感，故用量宜从小到大，一般根据病情可从6克加至10克。

1992年3月27日

脾肾气虚便秘多表现为便秘，排便乏力，分多次才解通畅，口不干，疲倦乏力，或腰膝酸软，舌淡红苔薄白脉弱。梁老治疗常用补中益气汤加减，白术要大量，用量30～60克，加枳壳15克、肉苁蓉30克，郁李仁20克，夹瘀则加桃仁12克。若用之仍排便不畅时，可加适量大黄以通下，协助通便。

1992年3月31日

脾肾阴虚的便秘表现为便秘，大便燥结如羊粪，多日一解，口干，舌红干无苔少津，脉细。梁老常用增液汤加减治之。生地黄30克，熟地黄20克，玄参20克，麦冬15克，石斛15克，郁李仁20克，火麻仁30克，杏仁12克，痰瘀加桃仁12克。治疗关键要增水行舟，并要多饮水。用之仍便秘，亦可适当加大黄以通便。

1992年4月3日

对于气阴两虚之便秘者,梁老常益气养阴并举以治疗。方用黄芪、党参、白术、熟地黄、当归、肉苁蓉、郁李仁、麦冬、沙参、枳壳等。今日遇到一病人就是便秘,舌淡红脉细弱,用之显效。

1992年4月7日

便秘不论属于何种证型,梁老认为此多伴有肝气郁滞,故治疗要配合使用调气分药。即使无肝郁气滞症状也要用,无腹痛者也要用。"小四味汤"就是他常用的药,即郁金15克,白芍30克,延胡索15克,佛手15克,适用于所有便秘者。

1992年4月10日

便秘通是我院名老中医岑鹤龄经验方,由古代枳术丸加肉苁蓉3味药组成,即白术20克,枳壳15克,肉苁蓉30克。已经临床验证和实验研究,由广州中药一厂正式生产。梁老也虚心接受别人的经验,治疗脾肾虚弱的老年便秘也常用这3味药。

1992年4月14日

梁老认为老年腰痛与肾病有关,其他年龄腰痛也多与肾虚有关,故治疗腰痛要补肾壮腰。对腰椎骨质增生、慢性腰肌劳损者也要这样。他常用药是:

川续断15克　　杜仲15克　　桑寄生20克　　独活15克
骨碎补30克　　狗脊30克

若兼脾虚,加黄芪、党参、白术;下焦湿热,加黄柏、苍术、知母、车前草;兼阴虚,加生地黄、熟地黄、山萸肉等;兼气阴两虚,加金樱子、菟丝子等。

1992年4月17日

梁老治疗很重视扶正,而扶正最常用人参,其中有党参、太子参、吉林参、西洋参等。一般用药方面，以党参最常用。若有气阴两虚者，则用太子参或党参，加沙参、麦冬，以防纯用党参致燥热感。而高丽参、吉林参、红参、西洋参一般在急、重症才用于入药，其中高丽参、吉林参、红参等以治纯气虚者；兼阴虚者可同用西洋参，因其补气而不燥，但补气力弱，不及高丽参等。

1992年4月20日

对于气阴不足严重者，用一般益气养阴药无效者，梁老主张专用参类。用法可以吉林参与西洋参各半（约各5克），同时炖服，这样既可防止单纯吉林参的燥热，又不至于因单纯使用西洋参而补气力差。两种参同用，相得益彰，补气益阴力专。

1992年4月24日

梁老自制的治疗胃病的中成药，很讲究使用一些扶正补气力专且功劲的中药，人参（吉林参）就是其中一种。可研磨成粉剂，加入散或胶囊中，贵重的药量虽小，但力大。他认为研制中成药，因剂型限制了用量，故尽可能选用贵重的中药。

1992年4月27日

在中药制剂方面，梁老很讲究不同其剂型的区别。如治胃痛的药，很少用含糖的果粒冲剂，因糖分高对胃病尤其消化性溃疡不宜，会刺激胃酸分泌增多。又如，治疗便秘的药，宜用水剂，水分多，对便秘有利。总之，在中药制剂改革上，他主张根据不同疾病而确定剂型。

1992年4月30日

不论中药制剂如何改革，汤剂的优势是其他制剂不可代替的，这与中医药的传统有关。梁老认为，中药汤剂，使用灵活，便于随证加减，用量不受任何条件限制，且新煎汤药，稳定性不易因时间延长而改变。所以，中药汤剂具有相当地位，尽管煎煮略烦，但仍受欢迎，这与其疗效确凿分不开。

1992年5月4日

梁老治疗复发性口腔溃疡也很有经验。他认为，此病虽有心脾积热与心肾阴虚之分，但纯虚纯实者少，尤其经常复发者，多虚实夹杂，内外互因。内因为心脾肾阴不足，虚火灼津为痰，痰火内结伤膜，外因为风燥热之邪，所以，他主张以养阴清热、化痰散结治疗本病。

1992年5月7日

梁老治疗口腔溃疡的经验方组成为：玄参30、麦冬15克，瓜蒌仁12克，僵蚕15克。其中玄参清热泻火，麦冬滋阴生津，瓜蒌仁化痰清热，僵蚕祛风散结，四药相伍，共奏养阴清热、化痰散结之功。但运用之时，要辨清实热虚热。心脾实热者，加山栀子、连翘、生石膏、蒲公英，其中大便秘结者加大黄；阴虚火旺者加生地黄、知母、黄柏、牡丹皮、泽泻、金樱子、山萸肉等。

1992年5月11日

牙痛非常多见，临床多因牙周炎或龋齿引起。凡外感风热，胃火炽热，或阴虚火亢，均可致病。无论何种原因，其病理特点都是火热上蒸，致牙痛发作。故梁老主张以清热泻火止痛法，在此基础上辨虚热实热，虚热者并养阴降火，实热者并清热泻火，以求标本同治。

1992年5月14日

一般牙痛，梁老常用细辛6～10克，生石膏30克，再无效则加露蜂房15克，生地黄30克。方中生地黄与生石膏，虚实之火热皆可用之。用细辛、露蜂房是取其止牙痛力专。细辛与露蜂房药性虽温热，但有其他两味制约，全方仍属寒凉。结合辨证加味，或清风热，或清胃火，或降阴火。

1992年5月17日

辨治牙痛着重辨实热、虚热。实热者有风热、胃热，虚热有胃肾阴虚，虚火上冲。故在常用方药基础上，风热者加金银花、连翘、牛蒡子、桑叶等以疏风清热；胃热者加黄连、大黄、芦根、蒲公英，必要时用大黄以泻胃泻火；虚火者，加知母、黄柏、泽泻、牡丹皮、麦冬等以滋阴降火。

1992年5月24日

荨麻疹属皮肤病，梁老也擅长治疗。他认为本病起病突然，清退也快，来去无踪，作时痒甚，具有风的特性。故治以祛风止痒为主，然风有内、外之分，因外风者多有肺卫气虚，因内风者多属阴血不足。故在祛风止痒之时，要结合辨证施治，或益气固卫，或养阴熄风。

1992年5月27日

梁老治疗荨麻疹的常用方是荆芥12克，防风12克，白鲜皮15克，地肤子15克。方中荆芥、防风以祛周身之风为主，且能胜湿止痒；地肤子、白鲜皮味苦性寒，止痒力强，兼能胜湿。四味相配，寒热并用，共奏祛风除湿止痒之功。结合辨证运用，主要辨风热、风寒、湿热、血虚、阴虚等。在辨证基础上加味用药，以治标本。

1992年5月30日

梁老在运用荨麻疹验方时，凡风热者加桑叶、菊花、蝉衣、牛蒡子、牡丹皮；风寒者加桂枝、白芍、大枣、生姜；湿热则加黄芩、山栀子、茵陈、滑石；气虚者加黄芪、党

岭南中医药名家梁乃津

参、白术、茯苓；血虚者加熟地黄、当归、何首乌、川芎；阴虚者加生地黄、沙参、麦冬、赤芍。

1992年6月2日

临床以多汗为主症者，多属于植物神经功能紊乱。既往多认为自汗为气虚所致，盗汗为阴虚所致。但梁老认为自汗盗汗皆有阴阳气血之别，此多与虚有关。所以，他主张以收敛止汗为治法之要。在此基础上，结合调节阴阳。阳气虚者，宜补宜固；阴血虚者宜育宜敛。治疗必要求之于本。验方多不求本，辨证加味才能求本。

1992年6月6日

梁老治疗汗证，经验方药是：糯稻根30克，浮小麦30克，煅龙骨30克，煅牡蛎30克。方中糯稻根、浮小麦能益气生津，养心健脾，收敛止汗力专。煅龙骨、煅牡蛎味涩，虽然可平肝潜阳，但煅用则功擅收敛固涩，止汗力强。四味相伍，共奏收敛止汗之功。

1992年6月9日

在运用验方治疗汗证之时，要结合辨证疗效更佳。辨证着重辨气虚还是阴虚。证属肺气虚者加黄芪、党参、白术、防风以补脾益气、固表止汗；证属阴血虚者，加生地黄、山萸肉、麦冬、白芍、五味子、阿胶等以滋阴养血，收敛止汗。

1992年6月13日

中医学的理论以阴阳学说为指导，阴阳的概念贯穿了中医理论体系的各个方面，体现在辨证施治的各个环节。故梁老重视阴阳学说，认为人之为病，从总体上说就是阴阳失调，或阳亢，或阳虚，或阴寒，或阴虚。而阴阳之中又包括了许多具体内容，如气属阳，血属阴，这些都要进一步深入辨证。

1992年6月20日

梁老遣方用药常常阴阳互根。他认为阴阳不是孤立存在的，而是互为之根。阴为阳之物质基础，治阳虚的方则若单纯用温阳之品，恐耗竭其阴，孤阳无根，难以生发阳气。阳为阴帅，治阴虚的方若单纯用养阴之品，则缺乏流动之生机，阴生而无养之用。故药物配伍要注意阴阳。他用益气药常配伍沙参、麦冬，用养阴药常配伍太子参、黄芪。这些少佐之物，皆在体现"阴中求阳，阳中求阴"的思想。

1992年6月24日

有人说，梁老的处方平淡，用药寻常，并无与他人特别不同之处。但梁老认为，中医的精华在于辨证施治，辨证要准确，方药要严谨灵活，邪正关系、阴阳关系、标本关系等都要体现。有时药之剂量，服法用法，某药的取舍等等，都是会影响疗效的。所以，看似寻常的药物都能治百病。

1992年6月30日

除了治疗胃病外，治疗其他内科杂病，梁老也常常变通古方。仿其方而不拘泥其方，有所创新。如治疗痰湿胸痹，取瓜蒌薤白法半夏汤加丹参、枳壳、郁金等；治肝风上扰之眩晕，去天麻钩藤汤中之天麻、钩藤、石决明，加全蝎、地龙、川芎、生地黄、麦冬、白芍等。

1992年7月7日

肝气犯胃之胃病，治疗当抑肝和胃，可选用抑肝之药，如白芍、川楝子、白蒺藜、双钩藤等；肝不疏土之胃病治法当疏肝醒胃，可选用柴胡、苏梗、香附、枳壳、木香、砂仁等；肝郁化火乘胃之胃病则要抑肝泻火，选用白芍、川黄连、山栀子、黄芩、柴胡，可反佐少量吴茱萸；土壅木郁之胃痛，则要醒脾胃、消积滞，选用法半夏、橘红、广陈皮、枳壳、白芍、麦芽等。这四种情况并不是单纯存在，永不改变，而是经常转化或交替出现。

1992年7月11日

并不是所有慢性胃病都与肝有关，不少是脾胃中焦本身致病。如脾胃阴虚，治以沙参麦冬汤；脾胃气虚，治以补中益气汤；脾胃阳虚，治以黄芪建中汤；脾胃积滞，治以保和丸；脾胃湿热，治以三黄泻心汤；脾胃风寒，治以藿香正气丸；脾胃寒热兼杂，治以法半夏泻心汤等。以上证型也常常兼杂，临床所见并不按书本发病，临床需仔细分析。

1992年7月14日

胃病所发，虽多与脾胃肝有关，但并不孤立于某一脏腑，而往往是多脏腑同时病变，综合致病。如胃阴不足，可合肝郁化火；脾胃气虚，可合肝气犯胃；脾胃积滞，可合肝郁气滞等等。这些都需要辨明主次，组方要考虑全面，药物应用要照顾到阴阳平衡，寒热得平，疏泄得当，通补得宜。

1992年7月18日

老年病与脏腑虚损、气血不足有关，其中脏腑虚损又与脾肾关系密切。但从实的方面分析，则以痰瘀方面为主。根据常见的老年病，梁老认为与痰有关。如冠心病之痰浊痹阻，心脉不畅；脑动脉硬化之痰浊中阻，清阳不升；慢性支气管炎、肺气肿之痰浊闭肺、肺失宣肃；脑血管意外（中风）的痰浊闭窍，阻滞经络；老年性痴呆的痰迷心窍，神明失主；高血压病的痰随气涌，上犯颠顶。

1992年7月21日

冠心病之痰浊，多因年老脾虚失运，复因膏粱厚味，致痰浊内生，阻滞心脉。症候特点为：肥胖，面色㿠白，胸翳

岭南中医药文库

且闷，舌苔厚腻，脉濡缓，此多与脾气虚弱有关。治以化痰泻浊，并健脾化湿。梁老常用方为瓜蒌薤白法半夏汤、温胆汤、陈夏六君子汤等，可根据辨证选用。虽然此为痰浊，但痰浊可致瘀血，故使用活血祛瘀药，如丹参、三七等。

1992年7月25日

脑动脉硬化或椎-基动脉供血不足，常常致眩晕发作。此多因痰浊内阻，清阳不升。症候特点：眩晕，恶心，胸闷，头重，还可有脾气虚弱症候。舌淡苔白腻，脉弱。梁老治以化痰泄浊，升提阳气。常用法半夏白术天麻汤、补中益气汤治疗痰湿气虚；用涤痰汤、温胆汤治痰浊化热，可适当加用活血药，如川芎、三七等。

1992年7月28日

脑血管意外（中风）急性期多与痰浊有关，轻则痰阻经络，重则痰浊闭窍。然此非单纯痰浊，多与风、热、瘀相混。安宫牛黄丸是最佳药物。中药除用化痰药，如胆南星、天竺黄、法半夏、石菖蒲、川贝母等外，还要加祛风、清热、活血之品，可适当运用虫类药通络走窜，如全蝎、地龙等。

1992年8月1日

老年性痴呆是因脑动脉硬化，供血长期不足，脑萎缩所致，此与脾肾虚有关。脾虚失运，痰浊内生，上蒙清窍。肾虚则脑髓空虚。梁老治疗以化痰通脉，补益脑髓为法。方用涤痰汤，加通脉药川芎、丹参等，以及补肾精药山萸肉、金樱子、菟丝子等。

1992年8月8日

疼痛症状见于很多病，此属中医痛证。其病因多端，但梁老认为病机则一，归为气血不通，不通则痛。即使是气血不足，虚证为主者，也是因气虚无力推动，血虚无以畅流，致气血不通。故以通为止痛之要，气血通畅则疼痛缓解。然不通原因很多，在通法的基础上，审证求因。如气虚不通则兼补气，肝郁不通则兼疏肝，阳虚不通则兼温阳，阴虚不畅则兼养阴。

1992年8月11日

对于一般痛证，行气活血可效。但怪顽之痛，则非散结祛瘀走窜之品难愈。《临证指南医案》云："痛为脉络气血不和，医当分经别络，初痛在经，久痛入络"，故梁老对顽痛之证常使用虫类药，如全蝎、地龙、僵蚕、土鳖虫、蜈蚣等。结合辨证选药治疗顽痛证多可获得良效。

1992年8月15日

虫类药因其药力峻猛而走窜止痛效果卓著，因而被广泛应用于临床各种痛证。梁老认为，此不可用量过大，用时过长。若滥用虫类药，则有出现各种毒、副反应和过敏反应的可能，故对体弱老幼、过敏体质者慎用，有虫类品过敏史者禁用。若出现不良反应应立即停用，并积极处理。

1992年8月18日

如今，肠镜已成为诊断溃疡性结肠炎重要手段。只要发现结肠黏膜有糜烂、溃疡、出血点者，即可确诊。但因我国慢性阿米巴痢疾较多，且表现与溃疡性结肠炎相似，故明显持续脓血便者，不论病程长短，都要查新鲜大便以排除阿米巴痢疾，方可诊断为溃疡性结肠炎。近来发现，不少外院诊断为溃疡性结肠炎的患者，从大便查出阿米巴滋养体。

1992年8月22日

有的大便改变患者，查肠镜不一定发现溃疡性结肠炎特征，仅黏膜充血或水肿，这类病人常被诊断为慢性结肠炎。其实这是笼统的诊断，既可包括功能性和器质性肠病，又可

薪火相传

岭南中医药文库

包括特异性和非特异性结肠炎。无论是什么，梁老认为都与气滞、湿热有关，故常用行气止痛药，如四味汤和清热祛湿药如黄连、黄柏、苦参。有排便不净伴后重感者，加白头翁、秦皮。

1992年8月25日

慢性结肠炎中，即使有的病人确实是溃疡性结肠炎，但因其肠镜表现轻，临床无脓血便，仅为大便烂，次数多，腹部隐痛，或有少许黏液，里急后重。梁老认为此属于气滞湿阻或化热，故用郁金、佛手、延胡索、白芍、枳壳、白术、山药、藿香、川黄连、黄柏、苦参等。若后重甚，脓血便，则加白头翁、秦皮、地榆、槐花、败酱草、救必应等。

1992年8月28日

排脓血便者，行肠镜可于当时发现结肠黏膜的糜烂、溃疡、烂点，这时应注意与阿米巴痢疾鉴别，并区分是特异性还是非特异性的。虽然梁老的中医治疗方法基本相同，但结合西药时又有所不同，如治阿米巴痢疾可配合使用甲硝唑，治溃疡性结肠炎可配合使用柳氮磺胺嘧啶或皮质激素。

1992年9月2日

一般来说，溃疡性结肠炎的慢性复发型较慢性持续型容易治愈。复发之时，多有黏液脓血便，治以清热祛湿，凉血止血为主，以治标为先。此时宜疏导，慎收敛。因大肠乃六腑之一，以通为顺，不宜用塞。通则肠道湿热之邪自去，气血流通，传化正常。所以，在清热之中，可适当加大黄以荡涤积滞湿热，尤其适用于泄泻痢疾不爽，每次量并不多者。但对泄泻甚，阴津伤者则不宜用通下之法。

1992年9月5日

在溃疡性结肠炎急性复发症状缓解后，并不是就可停止治疗。梁老认为要坚持服药1~2年，以期从根本上治愈。此时治疗以扶正固本为主。根据辨证论治，临床多见脾气虚，或脾阳虚，或脾肾阳虚，故要健脾益气，兼以温阳，方用四君子汤、四神丸等使脾气健运，湿无从生，热无从化，湿热不作，永久平安。

1992年9月9日

当然并不是所有溃疡性结肠炎缓解期时均为脾气虚弱，临床发现不少属于阴虚证型的。梁老认为，脾胃阴虚，与湿热之发的关系。阴虚者，阳气不得阴助，生化乏源，故阴虚多少兼有气虚。正是孤阳则不生，独阴则难长。气阴不足，运化失健，也可湿从内生，郁而化热，致湿热内生，这种病人有阴虚的基础，虚热而生，更容易损伤肠络，致便血。故在缓解期，除了用滋阴药外，还要适当佐太子参、党参以益气生津。

1992年9月12日

有的溃疡性结肠炎属于慢性持续特征型的，此多实中夹虚，或虚中夹实。虚可分阴虚、气虚。阴虚者，舌红苔黄。梁老认为，阴虚像明显者，除清热祛湿之外可以兼以养阴。一般来说，滋阴药并不多禁忌，除非脾阳不振，寒湿内阻者。但使用滋阴药不宜过于滋腻，以防碍胃助湿，可适当选用滋而不腻，且兼清热者，如沙参、麦冬、石斛。养阴之中可少佐如太子参等益气药，道理就是阴阳互根，气健湿去。

1992年9月19日

梁老认为，溃疡性结肠炎无论在活动期还是在静止期，均有气滞不畅之病机。故他主张坚持用行气法，金佛止痛四味方是他的必用方。但用行气者，会损气耗阴，故对气虚、阴虚者要结合使用益气、养阴之品，一方面可防行气药之弊端，另一方面可治气虚、阴虚。

1992年9月23日

每遇结肠炎就诊者，梁老除了用行气药外，还常用清热祛湿药如黄柏、黄连、苦参等。这是因为来诊者多有痢疾症状，其因除了大肠湿滞郁而化热之外，有的还可兼因饮食不慎，感受湿热之邪而诱发或加重。黄连入大肠经，长于清肠之湿热，善治疗痢疾腹痛；黄柏亦入大肠经，性沉降，长于清下焦湿热；苦参也走下，清热祛湿力强。

1992年9月26日

对溃疡性结肠炎舌苔厚腻者，梁老重视用清滞药。因湿热会堵滞大肠，致症状加重，故他常用厚朴、枳壳、谷芽、麦芽、布渣叶等以消食导滞。便秘者，大便不爽畅通者，还加大黄以消滞。从西医角度看，本病常伴有消化不良症状，消化不良可加重本病，故要重视治疗消化不良。

1992年9月30

对远端结肠的溃疡性结肠炎，梁老主张结合保留灌肠治疗，可使药物直达病所。因灌肠时间长，故要教会病人家属灌肠方法。他常用方有黄连、黄柏、白头翁、败酱草、秦皮、地榆等。其实，青黛粉、鸦胆子都可用，且效优。因此类药物针对局部，故以清热祛湿、凉血止血为宜。较少使用补虚药。

1992年10月3日

有的溃疡性结肠炎的腹胀痛症状明显，此与大肠胀气有关。除了服药、灌肠治疗外，梁老认为可结合腹部外敷中药。他认为如意金黄散加云南白药、冰片、延胡索粉、三七末，用鸡蛋清调敷作用好，疗效佳，既可减轻症状，又可调节大肠运动功能，利于病变愈合。

1992年10月14日

梁老曾为广州中医学院医经教研室工作，对中医经典著作学习颇有心得。他曾著有《中医经典性著作是中医学术上的突破》一文，在医院年会上发表。他认为经典著作是奠定中医理论方药的代表性著作，研究中医理论和临床提高业务，都很必要学习和重温经典，每学一次均会有新的体会和感受，可谓源泉不断。

1992年10月17日

梁老认为，要想将经典学透了，除了《黄帝内经》、《伤寒论》、《金匮要略》、《神农本草经》之外，还要读各家学说，尤其金元时代，百家争鸣，名家辈出。其中影响最大的四大家：刘元素火热论，张元素脏腑病机论，李东垣脾胃元气之源论，朱震亨的阴不足论，均在某一方面有所深入，还有清代四大家叶桂、薛雪、吴瑭和王孟英，对温病学说贡献甚大。梁老认为要多看他们的医案医著。

1992年10月21日

随着西方文化的传入，中医界渐渐受到西医的一些影响，就是在新中国成立前，一些中医院校也开始学习解剖学、生理学等。故近来的中医，有的还是名中医，也渐渐接受西医，并努力为中西医结合探寻可行之路。梁老也学习西医，他家中的西医书有不少。当然，他的西医知识不系统、不完整，但常见的基本的西医知识，他还是懂的。他的学术成就主要在中医方面。

1992年10月24日

作为一名新中医，梁老认为除了学习好中医外，一定要掌握西医知识，现代的中医不但要懂门诊看病，还要管理病房工作，病房病人多急重病，不懂西医不行。诊断要中西两重诊断，抢救时要使用西药，这不懂不行。故在全面掌握西医知识后，要加强中医辨证水平的提高。治病有专长，有特色，他人治不好的病，自己能治好，这才是出路。

1992年10月28日

想起梁老的说法，也确有道理。不懂西医在病房立不了足，而在西医方面下太多功夫，忽视中医水平，就步入歧途，变相抛弃中医，故要在中医方面下工夫，尤其是疑难杂症，西医即使诊断明确，也治疗无方，而中医辨证论治又治百病，有时还可起神奇之效。有中西医两套思路治病，疗效肯定比单纯西医为佳，这就是两把刀可顶一把利刀。

1992年10月30日

在跟师学中医方面，要学习导师的治学方法，学习其学术思想，学习他辨证的方法，学习他施治的手段，学习他的经验方、常用药，最重要的是能在较为集中的专科专病中提高中医辨证的水平，总结出方药的疗效。导师的经验特长是重点所在，在此基础上，争取通过所学在病人中逐渐树立自己的学术威望。

1993年11月3日

慢性结肠炎的肠道症状各异，有的为大便烂但排得畅，有的则为便秘，有的黏液脓血便伴里急后重，有的则纯排血便，故中医的诊断也不同。梁老认为，这些可分属于泄泻、便秘、痢疾、便血等范畴。若溃疡性结肠炎，且症状重，排血便，发病急，则属于中医肠风下血、肠癖、脏毒等范畴。治疗可参考有关中医病名，进行辨证与治疗。

1992年11月14日

治疗慢性结肠炎（包括溃疡性结肠炎），梁老多以郁金、佛手、延胡索、白芍四味。此出于调气法，但与胃病不同之处，肠变有湿郁或化热，故用苦寒药，黄连、黄柏、苦参。对泄泻者可藿香、白术、山药；对便秘者则加大黄、枳实；对痢疾者，加木香、白头翁、秦皮；对大便带血者，加地榆、槐花、茜草根等。

1992年11月18日

有的溃疡性结肠炎并不是发作与缓解交替，而是持续性的。梁老认为此因病程长，连续发病。所以，即使在肠道症状明显期，也非纯实纯热之证，而是虚实并见，寒热错杂。故治疗应扶正祛邪，权衡标本缓急，治疗往往标本同治，以使扶正而不留邪，祛邪而不伤正。以温、润法治其本，以清、燥、消法治其标。

1992年11月21日

在扶正祛邪治疗慢性结肠炎方面，梁老着重辨阴阳气血。气虚或阳虚者，以黄芪、党参、白术或附片、干姜、补骨脂等温热药配黄柏、黄连、秦皮等苦寒药；阴虚或血虚者，以沙参、麦冬、石斛、玉竹、太子参或阿胶等甘润药配黄柏、黄连、苦参、秦皮等苦寒药。临床用之奏效。

1992年11月25日

梁老常用清热燥湿药治疗慢性结肠炎的泻痢症状，如黄连、黄柏、苦参、白头翁、秦皮、败酱草等。他认为就诊病人多因结肠症状而来，故在辨证之时要选加清热祛湿药。从西医角度分析，清热药既可灭菌清炎，又可调整机体的免疫功能。

1992年11月29日

梁老认为，慢性结肠炎无论是活动期，还是静止期，均有大肠气机不畅，气血阻滞之病机存在。故行气法很重要，气行则血行，气血流畅，则肠道传导正常，腹痛泻痢自除。

所以要常从气从血论治。而五脏之中，以肝与气血流畅关系最密切，故以调肝行气法为多用。

1992年12月2日

调肝行气药的运用，梁老常用郁金15克，佛手15克，延胡索15克，白芍30克。其方解为：郁金、延胡索善入肝经，疏解肝气，行气活血；佛手亦入肝经，理气消滞；白芍柔肝止痛，养肝体，又可防止行气药之辛燥。诸药配伍，刚柔相济，共奏行气活血止痛之功。

1992年12月6日

关于结肠炎缓解期是否要继续治疗，梁老认为，无肠道症状的缓解期，并不表明疾病已经痊愈，仍需要继续中药调治。但着眼点应在于治疗求本，以求根治。着重辨阴阳气血之虚，配以行气消滞。如气虚阳虚以温补药合调肝行气之四味，阴虚血虚以甘润药合调肝行气之四味。

1992年12月10日

溃疡性结肠炎大便结硬，常脓血者，此有热结大肠，损伤血络，故要泻大肠之大热。除了用地榆、槐花等凉血止血药外，还要泻热，用大黄10克，可后下，以荡涤积热。对舌苔厚浊腻者此法更宜用，但要适可而止，且选加1～2味扶正药为佐，以防伤正气。

1992年12月13日

对用收涩药治疗结肠炎的问题请问过梁老。他认为这要看什么证型的结肠炎，如以脾肾虚为主的，可适用收涩药，如诃子、石榴皮等。但溃疡性结肠炎湿热内蕴者，则不宜使用收涩药，因其不利于邪之去路，伴大便不爽、里急后重者，应不能用，反而适当通下之。

1992年12月17日

梁老治疗癌肿，常选用一些清热抗癌的中药。治疗肺癌用石上柏、铁包金，还有半枝莲、白花蛇舌草、玄参，还配以行气活血消癌药，如三棱、莪术等，同时一定注意要配合扶正。因癌肿瘤病人多有正气不足，气虚加黄芪、党参、太子参等，阴虚加沙参、麦冬、生地黄、石斛等，气阴两虚则两者互用。

1992年12月20日

治疗癌肿除了清热解毒、活血消癌药外，梁老还用化痰涤痰之品，对舌苔厚腻者更是如此，常用的有胆南星、法半夏、天竺黄、浙贝母、海蛤壳等。这些药梁老认为可化痰软坚散结，肺癌患者尤其适用。

1992年12月23日

癌肿成因，异常复杂。外感邪毒，情志所伤，饥饱劳累，脏腑虚弱，气血亏虚，皆可致癌。因癌肿往往视之可见，切之可及，乃为有形之物。病机为痰凝瘀毒互结，所以，化痰祛毒之虫类药，以毒攻毒，以窜通瘀。梁老常用的有蜈蚣、土鳖虫、全蝎等。实践证明，虫类药既有抗肿瘤作用，又有止痛作用，对以疼痛症状为主的肿瘤尤佳。

1992年12月27日

对癌肿的疼痛治疗，目前尚无特效之法，用中药行气活血，通络止痛，可稍微减轻，但止痛力不如西药。而西药止痛药之成瘾副作用甚大，所以，梁老认为可用中西结合，一般痛可用中药持续治疗，当痛甚可适当选用西药，如镇静药安定类，止痛药杜冷丁，至于晚期癌肿重度疼痛者，则无法顾及成瘾。

1992年12月30日

梁老治疗肺癌，自论曾有2～3例由他治愈。根据他的观点，是以清热解毒化痰活血，兼以扶正之法则治疗。曾有肺癌病人由他开的方是：半枝莲30克，白花蛇舌草30克，石上柏15克，铁包金15克，法半夏15克，胆南星15克，浙贝母15克，地鳖虫15克，葶苈子15克，丹参20克，桃仁12克，川红花15克，枳壳15克，海蛤壳30克。同时嘱咐病人自炖西洋参10克。

1993年2月6日

梁老由治疗胃病出名，又由其献方生产了两种治疗胃病的中成药。这两种药物的畅销，使梁老治胃病更加出名。所以，前来求诊的胃病患者众多，大部分是胃十二指肠球部溃疡或慢性胃炎，这些病人占病人总数的70%以上，多为省内的，也有外省、港澳地区或东南亚的患者慕名而来。

1993年2月11日

无论是什么人来求诊胃病，梁老都是在经验方的基础上结合辨证论治，用药都是寻常药，比较贵重的药是人工牛黄、三七末等，并没有什么保密的不轻易被人知道的药。他认为，辨证论治很重要，虽然用同一条验方，但辨阴阳气血不准确，配伍不精确，疗效就不同。

1993年2月15日

慢性胃病病程长，服药需持续，故有的病人服用中药怕麻烦，不能坚持服药，影响疗效。梁老认为要解决这一矛盾，就药剂型改革，研制方便服用的中成药。他的胃乃安，金佛止痛丸便是例子。但由于单方单药脱离了中医辨证论治的精神，不利于中医优势的发挥，要解决这一矛盾，就要研制系列方药，适合各个类型的病证。

1993年2月20日

系列中成药除了用于不同类型的证型外，还要结合症状特点，研制一些对症效果比较好的中成药。如针对胃病恶心呕吐的可选用法半夏、竹茹、橘红、苏梗、香附、代赭石、旋覆花等降逆止呕组成的固定方，梁老的金佛止痛丸就是为此而设的，而胃乃安胶囊只适合气虚型胃痛，对阴虚型则要用养阴药。

1993年2月24日

梁老治疗痹证的经验也很丰富。其病多因风寒湿三邪杂至合而为痹，其"痹"包含了气血不通之意。而"至"之基础为气虚不抵所致。故治疗风寒湿痹要以益气活血、祛风除湿散寒为法。他常用的方为三痹汤加减，即羌活、独活、桂枝、防风、白芍、黄芪、当归等，方中白芍可制祛风散寒除湿之品的温燥之性。

1993年2月28日

痹证还有一证型乃因风寒湿邪郁久化热，或直接感受风湿热邪所致。故有风湿热的另一证型，表现为关节的红肿热痛，得热痛剧，得冷则舒，舌红苔黄，脉滑数。梁老常用海风藤、海桐皮、桑枝、黄柏、知母、牡丹皮、生地黄、薏苡仁、萆薢等。

1993年3月5日

对于类风湿性关节炎，多有关节肿大变形，此为痹证日久，痰瘀凝结，导致气血运行障碍，筋脉肌肉失养，导致足部僵硬，肌肉萎缩，此病变与肝脾有关。梁老常用化瘀活血之品，如桃红四物汤合二陈汤，药用川红花、桃仁、当归、法半夏、陈皮、白芥子、茯苓。

1993年3月10日

痹痛日久入络，痰瘀深伏。梁老常加用虫类药物，窜逐搜剔，祛伏痰，通瘀滞，蠲痹痛。常用药为全蝎、蜈蚣、乌梢蛇、地龙等。这些药要结合辨证论治，才能效果明显，还要注意防止对胃、肾损害，致便血、尿血。有的病人会出现过敏反应，如皮疹、腹泻，甚至喉头水肿，在第一次使用时要密切观察。

1993年3月15日

痹证可因风寒湿热之邪侵袭部位不同，而痹着部位有异。梁老对此常引经用药，使药达病所，专药专攻。在上肢多用羌活、桑枝、桂枝，在下肢多用牛膝、威灵仙、秦艽、独活、桑寄生等，在腰部用川续断、杜仲、桑寄生、独活、狗脊。

1993年3月19日

对痹证属虚寒证，关节痛甚但无发热感，舌淡润，脉沉迟者，梁老也用些祛寒止痛药。只要辨证准确，就大胆使用细辛、川乌等辛温燥药。此大辛大热、祛寒止痛力强。用得准确，量可稍大，如10~15克，止痛力即显。若辨证无十分把握，可酌加1~2味甘润之品以和之，如麦冬、生地黄。

1993年3月23日

痹证之病机，有时寒热兼杂，此多为病久者，常因风寒湿犯，寒郁化热。治疗此型痹证，梁老常寒热并用，在祛风除湿之时，兼有散寒清热之品，但这些散寒药、清热药中大多具有祛风除痹的作用。

1993年3月28日

痹证关节疼痛，除了药物内服外，还可用外洗等方法。梁老在医院制剂室有梁氏抗风湿类风湿酒剂，以活血祛瘀、益气除痹者为主，适用于寒痹者为主。至于热痹，又用中药粉散剂，如四黄散水蜜调敷。

1993年4月3日

辨证论治内科杂病，梁老以脏腑辨证与八纲辨证相结合。这样既可定位，又可定性。在辨脏腑的基础上，辨寒热虚实阴阳气血，结合自己的临床经验，选用相对固定的方药，最后定阴阳大局，辨证随症加减。

1993年4月8日

梁老认为，内科慢性病单因单果极为鲜见，大多虚实夹杂，寒热混淆，表里同病，或兼外感，往往涉及多脏腑、多层次、多因素，加上病人的脏腑虚实，气血盛衰，情志状态，性格特征，饮食喜好，环境所处等等各不相同，个体差异很大。

治疗若不分先后缓急，面面俱到，则处方庞杂不清，味数多而战线长，故要有一定的措施法则。

1993年4月13日

具体的法则措施主要有：

①凡夹外感病先治之。许多内伤杂病可因外感复发或加重，故要治疗外感为先。②气机不畅先治郁。郁可滞而不通，郁可生百病，这郁除了气郁外，还包括了痰、瘀、食、石、湿浊、糟粕等。③运化失司先理脾。脾胃为后天之本，有胃气则生，无胃气则死。④平调阴阳治病本。阴虚阳亢则滋阴潜阳，阳虚阴寒则补阳温里，以平为期。⑤整体局部相结合。⑥无可辨则调气并辨病。⑦西医诊断作为参考。

1993年4月18日

梁老在调理脾胃中，重视用甘味补脾胃。古人云"五味入胃，甘先入脾。"脾为阴土，喜燥而恶湿；胃为阳土，喜润而恶燥。故治疗脾病脾虚证多宜甘温以助其升，治胃病胃虚证多宜甘凉以助其降。前者常用补中益气汤、升阳益胃汤、四君子汤，后者常用增液汤、益胃汤、沙参麦冬汤等。

1993年4月13日

调理脾胃要治愈湿与燥。湿之来源多为饮食不节，伤及脾胃，运化失职，湿浊内生，也可感受湿邪，初在皮毛，日久归于脾胃。湿为阴邪，可伤阳气。脾喜燥而恶湿，故脾虚以燥湿药为多。

燥之来源亦有二：内因之燥多因胃阴不足，脾虚血少；外因之燥则感受热邪伤阴致燥。燥为阳邪，可伤阴津。胃喜润而恶燥，故胃病以滋养润燥药为多。

1993年4月18日

脾胃病的病机多与肝脾胃关系密切。除了调理脾胃外，梁老常用调肝法，如疏肝理气，敛肝柔肝等。使用调肝法应注意：①从肝调治，勿忘兼顾脾胃。②疏肝理气，注意辛燥甘润。③补肝之时，辨阴阳察并证。④服药治疗，尚需摄生调理。

1993年4月23日

中医的特色是辨证论治，这是毋庸置疑的。梁老认为，先会辨病，不会辨病是不够的。中医临床的对象是患者，而患者患的是病，而不是证。所以，要辨证与辨病相结合。辨病除了辨中医的病外，还要结合辨西医的病。辨病可抓住主要病机特点，如胃痛是气血不通为特点，消渴是阴虚燥热为特点。抓住病机特点，就能用药有把握性。

1993年4月28日

中西医治疗由来已久，且有一定的成就。但既往的基础研究多是研究证，脱离了病。临床研究则重点放在单纯用中

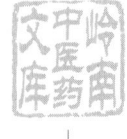

成药或西药两套方法同时治疗病人上，这两种治疗当然比单纯一种治疗为佳，但是用药成本增高，有的根本不需要如此浪费。所以，梁老认为，基础研究要结合病，如胃病脾虚证，眩晕脾虚证等。临床研究则要重点放在中西药治疗均不佳的难治病之上。除了治疗学的结合，病机方面也应有所共进，互相阐明。

1993年5月2日

中西医结合除了上述之外，梁老认为还要在治疗上充分发挥两种医疗体系的特长。如中医调理整体，西医治局部，中医治缓，西医救急。这样无论对提高疗效，为病人提供最佳医疗服务，还是对扬长避短都有积极意义。

1993年5月5日

梁老平时也常用古方经方治疗疾病。只要病机对证，皆可应用。如用小柴胡汤治疗胃热型胃病，用补中益气汤治疗气虚型胃痛，用沙参麦冬汤治疗阴虚型胃病，用黄芪建中汤治疗虚寒型胃病。但在用经方之时，常需配合自己的经验方，如金佛四味汤等。

1993年5月19日

梁老的病人多为内伤杂病之慢性病，他处方的特点是有方守方。凡病人首诊最重要，若辨证准确，则药后效显。此时就要守方不变，或可随症加减。有时一连几个星期，梁老对同一病人都是照原方。这些方多为调气理气，益气养阴等寻常方剂，疗效显著。这是因为辨证准确，故守方不改。

1993年5月23日

梁老在药物配伍运用上，升降脾胃（升清降浊）是一大特点。

脾主升清，胃主降浊。脾宜升则健，胃宜降则和。慢性胃病以痞胀者为多见，故梁老选用黄芪、柴胡、升麻、白术、陈皮以健脾升清，用法半夏、橘红、枳壳、厚朴以降胃泄浊。同时，适当予益脾气药以助其升，加养胃阴药以使顺降。

1993年5月28日

敛散同用也是梁老常用的药物配伍形式。即一方面收敛过亢之气，一方面解散郁结之气，同时并进，取相反相成之意。如金佛四味就是以郁金、佛手、延胡索发散肝气，行气止痛；以白芍收敛肝气，柔肝止痛。

1993年6月2日

寒热并用是梁老治疗配伍的一种形式，主要用于寒热错杂之证。如治疗慢性结肠炎，下痢，泄泻，用黄连、黄柏、苦参、白头翁等苦寒药，配黄芪、党参、白术，甚至干姜、附子、肉桂等温热药。治牙痛用生石膏这一辛凉药，配细辛之辛温药。治泛酸泛口水，用吴茱萸配黄连。

1993年6月7日

润燥互用，也是梁老药物配伍的一种形式，即以辛香苦燥之药，配伍阴柔滋润之品，兼而用之。此多用于湿热伤阴者，病情常是湿蕴不化，化热伤阴。若单用辛香苦燥之药，理气化湿，则又致阴伤；若单用养阴柔润之品，又恐致湿，故往往润燥互用。

如治疗胃痞、脘胀、恶心、嗳气，舌苔厚但舌干少津者，用苦燥之厚朴、法半夏、橘红、砂仁、木香等，又用阴柔之沙参、麦冬、芦根、石斛、白芍等。这种治法，既能理气化湿，又不伤阴且有护阴之效。

1993年6月12日

刚柔相济主要是指温阳药与滋阴药互用，起到调补阴阳的作用。另一种意义就与润燥互用相同。作为大辛温热之药，固然可以温阳祛寒，但迳情直往，或者反复使用，也会使正气愈伤，病情变化愈为复杂，所谓寒病未已，热病复起。故配伍适当的甘柔顾阴药，预为防范，不但可以纠正弊病，且能相得益彰，有助于阳气的恢复和气机的流通。梁老常用此法，有温和之意。如治脾胃气虚，既用黄芪、党参，又用沙参、麦冬等。根据导师方法，今治一病人，女性，胃痛，胃胀，夜间痛多，口流清水，舌淡脉弱，方用黄芪30克、党参30克、桂枝10克、干姜10、郁金15克、佛手15克、延胡索15克、白芍30克、麦冬15克、海螵蛸30克，以刚为法，配以柔润之品，服药的疗效甚佳，一剂即见效。

1993年6月16日

梁老临床用药，配伍方法的内容非常丰富。除了上述具有辨证对立又统一的方法外，还有协同一致的方法，如养阴清热、滋阴泻火、补气生血、润肠通便、攻下逐水、温阳祛寒等等，这都要有待进一步总结和继承。因这些配伍方法是中医的精华，要学好就要懂得四性五味、升降浮沉、虚实补泻、脏腑标本、归经引经等一整套的中医药理论。正是《内经》所云，药有酸、苦、辛、咸、淡。辛甘相合，可以发散；酸苦相合，能涌能泻；咸味涌泻，淡味渗泄，各随五脏之病，而制药性之品味。刘完素也发挥说："物各有性，制而用之，变而通之，施于各剂，其功岂有穷哉！"

1993年6月20日

梁老常说，除了掌握药物配伍法则外，还要懂得归经、引经而用药。其实，药物归经，引经报使，是易水医学的成就。张洁古倡导于前，李东垣、王好古又继承发展，为临床精选用药，权简驭繁，开了一个方便之门。

药物有几千万种，学习运用不畅，选用药物归经方法，就能使偌大的药物队伍，初步归于若干类，如归十二经脉、归奇经八脉、归五脏六腑等。但不能不承认，这些归经，引经理论并不能概括所有的中药，但便于学，便于用，这优选方法，是无可非议的，还要重视掌握。另外，还要注意的是一药有归一经的，亦有归数经的，这可能由于一药有多种成分，几种作用的缘故。

1993年6月25日

梁老是脾胃病专家，他认为除了掌握脾胃的生理病理外，还要掌握其病因、症状、治法等的特点。

从病因而论，饮食所伤，劳倦过度，虫积感邪，是脾胃病最多的原因。至其变化，属脾属虚者，湿多兼寒；属胃属实者，湿多兼热。饮食劳倦，虫积等每多中焦有湿，亦不外挟寒挟热之变。脾为阴脏，得阳气才能运行，所以脾病多见阳运不健。胃为阳腑，得阴津才能顺降，所以胃病又多见燥而闭塞。

1993年6月29日

掌握病因病机特点后，就要熟悉病症之属，此主要表现为中焦的纳化升降反常所致症候。如不饥不纳是为胃病，纳当化迟，甚至作胀，是为脾病。清气不升，上为头眩，短气，下为飧泄下痢，责之于脾；浊气不降，上为呕吐呃逆，下为痞胀便闭，责之于胃。胃病多在胸脘，其势上逆，这是胃气不降，反而上逆之故；脾病多在脘腹，其势下趋，这是脾气不升，反而下陷所致。

1993年7月3日

脾胃病的治法，张洁古提出，土实泻之，方法有泻、吐、下；土虚补之，方法有补母、补气；本湿除之，方法有燥中宫、洁净腑；标湿渗之，主要是开鬼门；胃实泻之，主要是泻湿热饮食；胃虚补之，是补胃气以胜湿热、寒湿；本热寒之，主要是降火；标热解之，主要是解肌。

故梁老根据"阳道实，阴道虚"、"脏者止精气而不泻，腑者传化物而不止"的原则，治脾宜守，宜补，宜升；治胃宜和，宜降，宜攻。

所以脾喜湿运，胃喜润降，甘温可以益脾，苦寒可以清胃。治脾方法，湿而兼寒者，宜辛温从脾治；湿而兼热者，宜苦寒从胃治。另外，甘淡可以渗湿，这些都是在灵活运用。最主要的仍在于阴阳异味，各有重点，脾胃表里相应，又有可分与不可分之处。

1993年7月8日

梁老治脾胃病之法，主要有：

①补脾益气：常用黄芪、党参、白术等，但要配合理脾之药如砂仁、陈皮等。中气下陷则加柴胡、升麻，寒气内生者，则加干姜、桂枝，有湿则加藿香、茯苓、白蔻仁等。

②益胃生津：常用沙参、麦冬、玉竹、石斛，可配药麦芽、神曲以醒胃。阴虚有热者，加生地黄、玄参、天花粉等。

③健脾渗湿：常用茯苓散以治脾虚湿胜之证，如泻、肿等。若苔腻恶心，胸脘痞胀，加用平胃散；寒湿重者，则用理中汤，参以五苓之味以温中祛湿。

④燥湿化痰：主要用于湿热致痰，痰浊中阻，致头眩、恶心、胸脘痞胀，常用二陈汤、陈夏六君子汤。若化热则用黄连温胆汤。

⑤化积导滞：用于积滞中阻，妨碍胃气通降之证。常用二陈汤加谷芽、麦芽、布渣叶、鸡内金、枳壳、厚朴，甚则

大黄。

1993年7月12日

梁老重视辨证论治，在论治过程中常运用一方治疗多种病证。而这些方多是古代名方，经自己在临床中不断提炼加工而成，临床用之，颇为奏效。这是因为中医的多种病，可属于同一证型。如眩晕、胃痞、虚劳等，均可出现中气不足，即使用西医的诊断，中医的某一证也可以是西医的多种病。如肝胆湿热可见于胆石症、肝炎、胆囊炎等。所以，是相当客观的。

1993年7月18日

在运用一方治多病过程中，梁老认为要熟悉古方的组成原则。前人分主药、辅药、佐药、使药四个部分。主药，是针对组成病因的主要药物；辅药，是协助主药更好发挥作用的药物；佐药，是治疗兼证，以及消除或减轻某些药物的毒性、偏性和烈性的药物；使药，是引经或调和作用的药物。梁老认为，古方大多比较精炼，主、辅、佐、使的药味不多，从目前的情况看，是偏少。这是因为一方面，现在病证比过去复杂多了，另一方面，是现在药多是栽培，药力不如以前。所以要根据自己的经验在前人的经验上补充和完善，适当加些相应的药。另外，兼证多者，也可加多些佐药以治疗兼证。

举例，气虚胃痛，此痛是气虚无力推行，气滞血瘀，故用黄芪、党参、郁金、佛手、延胡索，均为主辅药，加白芍以佐；若兼嗳气，加苏梗、香附为佐以治兼证；若兼恶心呕吐，加法半夏、橘红、竹茹也属佐药之用。

1993年7月23日

梁老常用的古方有六味地黄汤、补中益气汤、小柴胡汤、小陷胸汤、四物汤、沙参麦冬汤等。

如六味地黄汤，此出于宋代钱乙，为滋阴法中最常用的代表方之一。主治肾阴不足，虚火上炎。在此基础上，适当加味，产生多种方，如加五味子为都气丸，治疗肾虚喘证（如支气管炎、肺气肿）；加知母、黄柏为知柏地黄丸，治阴虚火旺，骨蒸潮热（如慢性泌尿系感染，神经衰弱）；加枸杞子、菊花，为杞菊地黄丸，治肝肾不足，视物皆花（如白内障、眼底病）；加麦冬、五味子为麦味地黄丸，治疗肾虚喘嗽（如慢性支气管炎、肺气肿）；加当归、白芍、柴胡、熟枣仁、山栀子，为资水清肝饮，治疗肝肾阴虚胁痛，弦支胀（如肝硬化、肝炎等）；加五味子、磁石，为耳聋左慈丸，治疗肝肾不足，耳鸣耳聋（如神经性耳聋、老年性耳聋）；加牛膝、车前子为济生肾气丸，治疗肾虚水肿（如慢性肾炎、肾功能不全）等等，这些都是前人的经验，还可根据自己的经验不断补充。

1993年7月28日

脾胃病的范畴很广，包括了脾脏、胃腑，足太阴脾经，足阳明胃经以及口、唇、肌肉、四肢器官的疾病，这些疾病有着特定的关联。常用的有湿病，呕吐、吐血、噎膈、反胃、胃痛、痞满、伤食、吞酸、嗳气、腹痛、泄泻、霍乱、痢疾、黄疸、积聚、水肿、臌胀、痰饮等。梁老在治脾胃病方面的特长主要是胃肠道方面的脾胃病。

1993年8月1日

治疗脾胃病，要经常复习脾胃的生理。

脾脏：主运化；肝统血；脾气上升为常；脾性喜燥恶湿；脾苦急而主思。

胃腑：主纳谷；喜润而恶燥；胃气下降为常。

口唇：脾开窍于口，唇为口之门户。其华在唇，脾之气血旺，则口唇红润，口涎充而能摄。

肌肉：脾主一身肌肉，脾胃调适则肌肉丰满。

四肢：脾主四肢，脾强则四肢健。

1993年8月5日

中医诊断学是在中医基础理论指导下，研究诊察疾病、辨别证候的学科。《黄帝内经》称为诊法，主要包括望、闻、问、切。梁老平时诊病，都认为望、闻、问、切四诊，四者俱备，兼而合参，才能见病知原。不能错误地把四诊割裂开来理解，以为最高明的医生，望而知之，或切而知之，这夸大了脉诊和舌诊的意义。所以，要纠正这些不良倾向，要四诊合参，综合分析，以求辨准。

1993年8月9日

在四诊中，梁老尤其重视问、望、切之诊。问诊占重要地位，疾病的很多情况，如病史、主要症状，要通过问诊才得获得。了解这些情况，可为医者分析病情，判断病位，掌握病性，为辨证治疗提供可靠的依据，特别是对于那些只有自觉症状，而缺乏客观体征者，问诊就显得更为重要。所以，历代医家向来重视问诊。

梁老尤其重视问现在主要症状，然后在围绕主要症状作其他方面的有关诊察。这是因为主要症状是中医病证的诊断依据。如经常剑突下疼痛，此为中医胃痛。有了主要症状，就有病名诊断，然后就有主要病机特点。在此基础上，结合其他之诊，就能辨清阴阳气血虚实寒热等。另外，有了主要症状，即使不辨其他，也能用药遣方，此可对症，但不一定对证，故要辨症后又辨证。

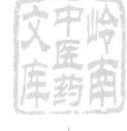

1993年8月13日

在望诊中，梁老重视舌诊这一手段，此是一种独特的辨证方法。辨舌的变化可知正气虚衰，病邪深浅，邪气性质，病情进退，转归预后等，而且，在舌体上又有脏腑的分布，如舌尖属心肺，舌后根属肾，舌两边为肝胆，舌中为脾胃。所以，舌诊的意义很重要。

1993年8月18日

舌诊的内容主要在舌质和舌苔。梁老辨舌首先看舌色，淡白舌为阳气不足，或气血不足，主虚证；红舌为实热或虚弱，主热证，要结合舌苔，黄厚苔为实热，少苔无苔为虚热，苔红绛为血分有热，阴虚火旺；紫色舌为血瘀。其次辨舌色后要看舌形，齿痕者为脾虚水湿；肥大者也是水湿痰饮；舌淡胖嫩，苔水湿为寒湿；舌淡红或红，胖大，苔腻苔，为湿热。舌上瘀斑或舌下络脉青紫有泡，则为血瘀气滞；舌光滑如镜，此为胃阴枯竭，胃气大伤。辨舌质最后是辨舌态，如强硬、痿软、颤动、歪斜、吐弄、短缩、麻痹等等，都是有特定意义的。

1993年8月23日

望舌苔主要用于辨邪之性质，病情轻重，病程进退等，也是主辨苔色（如白苔、黄苔、灰苔、黑苔等）、苔质（厚腻、润燥、腐腻、偏全、剥落、消长等）。

白苔主要表现为寒症，黄苔主里证、热证，灰苔主里热证或寒湿证，黑苔主里热或里寒等。厚苔主湿浊痰饮，或积滞，主邪盛入里。滑苔为寒湿痰饮，燥苔为阴液亏耗，热盛伤津，腻苔为湿浊内蕴，阳气被遏。苔腻为湿热，白苔为寒湿。

1993年8月28日

脉诊，全靠医者手指灵敏的触觉来体现，是较难的一种诊法。梁老常告诫我们，要多作实践，初学者要与其他诊法紧密配合体验。脉诊也可以判断疾病的病位，病性和邪正的盛衰，推断疾病的进退预后。但脉与病的关系十分复杂，有时脉与症不相应，这就要四诊合参，综合分析，必要时舍症从脉或舍脉从症。

1993年9月1日

梁老脉诊，首先是辨顺脉还是逆脉。逆脉为重病，如结脉、代脉、微脉、疾脉、迟脉等。一般脉象则浮沉辨表里，缓数辨寒热，弱实辨虚实，还有滑脉主痰饮、食滞、实热，弦脉主痛证、痰饮、肝胆病等。这些脉象都要不断体会。

1993年9月5日

气机升降是脏腑功能活动的基本形式。脏腑的功能无非是升其清气、降其浊气、摄入所需、排出所弃的升清降浊、出入交换的过程。所以，梁老非常重视脏腑气机的升降出入。五脏以入为主，宜藏不宜泻，六腑以出为主，宜泻不宜藏。五脏之中，以心肺在上，在上者宜降；肝肾在下，在下者宜升；脾胃属中，为升降之枢纽。六腑则以通为用，以降为顺。

1993年9月9日

气机升降是脏腑内在联系的基本形式。梁老认为，掌握好这点对临床辨证非常有益。如心肾相交，水火既济；肝升肺降，气机调畅；肝脾协调，精微得散；肺肾相连，呼吸乃和；脾胃居中，斡旋升降，心肝运疏，则血运流畅。所以，在运用调气法治病时，要考虑这些脏腑之间的内在联系。

1993年9月12日

根据升降气机在确定治则上，就要高者抑之，下者举之。故对气机升降失常通常用行气、破气、敛气、纳气、升提、补气、降气等治则。针对脏腑气机失常的不同表现，可选用疏肝理气、和胃降逆、补中益气、宣肺止咳、肃肺平喘、平肝熄风、攻下腑实等治法。

梁老常用补中益气汤以升提，用来治胃下垂、脑动脉硬化眩晕、脱肛、子宫脱垂等中气下陷者。

1993年9月15日

一些不明原因的低热，治疗往往很棘手。临床上碰到有些低热病人，用养阴清虚热法、益气甘温除热法、清热解毒法兼不效。梁老辨之为气阴虚，热入阴分，且与血结成瘀热，故以益气养阴，凉血活血法可奏效。常用药为太子参、沙参、麦冬、生地黄、玄参、赤芍、牡丹皮、红花、地骨皮、白薇、青蒿等。

1993年9月18日

咳嗽一症，非常多见，可见于外感病，也可见于内伤病。外感多与风寒燥热有关，内伤则与痰饮内生相关。梁老治咳嗽，无论是何原因引起，凡咳嗽者常用下方，可谓加减咳嗽散。

百部12克　　紫菀15克　　款冬花15克　　杏仁12克

凡外感风寒加荆芥、防风、麻黄，或桂枝；外感风热加桑叶、枇杷叶、桔梗、菊花；外感风燥加龙脷叶、麦冬、地骨皮；痰热阻肺加鱼腥草、黄芩、苇茎、冬瓜仁；痰湿阻肺加法半夏、陈皮、白芥子、白术。此外，在祛邪之时，还要根据阴阳气血之虚，随症加味。

1993年9月22日

广东地处南方，确有不少久喘者为阴虚咳嗽，属于燥咳。梁老常用沙参、麦冬、龙脷叶、天花粉、玄参等。但也有个别为阳虚寒咳，如华农大王世施教授，久咳喘多年，咯痰稀，舌淡嫩，脉无力，梁老常用麻黄附子细辛汤合三子养亲汤可收效。在此过程中，若出现痰稠结、舌转红时，梁老常在原方上适加清热化痰药，如瓜蒌皮、葶苈子等，以寒热并用，待痰热有所减轻，即不用寒凉药，以免伤正气。

1993年9月26日

对于慢性咳喘，在发作期要辨风、热、寒、痰、燥等标实，但也不要忘记虚证。梁老在治本上，着重辨阴阳气血之虚，此多与肺、肾有关，病久可因心肺同属上焦而影响到心，致咳痰喘胀，四证俱全，发为肺胀心衰，又出现中医的瘀证。所以，即使在急性发作期，也要标本兼顾。影响心肾为心脉瘀阻者表现为紫绀，加丹参、三七、桃仁、红花等以活血祛瘀；为肾不主水者表现为肢体浮肿，加猪苓、茯苓、泽泻、车前子等以利水消肿。

1993年9月30日

慢性咳喘者，在缓解期标实已除，但本虚仍在。梁老仍坚持要继续调治，他常用黄芪、党参、蛤蚧、胡桃肉、五味子、紫菀、款冬花、百部、苏子、法半夏等调治肺肾气虚者，以求益肺补肾、止咳平喘，又用黄芪、生地黄、太子参、沙参、麦冬、五味子、山萸肉、冬虫夏草、山药、川贝母、紫菀、款冬花、苏子等调治肺肾气阴两虚者，以求益气养阴，止咳平喘。

1993年10月3日

在跟梁老辨治慢性咳喘过程中，发现在症状加重期，除了有肺肾虚弱的病变特点外，还有风寒痰或风热痰阻肺。梁老以祛邪治标为主。寒者行祛风散寒、化痰宣肺、止咳平喘之法，选用小青龙汤、麻黄附子细辛汤、苏子降气汤等加减化裁；热者行疏风清热、化痰润肺、止咳平喘之法，选用清气化痰丸、贝母瓜蒌散、定喘汤等加减化裁。

1993年10月7日

冠心病多发于中老年人,其病变特点为心脉痹阻,故治以宣痹通脉为要旨。梁老认为,胸痹之发有实的一面,更有虚的存在。老年脏腑虚损,导致痹阻为患。此痹阻可因痰浊,也可因瘀血,而正虚又有阴阳气血亏虚,多与心脾肾有关。故辨标实要分气滞、痰浊、血瘀,辨本虚要分心脾肾之阴阳气血之虚。

1993年10月10日

在辨冠心病正虚的问题上,梁老认为心虚有心阳虚,失于温通;心气虚,行血无力;心阴虚,心脉干涩,皆致心脉不通或不荣,致胸痹发作。脾虚主要为脾气虚,运化失职。一则气血乏源,心血不足,二则生理聚痰,壅塞心脉。同样是心脉不荣不通,致胸痹发作,但总的来说,虽与心脾肾有关,而更多的属于心脾虚弱所致。

1993年10月14日

梁老治疗胸痹,用瓜蒌薤白法半夏汤治痰痹者,用血府逐瘀汤治瘀痹者,同时要在遣方用药中做到祛邪而不伤正。故在辨治过程中对心阳不通者配苓桂术甘汤以温通心阳,对心气虚弱者配合黄芪汤、独参汤以补充心气,对心阴不足者配生脉散以益气养阴,对脾虚痰湿者配陈夏六君子汤以健脾化痰;对心脾两虚者配归脾丸以健脾养心,对心肾阳气虚者配右归饮以益火之源,对心肾阴虚者配天王补心丹以交通心肾。

1993年10月17日

梁老在辨治杂病中,常用一些具有地方特色的草药。这有必要总结。因为草药,俗称草头药,是当地医务工作者和人民群众在与疾病作斗争中不断总结出的，具有优良的功效和群众所熟悉的优势。所以，在辨证论治杂病中，除了辨证使用常用的中药外，还可根据辨证论治的需要加入具有广东特色的草药。

1993年10月21日

梁老常用的草药也有一定分类，如补气药五爪龙、牛大力、千斤拔；补血药岗稔根、地稔根，收涩药番石榴叶，止痛药救必应、黑老虎、鸡骨香，止血药紫珠草，活血药铁包金、穿破石、透骨消，消滞药布渣叶、独脚金，利湿药田基黄、鸡骨草、溪黄草、木棉花、鸡蛋花，清热解毒药穿心莲、毛冬青、白花蛇舌草，清热泻火药三丫苦、火炭母等等，这些草药都是梁老在辨证的基础上常用的。

1993年10月24日

梁老治肺癌常用穿破石、铁包金这两味草药，这两味其实为跌打药。穿破石微苦、微寒，有活血祛瘀、舒肝退黄、理气止咳的功效。铁包金甘、淡、平，除了具有穿破石之三种功效外，还可健胃消疳，常用治肺癌。是因为此病为有形之物，属于中医的瘀血内结，故取药的活血祛瘀之功。在运用时还要结合辨证，辅以其他中药。

1993年10月28日

田基黄、鸡骨草是梁老用治肝炎的常用草药。田基黄甘、淡、微寒，功效为清利湿热、清热解毒、消肿止痛。可用治湿热黄疸、湿温病、疮疡痈肿等。治肝炎之既可治急性黄疸性肝炎，又可用于慢性乙肝、早期肝硬化。鸡骨草甘、淡、微寒，清利湿热外还可舒肝止痛，也是既可治急性黄疸性肝炎，又治慢性肝炎、早期肝硬化，其与布渣叶、茵陈等，合方称为鸡布茵冲剂，有清热利湿退黄消滞之功，主治肝炎黄疸。

1993年11月2日

梁老除以药物治疗疾病外，还非常重视药膳饮食疗法，这是因为药物多用以攻病，食物多重于调补。早在两千多年前的《黄帝内经》就提出饮食疗法的作用，云"五药为养，五果为助，五畜为益，五蔬为充"。汉代张仲景《金匮要略》就有生姜当归羊肉汤、甘麦大枣汤等药膳法。后世不少医家也总结了不少饮食方药，这值得挖掘、整理、总结。药膳易被病人接受，所用食物多为家中必备之品，且无副作用，可长期服用。

1993年11月6日

梁老常用的药膳饮食疗法，有治疗心脑血管病的人参三七鸡汤，治气虚血瘀型胸痹、眩晕等；有猪腰炖杜仲，治肾虚腰痛；有沙参玉竹煲老鸭，治阴虚型咳嗽；有熟附煨姜焖狗肉，治阳虚之恶寒、肢冷；有红糖绿豆沙，以解暑热；有冬瓜薏米汤，以除暑湿、湿热之证。

1993年11月10日

梁老遣方用药，善用平淡轻灵之品。观其治疗所用方药，多为平淡之品。就他所善用的调理脾胃和行气活血两法而言，前者多用黄芪、党参、太子参、沙参、麦冬、石斛、白术、陈皮、升麻、木香、砂仁、藿香、山药，后者则用郁金、佛手、延胡索、香附、苏梗、三七、乌药、红花、桃仁、当归、川芎等。用量除了参、芪量大些，其他的一般为10～15克。

1993年11月15日

梁老在遣方用药上还喜欢用特效专药，也就是对某些专病专症选用相应专方专药。除了自拟方外，他对一些古方，尤其是经方也常常用之。如胸痹多选瓜蒌薤白法半夏汤、小陷胸汤，心动悸用炙甘草汤，黄疸选用茵陈，早搏除用生脉散还加苦参，汗证用糯稻根、浮小麦，泛酸用海螵蛸、浙贝母。临床上，经方用之对证，疗效显著。

1993年11月18日

有的人认为梁老有时药物繁多，好似面面俱到，毫无目的，其实这看法是片面的。梁老说，诊辨疾病以抓主症为要，故处方治法以主症为关键。但引起主症有阴阳气血虚实之辨，用药就要兼顾，另外，临床病症除了主症外，常常还有不少兼症，如胃痛者可兼恶心呕吐、嗳气泛酸，甚或大便失常、腰背酸痛，这就要求用药兼顾到兼证。所以，有是症则用是药，不必拘泥受限于主症。

1993年11月23日

梁老在一般的情况下用平淡之药，但在关键之时，也用一些比较特别的药。如对顽痛之证，用虫类药，如干地龙、全蝎、蜈蚣、䗪虫等，对萎缩性胃炎用人工牛黄、珍珠末、血竭，对阳虚咳喘用蛤蚧，对元气大伤之症用人参，还有以上已经谈到的具有广东特色的地方草药。总之，这要看病情的需要。

1993年11月29日

梁老诊病先抓主症，因主症是中医病名诊断的主要依据，有了主症就能定病变之部位。抓住了主症，就能结合病程、病史、兼证、及舌、脉辨其阴阳气血表里虚实，主症是开基础方的依据。梁老对每一条主症，也就是中医的病名，都有比较固定的方药，这些方药主要是针对主症。有了主方仍不足够，尚不能表达阴阳属性，还要结合辨证加味，以体现补虚泻实之法，也就是辨证论治的原则。

1993年12月2日

梁老治脾胃病重视脾胃升降功能，所以，常用升清降浊法。有脾胃气虚、中气不足者，要用补中益气汤。但即使是脾胃阴虚，用滋阴法，如沙参麦冬汤，梁老也常加升麻、柴胡以升清。有胃气上逆者则加以降浊，用法半夏、橘皮等。所以，梁老重视治脾胃病的升与降，燥与润，这些辨证对立统一的观点是值得效仿的。

1993年12月6日

梁老善于从气血论治内科杂病。人之一身，不离气血，气血在人体内运行不息，循环往复。若有抑郁，则气机阻滞，血行不畅，脏腑失和，百病丛生。郁乃内科杂病之首，久郁必病，久病必郁。而肝主疏泄，以血为体，以气为用，五脏皆有其气。故治怫郁之为病，宜用理气药，通过调肝疏泄、调畅气血运行、斡旋脏腑气机以愈其病。怫郁日久可病及血分，致气滞血瘀。除用理气药外，还要结合活血祛瘀。

1993年12月10日

梁老治疗内科杂病，非常重视标本虚实，阴阳气血。他认为，杂病多因脏腑亏虚，阴阳气血失调，终致气滞、血瘀、热郁、寒凝，痰湿阻络，邪犯而为病，正所谓邪之所凑，其气必虚。本虚标实是疾病产生及发展的根蒂，故应辨清标本，祛邪扶正，急则治标，缓则治本，不急不缓则标本兼顾。在治本方面，梁老重视气阴，尤其顾及脾胃气阴，此乃胃气，有胃气则生矣。

1993年12月13日

衷中参西，中西贯通是梁老的学术思想之一。早在40年代梁老就发表过有关论述中西医结合的论文，倡导中西医应互相印证，互为弥补，取长补短。中医更不能夜郎自大，要取西医之长，补中医之短。在中医辨证论治的同时，可结合辨病论治，病证参合。中医认识病整体性、动态性较强，西医认识病则微观、直观、客观，但有一定的局限性。因此，要求高明医生要精通中西医两套理论体系。

1993年12月18日

在治疗手段上，也可中西医结合。梁老认为两把刀总比一把刀强，故临床宜中药与西药疗法结合，这意思并不是相混而治，而是在以中医药治疗为主体的基础上，对危、重、急之症，有必要结合使用已有的西医药，以取其救急之长。如高血压病或心衰，有必要时使用降压药或抗心衰西药，以抢救病人，留人治病。

1993年12月21日

梁老对一些不明原因的淋巴结炎疼痛者，以中医瘰疬辨治。他认为此属于痰火内结，治疗以清热化痰、软坚散结为主要方法。今日他收治一位淋巴结炎病人，表现为口干苦，舌红绛，脉滑数，证属痰热互结，兼有瘀热。处方为：

海蛤壳30克	沙参15克	玄参30克	风粟壳30克
猫爪草30克	麦冬15克	桔梗12克	夏枯草15克
法半夏15克	赤芍15克	牡蛎30克	牡丹皮12克
蒲公英30克			

1993年12月25日

梁老还擅治小儿科病，时而有患儿前来就诊。今日遇一个3岁小孩，常常睡眠不安，烦躁易哭，胃纳欠佳，舌质偏红，苔薄白，脉细。梁老认为，此为肝经有热，治以清肝敛肝为主。处方：

淡竹叶6克	桑叶10克	菊花10克	谷芽15克
独脚金12克	麦芽15克	沙参10克	麦冬10克

象牙丝10克　合欢皮12克　白芍10克　钩藤15克（后下）

1993年12月28日

对慢性胆囊炎，或有急性发作者，梁老常用疏肝利胆、行气止痛法，同样用金佛止痛方加减。

今日遇一位胆囊炎患者，以右上腹痛，恶心呕吐为主症，舌质淡红，脉弦。梁老处方：

柴胡12克　　黄芩15克　　蒲公英30克　　姜黄15克
郁金15克　　佛手15克　　延胡索15克　　青皮10克
法半夏15克　橘红10克　　太子参30克　　麦冬15克

1993年12月30日

梁老对泌尿系结石的治疗，以清利下焦湿热为主。他认为结石成因，多为湿热互结而成，发病后则有气滞血瘀。今日遇一病人，表现为尿频、尿急、尿痛，时而血尿，口干，脉细数。腹部CT诊断为肾结石，膀胱多发性结石，前列腺肥大。处方为：

路路通15克　黄柏12克　知母12克　　金钱草30克
延胡索15克　玄参30克　沙参15克　　川楝子15克
麦冬15克　　小蓟15克　王不留行15克　琥珀末3克(冲服)

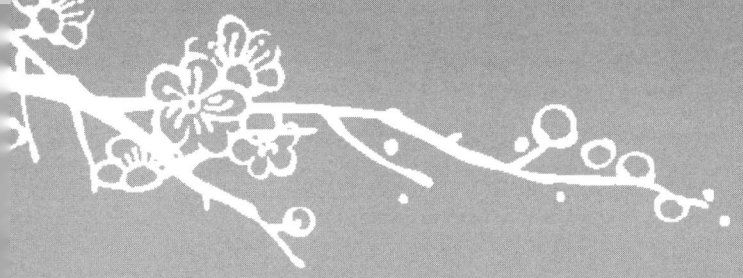

年谱大事

医 家 年 谱

1915 年出生于广东南海。

1933 年在上海中国医学院攻读中医。

1937 年在上海开业行医，后辗转韶关、广州行医。

1947 年在广东省中医药专科学校任教。

1948 年任广州惠行善院内科医席、广州医协副主席、中医学会理事长。

1953 年任广东省中医院院长。

1956 年任广州中医学院副教务长、医经教研组主任。

1963 年任广东省中医药研究所业务所长、广东省中医学会理事长。

1972 年任广东省人民医院副院长。

1978 年评为主任中医师，并被授予"广东省名老中医"称号。

1981 年再任广东省中医院院长。

1984 年任广东省中医院名誉院长，任第六、第七届全国政协委员。

1998 年 10 月 31 日病逝于广州。

参 考 文 献

[1] 梁乃津. 肺结核 [J]. 广东中医药, 1950, (2): 12.

[2] 梁乃津. "医经"派的经典著作——内经 [J]. 广东中医药, 1952, (7): 39.

[3] 梁乃津. 批判余云岫"消灭中医"的谬论和他的阴阳五行说 [J]. 广东中医, 1956, (9): 6.

[4] 梁乃津. 对祖国医学理论体系核心问题的看法 [J]. 广东中医, 1963, (4): 1.

[5] 梁乃津. 脏腑经络学说的发生与形成(一)[J]. 新中医, 1980, (1): 1.

[6] 梁乃津. 脏腑经络学说的发生与形成(二)[J]. 新中医, 1980, (2): 5.

[7] 朱秉匡, 张绍石. 名老中医梁乃津治疗胃脘痛的临床经验 [J]. 新中医, 1982, (5): 9-15.

[8] 朱秉匡, 张绍石. 名老中医梁乃津治疗胃脘痛的几种常用止痛方法 [J]. 暨南大学学报, 1985, (2): 10-15.

[9] 刘茂才. 镇痛丸治疗痛证172例小结 [J]. 广州中医学院学报, 1985, (4): 10-12.

[10] 黄穗平, 罗振华. 梁乃津治疗慢性胃病的经验 [J]. 中华中医药杂志, 1993, (4): 59-60.

[11] 黄穗平. 名老中医梁乃津辨治慢性胃病经验拾萃 [J]. 新中医, 1993, (5): 2-4.

[12] 黄穗平. 梁乃津教授治疗老年病经验 [J]. 新中医, 1995, (5): 1-2.

[13] 黄穗平, 李云英. 梁乃津老中医用虫类药治疗顽痛证经验 [J]. 新中医, 1995, (7): 4-5.

[14] 黄穗平. 梁乃津用清热通腑法治疗胆石症并发症的经验 [J]. 新中医, 1996, (1): 12-13.

[15] 黄穗平. 梁乃津治疗贲门失迟缓症的经验 [J]. 新中医, 1996, (2): 12-13.

[16] 罗振华. 梁乃津教授治疗前列腺增生症的经验 [J]. 新中医, 1996, (2): 28: 10-11.

[17] 黄穗平. 梁乃津教授辨治老年胃溃疡的经验 [J]. 新中医, 1996, (3): 10-11.

[18] 黄穗平. 梁乃津辨治肝硬化失代偿期经验 [J]. 新中医, 1996, (4): 10-11.

[19] 黄穗平. 梁乃津教授从肝论治肠易激综合征的经验 [J]. 新中医, 1996, (5): 9.

[20] 黄穗平. 梁乃津辨治萎缩性胃炎经验 [J]. 新中医, 1996, (6): 13-14.

[21] 黄穗平. 梁乃津教授治疗溃疡病并出血经验 [J]. 新中医. 1996, (8): 7.

[22] 黄穗平. 梁乃津教授验方医案 4 则 [J]. 新中医. 1996, (8): 8-9.

[23] 黄穗平. 梁乃津教授健中调肝方治疗非溃疡性消化不良的临床观察 [J]. 新中医, 1996, (9): 8-9.

[24] 黄穗平. 梁乃津教授治疗单纯性便秘的经验 [J]. 新中医, 1996, (10): 11.

［25］罗振华. 梁乃津教授治疗慢性阻塞性肺病的经验 ［J］. 新中医，1996，（11）：7.

［26］高雪梅. 梁乃津教授用虫类药治疗杂病验案 3 则 ［J］. 新中医，2003，（2）：63-64.

［27］高雪梅. 金佛元芍汤治疗慢性胃炎 102 例 ［J］. 广 西中医药，2004，（6）：20-21.

［28］黄穗平，徐蕾. 梁乃津教授学术思想探讨 ［J］. 广 州中医药大学学报，2008，25（6）：553-556.

参考文献

岭南中医药文库